奋楫扬帆　与时俱进
——湖湘临床检验学科发展简史
（1950—2020）

主编 ◎ 唐爱国

U0318539

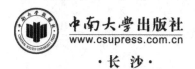

中南大学出版社
www.csupress.com.cn

·长沙·

图书在版编目(CIP)数据

奋楫扬帆　与时俱进：湖湘临床检验学科发展简史：
1950—2020 / 唐爱国主编. —长沙：中南大学出版社，
2023.3

ISBN 978-7-5487-5261-5

Ⅰ. ①奋… Ⅱ. ①唐… Ⅲ. ①临床医学－医学检验－
学科发展－概况－湖南－1950-2020 Ⅳ. ①R446.1-12

中国版本图书馆 CIP 数据核字(2023)第 014625 号

奋楫扬帆　与时俱进
——湖湘临床检验学科发展简史(1950—2020)
FENJI YANGFAN　YUSHI JUJIN
——HUXIANG LINCHUANG JIANYAN XUEKE FAZHAN JIANSHI (1950—2020)

唐爱国　主编

□出 版 人	吴湘华
□责任编辑	陈海波
□责任印制	李月腾
□出版发行	中南大学出版社
	社址：长沙市麓山南路　　邮编：410083
	发行科电话：0731-88876770　　传真：0731-88710482
□印　　装	湖南省众鑫印务有限公司

□开　　本	889 mm×1194 mm 1/16	□印张 18	□字数 390 千字
□版　　次	2023 年 3 月第 1 版		□印次 2023 年 3 月第 1 次印刷
□书　　号	ISBN 978-7-5487-5261-5		
□定　　价	128.00 元		

图书出现印装问题，请与经销商调换

编委会

主　　编：唐爱国

副 主 编：项忠元　曹宇　唐亚梅　莫喜明　黎村艳

编 辑 组：(按姓氏笔画排序)

卜艳红　王　强　王　瑞　王社盈　王清平

文江平　任亚萍　刘　波　齐志强　杨　敏

杨佳锦　杨修登　杨静静　李　影　李龙平

李春芸　李碰玲　肖乐东　吴秀继　张　将

陈　芳　周前选　郝　柳　洪　敏　敖翔

袁育林　黄　猛　谢益欣　穆　萨

鸣 谢

中南大学湘雅二医院：胡　敏　王继贵　王　敏　唐玲丽　童明华

中南大学湘雅医院：刘文恩　易　斌　唐　银　石　柯

中南大学湘雅三医院：聂新民　彭怀燕　陈　辉

湖南省人民医院：曹友德　陈雪初　欧阳显楚　谭黎明　谭超超
　　　　　伍树芝

解放军第九二一医院：肖创清

中南大学湘雅医学院：徐克前　张文玲

湖南师范大学医学院：王庆林

湖南省临床检验中心：蒋然子　任碧琼　吕岳峰　何力志　周细国

湖南省肿瘤医院：唐发清　吴白平　黄宏君

湖南省儿童医院：莫丽亚　李梨平　邓永超

湖南省脑科医院：邹国英　王松华

湖南省胸科医院：谭云洪

湖南省妇幼保健院：谭　浩　刘远新　向跃芸

湖南省职业病防治院：袁华敏

湖南中医药大学第一附属医院：谢小兵　刘秋云　李萍

湖南中医药大学第二附属医院：周铁明

湖南省中西医结合医院：刘　敏

南华大学附属第一医院：刘双全　杨祚升　张秋桂　陈　恩

南华大学附属第二医院：刘卓然

南华大学附属南华医院：何　军

1

长沙市中心医院：向延根

长沙市第一医院：伍 勇 陈立华 陈 勇 张绵恕 李宁沙

长沙市第三医院：陈 华 王明达 胡方兴

长沙市第四医院：李沅湘 龚建武 张毕明

长沙市第八医院：叶春枚

长沙市第九医院：彭建宏

长沙市妇幼保健院：焦 巍

株洲市中心医院：顾 敏 蒋最明

湘潭市中心医院：毛福青 龙国文

衡阳市中心医院：卿文衡

邵阳市中心医院：陈建设 刘友生

邵阳学院附属第一医院：罗甫花

岳阳市中心医院：龚燕飞 刘湘林

岳阳市人民医院：姜习新

岳阳市妇幼保健院：杨 昊

张家界市人民医院：张进军

益阳市中心医院：王新华 谭亮南

常德市第一人民医院：吴建华 夏先考 雷 鸣

常德市第一中医医院：熊文琴

娄底市中心医院：梁剑琦

郴州市第一人民医院：林应标 谭 潭

湘南学院附属医院：蒋显勇

永州市中心医院：田亚玲 周维新

永州职业技术学院附属医院：周 秦

怀化市第一人民医院：杨长顺

怀化市第二人民医院：黄泽亮 杨青和 刘广汉

湘西自治州人民医院：符自清 陆世华 向 波

爱威科技股份有限公司：丁建文

前　言

　　临床检验科即医学检验科或检验医学科，是建立在基础医学与临床医学之间的桥梁学科，是以检验医学及技术为基础，多学科相互渗透、交叉融合的综合性应用学科。它涉及到化学、物理学、生物学、光学、统计学、人工智能学、免疫学、微生物学、遗传学、分子生物学等多种自然学科。临床检验人员对取自人体的各种标本进行定性或定量分析检测，以获得反映机体功能状态、病理变化或病因等的客观资料，从而为预防、诊断、治疗人体疾病和评估人体健康提供有价值的实验指标。因此，临床检验被誉为"医学侦察兵""医师的眼睛"等，在医疗卫生工作中不可或缺。国务院办公厅在 2021 年 5 月 14 日印发的《关于推动公立医院高质量发展的意见》中，将检验医学科列为临床重点发展专科之一。湖南省评审出 2021 年度医学检验科临床重点专科名单和重点专科建设项目名单。

　　清末和民国时期，湖湘虽已开展临床检验工作，但专业检验人员极少，临床检验工作多为临床医师兼而为之，仪器设备简单。据《湖南省志·医药卫生志》记载，1949 年，全省仅有检验师 5 人，仅湘雅医院等极个别医院成立了检验科。

　　新中国成立后，湖湘的临床检验工作飞速发展。各行各业生机勃勃，医院中的许多学（专）科得到建立和发展，其中检验科就是建立和发展非常快速的学（专）科之一，湖湘的医院中的化（检）验室纷纷升级为检验科，新建立的医院同步开设检验科。临床检验专业技术人员队伍越来越壮大，人员的学历、职称、能力、水平等得到全面提高和发展。现在，湖湘临床检验学科仪器设备先进，在医疗、教学、科研工作、学科建设和人才培养等方面都取得了较好的成绩。湖湘的临床检验人员为人民的健康事业作出了积极贡献！

　　不忘初心，牢记使命。铭记过去，才能致远。笔者组织编写《奋楫扬帆　与时俱进——湖湘临床检验学科发展简史（1950—2020）》，将湖湘的临床检验学科与祖国共成长，临床检验人员与时代同进步的历程简要地记录下来，铭记老师、前辈和一代又一代检验人努力奋斗精神和业绩，给专业后辈们学习、参考和借鉴。

本书分为四大部分。第一部分学科概览包含学科与人才、医疗工作、教学工作、科研工作、社会公益等，第二部分科室巡礼对省内40所大型三甲医院的检验科进行简要介绍，第三部分学科人物展示了282名湖南省内检验医学专家(主要为截至2020年底具有正高职称者，或湖南省医学会检验专业委员会的历、现届委员和青年委员，但本人不愿意或有特殊原因者不收入)的风采，第四部分为主要的学术(会)活动剪影。

本书的编写，得到了省内外许许多多检验科主任和专家、同人们的大力支持和热情帮助，提供资料和线索，特此表示衷心的感谢！衷心感谢中南大学湘雅二医院、中南大学湘雅二医院检验医学科的大力支持！

作为主编，尽管我1971年起从事临床检验工作，至今已逾50年，经历、参与和见证了湖南临床检验学科的从艰苦创业到不断发展壮大。但由于个人的能力和水平有限，加上其他一些客观原因，本书必然有许多不足甚至错误之处，敬请批评指正！

谨以此书献给为湖湘临床检验学科的发展壮大作出贡献的各级领导、专家、学者！献给努力奉献的一代又一代湖湘临床检验人员！

衷心祝愿湖湘临床检验学科，在新时代、新征程中踔厉奋发，笃行不息，再创新辉煌！

中南大学湘雅二医院检验医学科　唐爱国

2023 年 3 月

目 录

第一部分

学科概览

一、学科和人才

（一）检验科的建立和发展

据湖南省地方志编纂委员会主编的《湖南省志·医药卫生志》，清末和民国时期，湖南省虽已开展检验工作，但人员少、设备简单。1949年，全省仅有检验师5人。新中国成立后，各行各业百废待兴，医院中的许多学（专）科得到建立和发展，其中检验科就是建立和发展非常快速的学（专）科之一，湖南省内原有医院的化验室、检验室先后升级为检验科，新建的医院同时开设检验科。现在检验科已成为医院中极为重要的医技科室之一，成为集医疗、教学、科研为一体的综合性医学实验室。有的医院检验科已更名为检验医学科、医学检验中心或检验医学部。全省主要三级医院检验科成立的时间和历、现任科室主任见表1-1。

表1-1 湖南主要三级医院检验科成立时间及历、现任科室主任（至2020年）

	医院始建/年	检验科成立/年	历、现任科室主任
中南大学湘雅医院	1906	1949	刘秉阳、李明俊、王振华、蔡大立、高铭文、石自明、黄宇丹、唐银、刘文恩、易斌
中南大学湘雅二医院	1958	1958	周令任、王继贵、唐爱国、胡敏
中南大学湘雅三医院	1989	1989	彭怀燕、伍勇、聂新民
湖南省人民医院	1912	1958	张维德、张抗生、欧阳显楚、陈雪初、曹友德
湖南省肿瘤医院	1972	1972	张维德、吴开春、吴白平、唐发清
湖南省脑科医院	1950	1958	刘宝珠、王松华、任碧琼、邹国英
湖南省妇幼保健院	1947	1984	粟伟利、赵桂珍、毛安华、刘远新、谭浩
湖南省儿童医院	1987	1987	李安华、周吉平、赵蕊、马步军、莫丽亚
湖南省胸科医院	1950	—	黄德钧、刘丰平、谭云洪

续表1-1

	医院始建/年	检验科成立/年	历、现任科室主任
湖南省职业病防治院	1961	1961	李春堂、周静远、肖祖应、伏钢、王芳姣、丁献山、袁华敏
湖南中医药大学第一附属医院	1963	1963	贾梅先、彭浑然、刘秋云、谢小兵
湖南中医药大学第二附属医院	1934	1970	陈淑容、杨瑾康、钱海明、丁春华、周铁明
湖南省中医药研究院附属医院	1972	1984	李瑞芳、晏华会、李湘民、刘敏
南华大学附属第一医院	1943	1958	刘俊、邹亚民、周承涛、杨祚升、张秋桂、姜孝新、刘双全
南华大学附属第二医院	1949	1950	刘中常、董庆书、周常冬、谢琴秀、刘庆菊、刘卓然
南华大学附属南华医院	1958	1958	尹大同、牟伟强、杨寿南、聂光华、谢小武、何军
长沙市中心医院	2000	2000	向延根
长沙市第一医院	1920	1954	周善同、张远渠、张绵恕、刘德云、唐玲琪、杨胜定、陈立华、李宁沙、陈勇
长沙市第三医院	1923	1957	罗健萍、周健、黄佩芳、蒋应媛、李丽娜、李和清、刘军武、王明达、胡方兴
长沙市第四医院	1956	1956	冯芳贵、周赞化、丁建文、涂伦、赵蕊、李沅湘、龚建武
长沙市第八医院	2006	2006	李松、叶春枚
长沙市第九医院	1952	2008	刘跃曾、彭建宏
长沙市妇幼保健院	1962	1988	张培珍、龙铁军、焦巍
株洲市中心医院	1953	1953	杨心谋、晏惠英、袁平、余凤珠、成珍珍、顾敏、蒋最明
湘潭市中心医院	1900	1948	张文彩、黎金莲、龙国文、毛福青
衡阳市中心医院	1902	1951	易克文、黄泳娟、左大景、谭家良、何剑光、董庆书、杨素、杨良勇、卿文衡
邵阳市中心医院	1946	1954	胡盛华、严基宽、朱建军、刘友生、陈建设

续表1-1

	医院始建/年	检验科成立/年	历、现任科室主任
邵阳学院附属第一医院	1906	1955	吕靖南、王鹤鸣、杨宜华、徐大卫、肖乐东、罗甫花
岳阳市一人民医院	1964	1964	卢敬军、刘宝珠、刘湘林、刘培香、袁正泉、龚燕飞
岳阳市二人民医院	1902	1962	陈立先、付月明、何玉珍、潘武宏、杨昊、姜习新
张家界市人民医院	1990	1990	杜小英、张进军
益阳市中心医院	1906	1978	平仲怀、屈忠廉、杨新、谭亮南、王新华
常德市第一人民医院	1898	1953	汪正宇、肖悦英、吴雅立、邓学思、夏先考、吴建华
娄底市中心医院	1977	1977	易季莲、宋平和、杨紧根、梁剑琦
郴州市第一人民医院	1907	1978	郑云、林应标
永州市中心医院	1905	20世纪70年代末	李幼享、徐宠云、陈克雄、周维新、蒋汉茂、顾小红、田亚玲
怀化市第一人民医院	1970	1975	肖中宜、钟特明、陈士竹、雷兰芳、左帜、周细国、杨长顺
怀化市第二人民医院	1944	1966	李景泉、刘广汉、刘翼成、杨华喜、黄泽亮、杨青和
湘西自治州人民医院	1952	1952	邵科华、盛爱珍、陆世华、符自清

（二）检验技术人员来源、学历和职称

70年来全省医学检验科技术人员数量逐步增加，学历、职称、素质、水平和能力不断提高。技术人员的学科专业、知识结构、技术职称系列等也出现多元化。

以往医学检验技术人员主要来自中专、大专、本科医学院校的检验技术专业的毕业生，以及临床检验诊断学的硕士和博士毕业生。近年来，有越来越多的毕业于临床医学专业，甚至理、工科院校的硕士、博士到检验科工作。

20世纪90年代以前，湖南医学检验技术人员基本为中专及以下学历，大专、本科学历者极少，省内仅湖南医学院在1964年、1969年和1970年毕业了三届医学检验本科班学生，

但在省内各级医院检验科工作的不到60人；90年代后以专科和本科学历为主，到现在本科及以上学历者占90%以上，硕士和博士达到一定占比。从湖南39所主要三级医院检验科人员相关资料(表1-2)中可见，检验科技术人员中硕士及以上学历百分比排前三名的为南华大学附属南华医院(81.6%)、中南大学湘雅医院(70.5%)和中南大学湘雅三医院(69.4%)，博士占比排前三名的分别为中南大学湘雅医院、南华大学附属第一医院和中南大学湘雅三医院。

　　检验技术人员的职称，20世纪80年代以前以技士为主，少量技师，主管技师极少，无副、正高级职称人员。据《湖南省志·医药卫生志》，湖南省1985年县及县以上中医医院人员中检验士180人，检验师19人。80—90年代有主管技师职称者逐渐增多，有极少量副主任技师。90年代初中期开始有极少量的主任技师。例如中南大学湘雅二医院(原湖南医学院第二附属医院)检验科成立于1958年，至1964年技术人员均为检验士(技士)及以下职称，1965年起有几人获得检验师职称，1975年、1985年和1993年1人分别获得主管检验师、副主任技师和主任技师职称，可见一斑。现在三甲医院检验科中的高级职称(正、副高)技术人员占相当大的比例，许多县级医院检验科也有了正高职称专家。从湖南39所主要三级医院检验科人员相关资料(表1-2)中可见，湖南省肿瘤医院检验科高级职称检验人员占比最高(48.4%)，湖南省人民医院检验科次之(45.7%)，怀化市第一人民医院检验科再次之(39.3%)。

表1-2　湖南主要三级医院检验科人员相关资料(2020年)

医院	人员/人	博士+硕士/%	高级职称/%	博导/人	硕导/人
中南大学湘雅医院	78	15+40＝55(70.5)	17(21.7)	2	5
中南大学湘雅二医院	66	10+26＝36(54.5)	23(34.8)	2	8
中南大学湘雅三医院	49	8+26＝34(69.4)	12(24.5)	2	3
湖南省人民医院	83	10+41＝51(61.4)	38(45.7)		8
湖南省肿瘤医院	43	5+13＝18(41.8)	21(48.4)	1	2
湖南省脑科医院	32	1+8＝9(28.1)	11(34.3)		1
湖南省妇幼保健院	48	0+16＝16(33.3)	15(31.2)		
湖南省儿童医院	45	1+10＝11(24.4)	15(33.3)		
湖南省胸科医院	31	1+9＝10(32.2)	7(22.5)		2
湖南省职业病防治院	25	0+6＝6(24)	8(32)		
湖南中医药大学第一附属医院	51(含病理9)	2+12＝14(27.4)	9(17.6)		4

续表1-2

医院	人员/人	博士+硕士/%	高级职称/%	博导/人	硕导/人
湖南中医药大学第二附属医院	30	0+3=3(10)	4(13.3)		
湖南省中医药研究院附属医院	21	0+3=3(14.2)	7(33.3)		
南华大学附属第一医院	44	6+13=19(43.1)	13(29.5)	1	4
南华大学附属第二医院	42	1+19=20(47.6)	7(16.6)		2
南华大学附属南华医院	32	3+23=26(81.6)	12(37.5)	1	2
长沙市中心医院	81	3+23=26(32)	28(34.5)		1
长沙市第一医院	72	2+33=35(48.6)	17(23.6)		
长沙市第三医院	30	0+5=5(16.6)	9(30)		
长沙市第四医院	45	0+9=9(20)	16(35.5)		
长沙市第八医院	55	0+4=4(7.2)	17(30.9)		
长沙市第九医院	16	0+1=(6.2)	无		
长沙市妇幼保健院	34	0+6=6(17.6)	8(23.5)		
株洲市中心医院	87	2+10=12(13.7)	27(31)		
湘潭市中心医院	62	1+15=16(25.8)	24(38.7)		
衡阳市中心医院	40	0+8=8(20)	13(32.5)		
邵阳市中心医院	47	0+7=7(14.8)	14(29.7)		
邵阳学院附属第一医院	43	0+4=4(9.3)	9(20.9)		
岳阳市一人民医院	77	2+16=18(23.3)	23(29.8)		
岳阳市二人民医院	44	1+10=11(25)	15(34)		
张家界市人民医院	58	0+4=4(6.8)	14(24.1)		
益阳市中心医院	37	0+8=8(21.6)	11(29.7)		
常德市第一人民医院	62	2+24=26(41.9)	18(29)		
娄底市中心医院	38	0+13=13(34.2)	12(31.5)		
郴州市第一人民医院	108	1+39=40(37)	31(28.7)		8
永州市中心医院	61	0+8=8(13.1)	20(32.7)		
怀化市第一人民医院	33	0+10=10(30.3)	13(39.3)		
怀化市第二人民医院	51	无	12(23.5)		
湘西自治州人民医院	60	0+6=6(10)	14(23.3)		

至 2020 年底全省医院检验科具有正高职称的专家(主任技师、主任医师、教授、研究员)达 200 多人。2007 年中南大学首次开展专业技术岗位聘用工作,中南大学湘雅二医院检验科唐爱国等受聘为二级主任技师(正高三级)。2012 年湖南省首次开展专业技术岗位聘用工作,湖南省人民医院检验科陈雪初等受聘为二级主任技师(正高三级)。至 2020 年湖南已有 8 名检验技术专家获聘正高二级岗位(表 1-3)。

表 1-3　湖南医院检验科专业技术正高二级岗位专家名录

姓　名	职称	单位	初聘年份
唐爱国	一级主任技师	中南大学湘雅二医院	2013
刘文恩	一级主任医师	中南大学湘雅医院	2016
曹友德	一级主任技师	湖南省人民医院	2018
吴白平	一级主任技师	湖南省肿瘤医院	2018
唐发清	一级主任技师	湖南省肿瘤医院	2018
聂新民	一级主任技师	中南大学湘雅三医院	2020
任碧琼	一级主任技师	湖南省脑科医院	2020
罗迪贤	二级研究员	郴州市第一人民医院	2020

(三)获得的人才称号

随着医学检验人员的能力和水平的不断提高,近些年来医学检验人员积极参加单位(医院、学校)和各级政府部门组织的专业人才工程的申报评选。湘潭市第一人民医院刘志贤入选 2011 年湖南省第三批新世纪"121 人才工程",郴州市第一人民医院罗迪贤成为 2019 年湖南省"121"创新人才培养工程第一批人选。近 20 名检验技术专家入选湖南省高层次卫生人才"225"工程培养对象(表 1-4、表 1-5)。

表 1-4　检验人员入选第一轮湖南省高层次卫生人才"225"工程培养对象名单(2014 年)

姓名	单位	学科	人才层次
王　敏	中南大学湘雅二医院	微生物学	湖南省医学学科骨干人才培养对象
聂新民	中南大学湘雅三医院	临床检验诊断学	湖南省医学学科骨干人才培养对象
张文玲	中南大学湘雅医学院医学检验系	医学检验	湖南省医学学科骨干人才培养对象
谢小兵	湖南中医药大学第一附属医院	临床检验	湖南省医学学科骨干人才培养对象

续表1-4

姓名	单位	学科	人才层次
刘双全	南华大学附属第一医院	临床检验诊断学	湖南省医学学科骨干人才培养对象
刘志贤	湘潭市第一人民医院	临床血液学检验	湖南省医学学科骨干人才培养对象
罗迪贤	郴州市第一人民医院	分子生物学检验	湖南省医学学科骨干人才培养对象

表1-5 检验人员入选第二轮湖南省高层次卫生人才"225"工程培养对象名单（2019年）

姓名	单位	学科	人才层次
唐发清	湖南省肿瘤医院	实验诊断学	湖南省医学学科领军人才培养对象
张文玲	中南大学湘雅医学院医学检验系	医学检验	湖南省医学学科带头人培养对象
易斌	中南大学湘雅医院	临床检验诊断学	湖南省医学学科带头人培养对象
任碧琼	湖南省脑科医院	临床检验诊断学	湖南省医学学科带头人培养对象
谭云洪	湖南省结核病防治所	医学检验	湖南省医学学科带头人培养对象
晏群	中南大学湘雅医院	临床检验学	湖南省医学学科骨干人才培养对象
莫喜明	中南大学湘雅二医院	临床检验学	湖南省医学学科骨干人才培养对象
谢良伊	湖南省人民医院	临床检验学	湖南省医学学科骨干人才培养对象
谭超超	湖南省人民医院	临床生化检验学	湖南省医学学科骨干人才培养对象
李萍	湖南中医药大学第一附属医院	临床检验学	湖南省医学学科骨干人才培养对象

（四）获得的表彰和荣誉

检验科的工作受到医院和各级政府及部门的肯定和表彰。据不完全统计，获得省级及以上表彰和荣誉的有：湖南省马王堆医院检验科2009年荣获湖南省总工会"湖南省芙蓉标兵岗"，湖南省胸科医院医学检验部2011年被省总工会评为"模范职工小家"，株洲市中心医院检验医学中心2011年荣获"湖南省芙蓉标兵岗"、2012年荣获"湖南省青年文明号"、2018年被湖南省总工会评为"模范职工小家"等。湖南省人民医院检验科质量控制小组2015年荣获"全国优秀质量管理小组"，2014、2015年和2016年连续三年荣获"湖南省优秀质量管理小组"荣誉称号。中南大学湘雅二医院检验科文令军、蒋传好作为队员的中南大学湘雅二医院国家紧急医学救援队，2020年荣获"全国卫生健康系统新冠肺炎疫情防控工作先进集体"。

检验人员建功立业，受到单位和各级政府和部门的表彰和奖励。据不完全资料统计，检验人员荣获省级及以上表彰和荣誉称号 31 人次，见表 1-6。

表 1-6　医学检验人员获得的部分省级及以上表彰和荣誉

姓名	医院	荣誉称号	年份
董学智	常德市第一人民医院	第二次全国青年社会主义建设积极分子大会代表	1958
董学智	常德市第一人民医院	湖南省青年社会主义建设积极分子代表大会代表	1958
蔡乾英	中南大学湘雅二医院	湖南省农村巡回医疗队先进个人	1965
石自明	中南大学湘雅医院	国务院政府特殊津贴	1992
王继贵	中南大学湘雅二医院	国务院政府特殊津贴	1992
李介华	益阳市中心医院	湖南省青年自学成才奖	1992
王继贵	中南大学湘雅二医院	全国卫生系统先进工作者	1999
刘巧突	郴州市第一人民医院	湖南青年五四奖章	2003
夏先考	常德市第一人民医院	湖南省先进工作者	2005
夏先考	常德市第一人民医院	湖南省行业标兵十佳	2005
刘巧突	郴州市第一人民医院	国务院政府特殊津贴	2009
王继贵	中南大学湘雅二医院	湖南省医学会终身成就奖	2016
刘文恩	中南大学湘雅医院	湖南省总工会"芙蓉百岗明星"	2016
谭云洪	湖南省胸科医院	湖南省总工会"芙蓉百岗明星"	2016
曹友德	湖南省人民医院	湖南省优秀质量管理小组长	2016
陈新瑞	中南大学湘雅二医院	湖南省援外医疗工作先进个人	2017
罗迪贤	郴州市第一人民医院	国务院政府特殊津贴	2018
杨耀永	株洲市中心医院	湖南省援外医疗工作先进个人	2018
曾谞	中南大学湘雅二医院	湖南省援外医疗工作先进个人	2019
李艳冰	中南大学湘雅医院	湖南省援外医疗工作先进个人	2020
孙谦	中南大学湘雅医院	湖南省抗击新冠肺炎疫情先进个人	2020
王敏	中南大学湘雅二医院	湖南省抗击新冠肺炎疫情先进个人	2020

续表1-6

姓名	医院	荣誉称号	年份
章迪	中南大学湘雅三医院	湖南省抗击新冠肺炎疫情先进个人	2020
任碧琼	湖南省脑科医院	湖南省抗击新冠肺炎疫情先进个人	2020
陈恩	南华大学附属第一医院	湖南省抗击新冠肺炎疫情先进个人	2020
吴媛	南华大学附属第二医院	湖南省抗击新冠肺炎疫情先进个人	2020
刘志贤	湘潭市第一人民医院	湖南省抗击新冠肺炎疫情先进个人	2020
彭兰	湖南医药学院第一附属医院	湖南省抗击新冠肺炎疫情先进个人	2020
廖劲美	岳阳市一人民医院	湖南省抗击新冠肺炎疫情先进个人	2020
何一满	邵阳市中心医院	湖南省抗击新冠肺炎疫情先进个人	2020
封昭阳	邵阳市双清区崇山镇中心卫生院	湖南省抗击新冠肺炎疫情先进个人	2020

二、医疗工作

20 世纪 50 年代到 80 年代中期，不少医院检验科内先后设立门诊化验室、临床常规室、生化室、血清室、细菌室和血库。70 年代末开始血清室更名为免疫室；80 年代初、中期血库从检验科独立出来成立输血科(但是在部分医院至今仍然归属检验科管理)。现在县级以上医院检验科内普遍下设临床基础检验、临床生化检验、临床免疫检验、临床微生物检验、临床分子生物检验、门诊急诊检验和标本处理等专业组室。

20 世纪 50—80 年代，检验科的临床检验工作都是手工操作，检验科自己配制试剂、自制实验用材及简易仪器设备、自建实验方法，临床检验工作效率、质量和能力均受限。80 年代初开始至今，临床检验工作经历了从半机械化、机械化、半自动化、自动化到智能化过程。

根据《湖南省志·医药卫生志》记载，1984 年湖南省卫生部门所管辖的 133 所县及县以上综合医院的化验仪器设备有光电比色计 212 台、分析天平 282 台、显微镜 881 台、血液微量生化分析仪 5 台、电冰箱 687 台、冷库 10 间、电泳仪 191 台、恒温水箱 259 台。

1994 年，卫生部决定拨付专款，对部属医学院校附属医院检验科的临床检验仪器装备更新换代。大型生化分析仪、血细胞分析仪等现代化仪器设备进入湖南医科大学三所附属医院检验科，在部属医院的带动下，全省各大型医院检验科的临床检验仪器设备不断更新换代。目前许多医院检验科装备了包括全自动生化分析仪(流水线)、全自动毛细管电泳仪、血细胞分析流水线、尿液分析流水线、生化免疫流水线、特种蛋白分析仪、全自动酶免分析仪、高效液相色谱串联质谱仪、化学发光仪、全自动血培养仪、全自动微生物鉴定及药敏检测系统、丝状真菌药敏分析系统、微生物质谱仪、全自动 PCR 分析仪、荧光定量 PCR 仪、流式细胞仪、移植配型设备、基因芯片分析仪、二代测序仪等具有世界先进水平的仪器设备，检测自动化程度、检测分析速度及质量得到较大提高，医院检验科的常规临床检验项目从 20 世纪 50 年代的数十项增加到现在的数百项。

通过开展临床实验室内质量控制和临床实验室间的质量评价活动，贯彻落实国家卫生主管部门颁布的《医疗机构临床实验室管理办法》，开展 ISO15189 医学实验室认可活动，大部分医院检验科实现了流程化、标准化、规范化和信息电子化管理，促进了临床检验质量和能力水平的不断提高。

　　1998 年初湖南医科大学附属第二医院（现中南大学湘雅二医院）检验科在省内率先实施上午和中午连续上班的制度，在全省得到推广应用；其后各医院检验科加强晚夜班、节假日值班人员派班，使收到检验标本到发出报告的总时间（TAT）不断缩短，达到国家的相关规定要求。

　　2012 年郴州市第三人民医院检验科、长沙市中心医院检验科、中南大学湘雅医院检验科和湖南省肿瘤医院临床检验中心通过 ISO15189 医学实验室认可，至 2020 年，省内有 9 家医院检验科已获得 ISO15189 医学实验室认可证书（表 1-7），发出的检验报告获得国际认同。湖南省职业病防治院医学检验科则在 2005 年通过 ISO17025 认可。

表 1-7　湖南省通过 ISO15189 医学实验室认可的检验科

单位	认可年份
郴州市第三人民医院检验医学中心	2012
中南大学湘雅医院检验科	2012
长沙市中心医院检验科	2012
湖南省肿瘤医院临床检验中心	2012
湖南省人民医院医学检验科	2015
中南大学湘雅二医院检验医学科	2015
中南大学湘雅三医院检验科	2017
郴州市第一人民医院检验医学中心	2017
浏阳市中医医院检验科	2020
湖南省职业病防治院医学检验科	2005（ISO17025 认可）

三、教学工作

　　以往,检验科承担的教学工作主要是指导和培养来自下级医疗单位的进修生、来自医药卫生学校的实习生,或担任医院检验科举办的各级、各亚专业检验人员培训班、进修班的基础理论及专业课教学。1980年,湖南医学院第二附属医院检验科获卫生部批准举办全国临床生化检验进修班,首届进修班学员来自辽宁省、吉林省、河南省、广东省及湖南省,进修学习时间为一年,一般是晚上集中讲授专业理论和技术课,前后连续举办数年(届)。随着各省市开始举办类似进修班,学员来源也从外省为主变为本省为主。伴随着临床生化检验不断地仪器化、自动化的进程,临床生化检验进修班逐渐被临床免疫学检验进修班、临床微生物检验进修班取代,进修学习时间也改为3~6个月。湖南医学院第一附属医院检验科等举办的全国性进修班亦是如此。

　　1986年湖南医学院第一附属医院(现中南大学湘雅医院)检验科和湖南医学院第二附属医院(现中南大学湘雅二医院)分别成立临床检验学教研室,与检验科两块牌子一套人马,开始承担湖南医学院医学检验系(现中南大学湘雅医学院医学检验系)本科生的"临床检验基础"理论课程教学。其后,湖南省内一些开办了医学检验(技术)专业的中等医药卫生院校升级为大专、本科学校。省内不少三甲医院尤其是大学的附属医院检验科不同程度地承担了这些院校医学检验(技术)专业学生的专业理论课程的教学、实习生的培养指导。如南华大学附属第一医院检验科成立了临床检验学教研室承担教学任务,湖南省脑科医院检验科承担了湖南中医药大学医学检验系的教学工作。中南大学三所附属医院的检验科还承担了中南大学湘雅医学院临床医学八年制学生"实验诊断学"相关课程的教学任务。至2020年有16所大学、学院开设了医学检验技术专业(表1-8)。

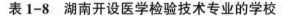

表 1-8　湖南开设医学检验技术专业的学校

学校名称
大学本科：
中南大学　湖南师范大学　南华大学　湖南中医药大学　湘南学院　吉首大学　邵阳学院
湖医药学院　长沙医学院
专科、高职：
益阳医学高等专科学校　长沙卫生职业学院　岳阳职业技术学院　永州职业技术学院
湘潭医卫职业技术学院　常德职业技术学院　湖南环境生物职业技术学院

1990 年，湖南医科大学附属第二医院检验科主任王继贵教授与湖南医科大学生化教研室主任卢义钦教授合作，招收培养了湖南省内医院检验科的首个硕士研究生。湖南医科大学附属第一医院检验科、湖南医科大学附属第二医院检验科和湖南医科大学附属第三医院检验科，20 世纪 90 年代末开始招收培养生物化学与分子生物学硕士学位研究生；2004 年开始招收培养临床检验诊断学硕士学位研究生；2010 年开始招收培养临床检验诊断学博士学位研究生。至 2020 年湖南省有 14 家医院检验科可以招收培养临床检验诊断学或其他硕士学位研究生（表 1-9）。

表 1-9　招收培养临床检验诊断学或其他硕士学位研究生的检验科

医院名称		
中南大学湘雅医院	中南大学湘雅二医院	中南大学湘雅三医院
南华大学附属第一医院	南华大学附属第二医院	南华大学附属南华医院
湖南省人民医院	解放军第九二一医院	湖南省肿瘤医院
湖南省脑科医院	湖南中医药大学第一附属医院	长沙市中心医院
郴州市第一人民医院	湘潭市第一人民医院	

至 2020 年，有中南大学三所附属医院（湘雅医院、湘雅二医院、湘雅三医院）、中南大学湘雅医学院医学检验系、南华大学两所附属医院（附属第一医院、附属南华医院）、湖南省肿瘤医院、湖南省脑科医院和郴州市第一人民医院等九家单位可以招收培养临床检验诊断学博士学位研究生，博士研究生导师 16 名（表 1-10）。

表1-10　湖南省临床检验诊断学博士研究生导师名录

姓名	单位	初任年份
刘文恩	中南大学湘雅医院	2009
唐爱国	中南大学湘雅二医院	2009
李登清	中南大学湘雅医学院医学检验系	2009
唐发清	中南大学湘雅医学院附属肿瘤医院	2009
易斌	中南大学湘雅医院	2010
聂新民	中南大学湘雅三医院	2012
王晓春	中南大学湘雅医学院医学检验系	2012
徐克前	中南大学湘雅医学院医学检验系	2012
张文玲	中南大学湘雅医学院医学检验系	2012
罗迪贤	郴州市第一人民医院	2016
龙鼎新	南华大学附属第一医院	2018
王敏	中南大学湘雅二医院	2019
罗秀菊	中南大学湘雅医学院医学检验系	2019
伍勇	中南大学湘雅三医院	2020
任碧琼	湖南省脑科医院	2020
田英	南华大学附属南华医院	2020

至2020年，临床检验诊断学专业荣获湖南省优秀硕士学位论文8篇(表1-11)。据不完全统计，中南大学湘雅二医院检验科皮兰敢(2007年)、唐浩能(2012年)，中南大学湘雅医院检验科王堃(2012年)、杨芳(2017年)、赵娟(2018年)、蓝优(2019年)等多名硕士研究生和中南大学湘雅三医院检验科博士研究生李建(2019年)，获评"湖南省普通高等学校优秀毕业生"。

表1-11　荣获湖南省优秀硕士学位论文

年份	单位和作者(研究生/导师)	论文题目
2010	中南大学湘雅二医院检验科罗昔波、唐爱国	在线衍生高效液相色谱荧光检测法同时测定血清犬尿氨酸和色氨酸及其临床应用
2011	中南大学湘雅二医院检验科卜艳红、唐爱国	胰岛素受体底物影响小鼠前脂肪细胞和前成骨细胞分化的作用及机制

续表1-11

年份	单位和作者(研究生/导师)	论文题目
2012	中南大学湘雅二医院检验科项忠元、唐爱国	高效液相色谱-荧光法同时测定血清色氨酸、犬尿氨酸和犬尿喹啉酸及其在 SLE 中的应用
2012	中南大学湘雅三医院检验科季芳、伍勇	革兰氏阴性菌耐药基因检测芯片的构建及应用
2013	中南大学湘雅二医院检验科李影、唐爱国	高效液相色谱-荧光法同时测定慢性肾功能不全患者血清中芳香族氨基酸
2017	中南大学湘雅医院检验科钟一鸣、刘文恩	健康人群肠道产 CTX-M 型 ESBLs 大肠埃希菌的分子流行病学研究
2017	中南大学湘雅三医院检验科黄蓉、聂新民	基于纳米金的生物传感器检测梅毒螺旋体特异性抗体
2019	湖南省人民医院检验科谌芳、吴意	在 NSCLC 细胞中 Op18/stathmin 介导不同靶向微管化疗药物的疗效分析

1997 年起，湖南省医学会检验专业委员会每年举办国家级医学继续教育学习班 1~2 期。2003 年，中南大学湘雅二医院检验科在省内首次以医院检验科举办国家级医学继续教育学习班后，其他一些大型三甲医院检验科也纷纷开始举办国家级或省级医学继续教育学习班，促进了全省检验医学继续教育工作的发展和提高。

2006 年，中南大学湘雅医院检验科和中南大学湘雅二医院检验科成为原国家卫生部认定的首批检验专科医师培训基地。至 2020 年，全省经过申报审批成立了 10 多家住院医师规范化培训医学检验专科培训基地(表 1-12)，开展检验专科住院医师规范化培训工作。

表 1-12　住院医师规范化培训医学检验专科培训基地

医院名称			
中南大学湘雅医院	中南大学湘雅二医院	中南大学湘雅三医院	湖南省人民医院
南华大学附属第一医院	南华大学附属第二医院	湖南省妇幼保健院	解放军第九二一医院
长沙市中心医院	衡阳市中心医院	株洲市中心医院	湘潭市中心医院
邵阳市中心医院	常德市第一人民医院	郴州市第一人民医院	娄底市中心医院
岳阳市一人民医院	永州市中心医院		

四、科研工作

(一) 科研课题

20 世纪 80 年代以前，省内各级医院检验科主要是协助临床科室或结合专业技术自主选择一些课题开展科研工作。20 世纪 80 年代开始，检验科的科研意识逐步增强，申报并获得的各级科研课题越来越多。据不完全统计，1998—2020 年，省内 12 家单位 34 名检验医学人员作为第一负责人承担国家级科研课题 51 项(表 1-13)。

表 1-13　检验医学人员为第一负责人承担的国家级科研课题

序号	项目名称	起止年份	项目类别	主持人/单位
1	益气解毒片对鼻咽细胞癌变端粒酶行为的影响	1998—2000	国家自然科学基金面上项目	唐发清/中南大学湘雅医院
2	EB 病毒 LMP1 激活 Survivin 抗凋亡的分子机制的研究	2000—2002	国家自然科学基金面上项目	唐发清/中南大学湘雅医院
3	用蛋白组学和生物信息学方法研究益气解毒片阻断鼻咽细胞癌变的分子机理	2002—2004	国家自然科学基金面上项目	唐发清/中南大学湘雅医院
4	采用分子动态模拟研究益气解毒颗粒有效成分抗鼻咽癌变的分子机制	2006—2008	国家自然科学基金面上项目	唐发清/中南大学湘雅医院
5	亚健康状况综合评价体系和分子标志物筛选研究	2007—2008	国家 863 高技术项目	钟白云/中南大学湘雅医院
6	丙肝抗原抗体联合检测	2007—2008	国家 863 高技术项目	刘文恩/中南大学湘雅医院

续表1-13

序号	项目名称	起止年份	项目类别	主持人/单位
7	AdipoR1 在骨代谢调控过程中的作用模式研究	2008—2010	国家自然科学基金青年基金项目	王敏/中南大学湘雅二医院
8	夹层杯法快速结核分枝杆菌诊断技术及产品研究	2008—2010	国家科技重大专项	刘文恩/中南大学湘雅医院
9	二亚硝基哌嗪（DNP）上调 HSP70—2 诱导鼻咽细胞癌变的分子机制研究	2010—2012	国家自然科学基金面上项目	唐发清/中南大学湘雅医院
10	化学因素致鼻咽癌相关基因 NOR1 的功能进一步研究	2011—2013	国家自然科学基金青年基金项目	聂新民/中南大学湘雅三医院
11	CDK3 活化 AP-1 促进细胞癌变的分子机制研究	2011—2013	国家自然科学基金青年基金项目	黄大毛/中南大学湘雅医院
12	采用定量蛋白质组学技术筛选鼻咽癌化疗耐药相关甲基化失活基因	2011—2013	国家自然科学基金面上项目	易斌/中南大学湘雅医院
13	采用定量蛋白质组学技术筛选与鼻咽癌发生和转移相关的甲基化失活基因	2012—2012	国家自然科学基金面上项目	易斌/中南大学湘雅医院
14	生殖支原体 GlpK 和 GlO 定位及酶活性与细胞毒性研究	2012—2014	国家自然科学基金青年基金项目	何军/南华大学附属南华医院
15	心脑血管慢性损伤及急救指标等体外诊断试剂的研制——冠心病患者血浆同型半胱氨酸测定的临床意义	2013—2017	国家高技术研究发展计划（863 计划）子课题	谢小兵/湖南中医药大学第一附属医院
16	锌在梅毒螺旋体 Tp0751 结构与功能中的作用研究	2013—2015	国家自然科学基金青年基金项目	刘双全/南华大学第一附属医院
17	MSH5 C85T 多态性与电离辐射所致生精异常个体差异的分子机制研究	2013—2016	国家自然科学基金面上项目	徐克前/中南大学医学检验系
18	中药复方提取物 HNA-1 对 SIV 慢性感染恒河猴幼稚型 CD4+T 细胞发育、迁移和增殖的影响	2013—01—2013—12	国家自然科学基金面上项目	朱惠斌/湖南中医药大学第一附属医院

续表1-13

序号	项目名称	起止年份	项目类别	主持人/单位
19	核酸自动化定量检测与高分辨分析设备研制及应用	2014—2016	国家重大科学仪器专项	徐克前/中南大学医学检验系
20	GLIPR1 表达下调阻碍急性髓系白细胞细胞分化的作用及其机制研究	2014—2016	国家自然科学基金青年基金项目	谭潭/湖南省郴州市第一人民医院
21	二亚硝基哌嗪（DNP）介导 Clusterin 表达参与鼻咽癌转移的分子机制研究	2014—2018.	国家自然科学基金青年基金项目	李跃进/湖南省肿瘤医院
22	二亚硝基哌嗪（DNP）调控 AGR2 表达参与鼻咽癌转移的分子机制研究	2014—2017	国家自然科学基金面上项目	唐发清/湖南省肿瘤医院
23	shRNAmir 稳定沉默 Crb2 表达对 NOR1 基因增强 CB1954 细胞毒性的影响及相关信号通路研究	2014—2017	国家自然科学基金面上项目	聂新民/中南大学湘雅三医院
24	转录因子 Snail 乙酰化修饰在肝癌 EMT 过程中的作用及其调控机制	2015—2017	国家自然科学基金青年基金项目	江冠民/湖南省肿瘤医院
25	DSAP 相关 MVK 突变导致表皮角化异常的分子机制研究	2015—2017	国家自然科学基金青年基金项目	熊志敏/中南大学湘雅三医院
26	金黄色葡萄球菌超抗原毒素 C3 和内皮抑素共表达分子作为宫颈癌治疗分子的理论基础及机制探讨	2015—2017	国家自然科学基金面上项目	王敏/中南大学湘雅二医院
27	类风湿关节炎抗 IgG/CCP 双特异自身抗体在中性粒细胞 NETosis 中的作用研究	2015—2017	国家自然科学基金青年基金项目	汪维/中南大学湘雅医院
28	两种免疫检测技术平台及相关产品研发	2015—2017	国家科技支撑计划项目	刘文恩/中南大学湘雅医院
29	小鼠精母细胞 I-SceI 报告系统的建立及在 DNA 双链断裂同源重组修复研究的应用	2015—2018	国家自然科学基金面上项目	徐克前/中南大学医学检验系

续表1-13

序号	项目名称	起止年份	项目类别	主持人/单位
30	肠道菌群调控 Treg/Th17 细胞平衡在急性胰腺炎重症化中的作用及机制研究	2016—2019	国家自然科学基金青年基金项目	谭超超/湖南省人民医院
31	细胞外基质 SPARC 在败血症炎症反应中的作用及机制研究	2016—2018	国家自然科学基金青年基金项目	罗振/中南大学湘雅三医院
32	脑缺血/再灌注时 MUL1 促线粒体分裂作用及机制	2016—2019	国家自然科学基金面上项目	罗秀菊/中南大学医学检验系
33	从 RLR/MAVS 通路调节胸腺功能探讨 HNA-1 促进艾滋病免疫重建的作用机制	2016—2019	国家自然科学基金面上项目	朱惠斌/湖南中医药大学第一附属医院
34	鹦鹉热嗜衣原体两个 TMH 家族蛋白结构与功能研究	2017—2019	国家自然科学基金青年基金项目	伍海英/南华大学第二附属医院
35	碳青霉烯酶新基因 IMP-38 生物学特性、水平传播及耐药机制研究	2017—2018	国家自然科学基金面上项目	刘文恩/中南大学湘雅医院
36	鞭毛蛋白在梅毒螺旋体感染所致皮肤黏膜免疫炎症病理损伤中的作用机制研究	2017—2019	国家自然科学基金青年基金项目	蒋传好/中南大学湘雅二医院
37	靶向 miR-381-NEFL 轴通过调控胶质瘤干细胞的发生而发挥抑瘤功能的机制研究	2017—2019	国家自然科学基金青年基金项目	王泽友/中南大学湘雅二医院
38	神经肽 Y 剂量依赖性调节脂滴形成参与肥胖及脂代谢的机制与应用	2017—2019	国家自然科学基金青年基金项目	唐浩能/中南大学湘雅二医院
39	PLUNC 与 Vitronectin 相互作用通过整合素相关信号调控鼻咽癌侵袭转移 的分子机制	2017—2020	国家自然科学基金面上项目	张文玲/中南大学医学检验系
40	鹦鹉热衣原体质粒蛋白 CPSIT-p8 结构与功能研究	2018—2020	国家自然科学基金青年基金项目	梁明星/怀化市第一人民医院
41	梅毒螺旋体膜脂蛋白 Tpn32 相互作用宿主蛋白的筛选及功能研究	2018—2020	国家自然科学基金青年基金项目	谢亚锋/南华大学第二附属医院

续表1-13

序号	项目名称	起止年份	项目类别	主持人/单位
42	犀黄丸靶向 microRNA-130b 调控乳腺癌侵袭和转移的分子机制研究	2018—2020	国家自然科学基金青年基金项目	李萍/湖南中医药大学第一附属医院
43	Akt/FoxO3a 转录调控 SIRT6 的分子机制及其在结直肠癌中的功能研究	2018—2020	国家自然科学基金青年基金项目	章玲玲/中南大学医学检验系
44	高毒力肺炎克雷伯菌 I-E 型 CRISPR-Cas 系统内源性调控自身毒力的作用机制研究	2018—2020	国家自然科学基金青年基金项目	李军/中南大学湘雅医院
45	完善基于现有中国老年人群研究队列的血清样本库	2018—2022	国家重点研发计划	刘文恩/中南大学湘雅医院
46	化学致癌物 DNP 活化超增强子调控 MICAL2 促进鼻咽癌转移的分子机制研究	2019—2022	国家自然科学基金面上项目	唐发清/湖南省肿瘤医院
47	基于 CRISPR/Cas9 系统检测非小细胞肺癌 EML4-ALK 融合基因的研究	2019—2021	国家自然科学基金青年基金项目	易浪/中南大学湘雅医院
48	沙眼衣原体 CT622 效应蛋白相互作用宿主蛋白的筛选与鉴定及功能研究,	2020—2022	国家自然科学基金青年基金项目	雷文波/南华大学第一附属医院
49	Twist 靶向 EphA2 促进基底细胞样型乳腺癌转移的机制研究	2020—2022	国家自然科学基金青年基金项目	曹晶莹/中南大学湘雅三医院
50	Sp17 作为卵巢癌预后分子标志物及其介导化疗药物耐药机制研究	2020—2022	国家自然科学基金青年基金项目	高骞/中南大学湘雅医院
51	新型仿生双靶向纳米药物系统携载顺铂和 NOR1 shRNA 联合抗肝细胞癌作用及分子机制研究	2020—2023	国家自然科学基金面上项目	聂新民/中南大学湘雅三医院

（二）学术论文与著作

1. 学术论文

20 世纪 70 年代以前，湖南的临床检验人员以非第一作者参与发表了数量不多的学术论文，第一作者的学术论文极少。经文献检索，湖南最早以检验科作为第一作者单位在专业期刊发表的学术论文者为湖南省人民医院（1958 年更名为长沙市第二医院，2000 年更名长沙市中心医院分院）检验科洪芳贵《用沙里氏血色素计改制成黄疸指数比色盒》[中级医刊，1955（12）：38-39]；其后有湖南医学院第一附属医院（现中南大学湘雅医院）检验科《130 例健康人血小板的测定（改良兰氏法）》[湖南医学院学报，1959（4）：151-153]，湖南医学院第二附属医院（现中南大学湘雅二医院）检验科《血糖超微量法测定》[湖南医学院学报，1959（4）：154-155]和《用比浊法测定血清中白蛋白与球蛋白含量之微量快速测定》[湖南医学院学报，1959（4）：156-158]。20 世纪 70 年代中期开始，临床检验人员以第一作者发表学术论文越来越多，期刊级别越来越高。

1975 年，甘肃省卫生局组织，全国知名检验专家徐功元教授领导编辑的《临床检验资料汇编》（甘肃人民卫士出版社，1977 年），选辑了由全国 16 个省区市的各级检验人员撰写的文章 64 篇，其中湖南检验人员论文 11 篇（17.18%）。包括湖南医学院第二附属医院检验科7 篇即《嗜铬细胞瘤的过筛试验》《一种甲胎蛋白抗血清的制备方法》《优选法在检验工作中的应用（内含三篇实验论文）》《乙型肝炎抗原检测方法的探讨（摘要）》《应用对流免疫电泳和免疫双扩散试验测定甲胎蛋白的体会（摘要）》《痢疾阿米巴培养方法的探讨（摘要）》《长沙地区 Rh 血型的调查（摘要）》，湖南医学院第一附属医院检验科 2 篇即《脑脊液蛋白质测定三种方法的比较》《直肠组织内血吸虫卵染色与直接镜检的比较》，湖南郴州人民医院检验科《枸橼酸铁铵絮状试验》，湘西土家族苗族自治州人民医院检验科《优选法在临床检验中的应用》。

《中华医学检验杂志》1978 年创刊，至 1988 年，湖南检验人员以第一作者在《中华医学检验杂志》发表学术论文 22 篇（表 1-14）。

表 1-14　1978—1988 年湖南检验人员在《中华医学检验杂志》发表的第一作者学术论文

[1] 湖南医学院第二附属医院王继贵，杨锡兰.尿液 VMA 比色测定[J].中华医学检验杂志，1980，3（2）：93-96.

[2] 湖南医学院第二附属医院王继贵，杨桂英.糖化血红蛋白比色测定（摘要）[J].中华医学检验杂志，1982，5（2）：69-70.

续表 1-14

[3] 湖南医学院第一附属医院黄宇丹，李劲毅，石自明.血清总胆固醇邻苯二甲醛测定法的探讨[J].中华医学检验杂志，1982，5(2)：80-81.

[4] 湖南医学院第二附属医院王继贵.应用分析系数评价实验结果的精密度与准确度[J].中华医学检验杂志，1982，5(4)：256-257.

[5] 湖南医学院第二附属医院王继贵，杨桂英.长沙地区 HbF 水平[J].中华医学检验杂志，1983，6(1)：55.

[6] 湖南省地质局职工医院检验科钟为镇，王秀清.血清总蛋白测定(双缩脲法)脂类干扰的排除法[J].中华医学检验杂志，1983，6(4)：230.

[7] 湖南医学院第一附属医院石自明，张洪权，黄宇丹.白细胞常规考核标准的实验报告[J].中华医学检验杂志，1984，7(1)：7.

[8] 湖南医学院第一附属医院石自明，张洪权，柴英琦，段素怀，武裕金，杨龄玉.关于尿液细胞镜检方法和报告方式的建议[J].中华医学检验杂志，1984，7(1)：53.

[9] 湖南医学院第二附属医院王继贵，杨岳衡.尿中 5-羟吲哚乙酸比色测定[J].中华医学检验杂志，1985，8(1)：39-40.

[10] 湖南医学院第二附属医院杨桂英.血清脂肪酶快速比浊测定法[J].中华医学检验杂志，1985，8(1)：41.

[11] 湖南省慈利县人民医院检验科吴穷，董学智，赵振进.关于尿沉渣镜检标准化的探讨——介绍一种简易定量计数法[J].中华医学检验杂志，1986，9(1)：52-54.

[12] 湖南医学院第二附属医院伍贤平，王继贵，邓宝爱，邢孔慈，李凤英.自动直接离子选择性电极与火焰光度计测定血清钾的比较[J].中华医学检验杂志，1986，9(2)：65-67.

[13] 长沙重型机器厂职工医院陈时柏.长沙地区 401 例健康学龄儿童白细胞、血小板数的调查结果[J].中华医学检验杂志，1987，10(1)：4.

[14] 湖南省马王堆疗养院生化室肖中宜.血清高密度脂蛋白胆固醇及其亚组份胆固醇的常规测定方法探讨[J].中华医学检验杂志，1987，10(1)：27-29.

[15] 湖南医学院第二附属医院检验科伍贤平.离子选择性电极测定血液钾钠的研究近况[J].中华医学检验杂志，1987，10(2)：115-118.

[16] 湖南省常德地区人民医院检验科夏先考.反向血凝法检测 HBsAg 假阳性分析[J].中华医学检验杂志，1987，10(3)：172.

[17] 湖南医学院第二附属医院李安华，王立庄，潘忠贞.91 例流行性出血热患者 IgE 及 FDP 的测定[J].中华医学检验杂志，1987，10(3)：179-180.

[18] 湖南怀化地区第一人民医院何林，陈士竹，刘小玲.产 LT 及 ST 肠毒素埃希氏菌败血症一例[J].中华医学检验杂志，1987，10(4)：252.

[19] 湖南怀化地区第一人民医院陈士竹，何林，唐宏枝.一种新的白细胞分类计数质量评价方法——积差法[J].中华医学检验杂志，1987，10(6)：358-359.

续表 1-14

[20] 湖南医学院第二附属医院 唐爱国，王继贵.红细胞和血清肌酸荧光测定法[J].中华医学检验杂志，1988，11（2）：72-74.

[21] 湖南株洲市第一医院检验科晏惠英.胸、腹水细胞染色体直接制片检查86例报告[J].中华医学检验杂志，1988，11（2）：86.

[22] 长沙重型机器厂职工医院检验科陈时柏，陈坚.四种不同防腐谷-丙转氨酶基质液的实验比较[J].中华医学检验杂志，1988，11（4）：196.

据不完全统计，湖南30家主要三甲医院检验科，2001—2020年以第一作者和参与者在国内期刊发表学术论文2500多篇（表1-15）。

表 1-15　2001—2020 年湖南主要三甲医院检验科在国内期刊发表学术论文数量统计

序号	单位	中国知网/篇	万方医学网/篇
1	中南大学湘雅二医院检验科	427	396
2	中南大学湘雅医院检验科	417	390
3	中南大学湘雅三医院检验科	207	190
4	湖南省人民医院（含马王堆医院）检验科	182	226
5	南华大学附属第一医院检验科	132	118
6	湖南省儿童医院检验中心	126	152
7	湖南省长沙市中心医院检验科	97	125
8	湖南省脑科医院（第二人民医院）检验科	73	80
9	湖南省肿瘤医院检验科	69	72
10	湖南省临床检验中心	64	78
11	南华大学附属第二医院检验科	62	62
12	湖南中医药大学第一附属医院医学检验与病理中心	61	36
13	湖南省怀化市第一人民医院检验科	60	72
14	湖南省湘潭市中心医院检验科	55	73
15	南华大学附属南华医院检验科	51	58
16	湖南省常德市第一人民医院检验科	50	59
17	湖南省妇幼保健院检验科	49	63
18	湖南省郴州市第一人民医院检验科	48	57

续表1-15

序号	单位	中国知网/篇	万方医学网/篇
19	湖南省邵阳市中心医院检验科	40	38
20	湖南省长沙市第一医院检验科	37	52
21	湖南省株洲市中心医院检验医学中心	35	51
22	湖南省娄底市中心医院检验科	35	38
23	湖南省永州市中心医院检验科	32	31
24	湖南省衡阳市中心医院检验科	28	31
25	湖南省岳阳市一人民医院检验科	22	23
26	湖南省益阳市中心医院检验科	20	27
27	湖南省长沙市第三医院医学检验科	20	24
28	湖南省岳阳市二人民医院检验科	18	19
29	湖南省邵阳市第一人民医院检验科	18	14
30	湖南省长沙市第四医院检验科	17	26
		2552	2681

2005 年，湘雅医院检验科唐发清以第一作者在国外 SCI 收录期刊发表 1 篇学术论文，从此，省内临床检验人员以第一作者或通讯作者在国外 SCI 收录期刊上发表学术论文越来越多，发表在高 IF 值期刊论文越来越多。据资料统计，湘雅医院检验科从 2005 年—2019 年 8 月，第一作者(通讯作者)发表 SCI 收录论文 65 篇。湘雅二医院检验医学科从 2008 年—2018 年 7 月，第一作者(通讯作者)发表 SCI 收录论文 60 篇。

2.学术著作

1951 年湘雅医院检验科柳果哉编撰的《检验学》，由中南军政委员会卫生部卫生教材编制委员会出版，作为培养临床检验人员的教材使用。

1965 年湖南医学院第二附属医院检验科编写《临床生化检验操作规程》，供本科临床工作使用。1971 年，该科室对此书修改、补充，编撰为《临床生化检验》上、下册，油印提供本科室和其他医院检验科使用，受到好评。1978 年，该科室对《临床生化检验》作大幅度的修改、增订为一册，经湖南省沅江县印刷厂铅印，内部发行，受到国内临床检验人员的欢迎。经过不断修改、补充，1981 年湖南医学院第二附属医院检验科编写(王继贵主编)的《临床生化检验》(第一版)，由湖南科技出版社发行，《临床生化检验》(第二版，161 万字)1996 年出版社发行，1997 年该书获得湖南医科大学科教优秀专著三等奖。

1979 年，湖南省株洲市二医院检验科唐国梁主持编写的《医学检验问答 500 题》一书，在全国发行约 6.8 万册。

1987 年起，省内越来越多的临床检验专家承担、参与学术专著、教材、规程、共识等的编撰编写。其中，中南大学湘雅医院检验科主编、参编专著、教材等 37 部，中南大学湘雅二医院检验医学科主编、参编专著、教材等 33 部，湖南省人民医院医学检验科主编、参编专著、教材等 16 部。

（三）科技成果

2009 年以前，湖南省科学技术奖获奖项目只设立科学技术进步奖，2009 年开始分设自然科学奖、技术发明奖、科学技术进步奖。据不完全统计，湖南省检验医学专业人员以第一完成人荣获省（军队）级科技成果奖 25 项（表 1-16），以第一完成人荣获湖南省医学科技奖 39 项（表 1-17），湖南省预防医学科技奖 5 项（表 1-18），市州级科技成果奖 33 项（表 1-19），大学医疗和教学成果奖 9 项（表 20）。

表 1-16　检验人员以第一完成人荣获省（军队）级科技成果奖

1. 益阳地区沅江县血吸虫病防治院周特雄，等。血吸虫病—粪多洗消化集卵法。1979 年度湖南省重大科技成果奖四等奖。

2. 解放军第一六三医院检验科杨赞元，等。致敏冻干血球微量间接血凝试验诊断血吸虫病的研究。1981~1982 年度湖南省科技成果奖二等奖。

3. 解放军第一六三医院检验科杨赞元，等。微量间接血凝试验诊断血吸虫病的研究。1981 年军队科技进步奖二等奖。

4. 解放军第一六三医院检验科杨赞元，等。间接血凝试验诊断伤寒病的研究。1984 年军队科技进步奖三等奖。

5. 解放军第一六三医院检验科赵绪忠，等。抗精子抗体的研究及临床应用。1989 年军队科技进步奖三等奖。

6. 解放军第一六三医院检验科胡淑纯，等。抗原抗体联合检测早期快速诊断伤寒病的研究。1992 年军队科技进步奖二等奖。

7. 中南大学湘雅医院检验科唐银，等。厌氧菌的临床和实验室研究。1992 年湖南省科技成果奖三等奖。

8. 解放军第一六三医院检验科王道坤，等。腹股沟斜疝的遗传方式及遗传度的研究。1993 年军队科技进步奖三等奖。

9. 解放军第一六三医院检验科宋玉兰，等。花粉过敏症的研究。1993 年军队科技进步奖三等奖。

续表 1-16

10. 解放军第一六三医院检验科赵绪忠，等。间接血凝试验诊断血吸虫病的推广应用。1993 年国家卫生部科技成果推广应用奖。

11. 解放军第一六三医院检验科肖创清，等。冠心病静点川芎嗪前后血脂过氧化物等变化的研究。1994 年军队科技进步奖三等奖。

12. 解放军第一六三医院检验科肖创清，等。大鼠烫伤后组织 SOD、SOD、GPX、CAT、GSH 及 MDA 的研究。1996 年军队科技进步奖四等奖。

13. 解放军第一六三医院检验科肖创清，等。应用 RIA 筛选中草药 Digoxin 含量的初步研究。1997 年军队科技进步奖四等奖。

14. 常德市第一人民医院检验科孙洁，等。无 γ-球蛋白血症的临床研究 。1998 年湖南省科学技术进步奖四等奖。

15. 浏阳市人民医院检验科彭宗怀，等。全自动血细胞计数分类仪试剂的研制。2000 年湖南省科技成果奖。

16. 郴州市第一人民医院刘巧突，等。一种简易筛查肠集聚性大肠杆菌方法的研究。2004 年度湖南省科学技术进步奖三等奖。

17. 郴州市第一人民医院刘巧突，等。我国人博卡病毒的发现及相关研究。2007 年度湖南省科学技术进步奖三等奖。

18. 中南大学湘雅医院刘文恩，等。CTX-M 型超广谱 β-内酰胺酶耐药基因临床应用研究。2008 年度湖南省科学技术进步奖三等奖。

19. 中南大学湘雅三医院伍勇，等。革兰氏阴性菌整合子耐药机制研究。2013 年度湖南省自然科学奖三等奖。

20. 中南大学湘雅二医院唐爱国，等。芳香族氨基酸及其代谢产物快速检测与应用。2013 年度湖南省科学技术进步奖二等奖。

21. 中南大学湘雅医院刘文恩，等。湖南长沙革兰阴性杆菌耐药机制及流行特征研究。2015 年度湖南省科学技术进步奖三等奖。

22. 湖南省肿瘤医院吴白平，等。高通量肿瘤药物个体化基因检测技术平台和标准化流程的建立。2016 年度湖南省科学技术进步奖三等奖。

23. 郴州市第一人民医院罗迪贤，等。血压促进动脉粥样硬化形成的分子机制及临床应用。2016 年度湖南省科学技术进步奖三等奖。

24. 湖南省脑科医院任碧琼，等。DAMP 作为疾病诊断标志物及免疫学"危险理论"的临床应用研究。2019 年度湖南省科学技术进步奖三等奖。

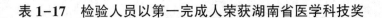

表1-17　检验人员以第一完成人荣获湖南省医学科技奖

1. 湘潭市中心医院检验科黎金莲，等。耐热核酸酶快速诊断金色葡萄球菌。1985年湖南省卫生科技进步奖四等奖。

2. 湘潭市中心医院检验科黎金莲，等。六项医药卫生实验诊断技术成果的推广应用。1991年湖南省卫生科技进步奖三等奖。

3. 中南大学湘雅医院检验科唐银，等。厌氧菌的临床和实验室研究。1991年湖南省卫生科技成果奖三等奖。

4. 中南大学湘雅二医院检验科王继贵，等。一种新的血膜染色剂及其光谱分析。1991年湖南省卫生科技成果奖四等奖。

5. 中南大学湘雅医院检验科唐银，等。L型细菌培养基的研制。1993年湖南省卫生科技成果奖三等奖。

6. 中南大学湘雅二医院检验科蔡乾英，等。血液快速培养。1995年湖南省医药卫生科技成果奖三等奖。

7. 中南大学湘雅二医院检验科唐爱国，等。荧光法测定血清(浆)谷胱甘肽过氧化物酶的研究。1996年湖南省医药卫生科学技术进步研究成果奖三等奖。

8. 邵阳市中心医院检验科刘友生，等。卡他摩拉菌选择性培养基研制。1999年度湖南省医药卫生科技进步奖二等奖。

9. 中南大学湘雅二医院检验科唐爱国，等。高效液相色谱法在临床检验中的应用。1999年湖南省医药卫生科学技术进步研究成果三等奖。

10. 湖南省郴州市第一人民医院刘巧突，等。一种简易筛查肠聚性大肠杆菌新方法研究。2003年湖南省医学科技奖三等奖。

11. 湖南省临床检验中心王龙武，等。Silica-KI提取外周血基因组DNA的实验研究。2003年湖南省医学科技奖三等奖。

12. 中南大学湘雅医学院医学检验系李登清，等。端粒酶检测技术在肿瘤和高血压病中的应用研究。2004年湖南省医学科技奖三等奖。

13. 中南大学医学院医学检验系王晓春，等。胎儿生长受限的早期诊断和治疗。2005年湖南省医学科技奖二等奖。

14. 邵阳市中心医院朱建军，等。白血病免疫分型的临床实验研究。2005年湖南省医学科技奖三等奖。

15. 解放军第一六三医院检验科肖创清，等。血清胞苷脱氨酶活性测定与临床应用研究。2006年湖南省医学科技奖三等奖。

16. 湖南郴州市第一人民医院刘巧突，等。我国人博卡病毒的发现及初步研究。2006年湖南省医学科技奖三等奖。

17. 中南大学湘雅医院检验科刘文恩，等。CTX-M型超广谱B-内酰胺酶耐药基因临床应用研究。2007年湖南省医学科技奖二等奖。

续表1-17

18. 中南大学湘雅二医院检验科唐爱国，等。血浆 GSH 荧光测定法的建立及临床应用研究。2008年湖南省医学科技奖三等奖。

19. 湘潭市第一人民医院刘志贤，等。网织红细胞高精度计数窥盘的研制与临床应用。2009年湖南省医学科技奖三等奖。

20. 中南大学湘雅医院检验科刘文恩，等。湖南长沙革兰阴性杆菌耐药机制及流行特征研究。2013年湖南省医学科技奖二等奖。

21. 湖南省脑科医院医学检验中心任碧琼，等。急性创伤的实验室参数组合模式研究。2013年湖南省医学科技奖三等奖。

22. 长沙市中心医院检验科向延根，等。硝酸盐还原酶试验、DNA 线性杂交技术及绝对浓度法联合检测结核分枝杆菌耐药性的研究。2013年湖南省医学科技奖三等奖。

23. 长沙市第四医院检验科李沅湘，等。危重病监护病房耐甲氧西林金黄色葡萄球菌（MRSA）。2013年湖南省医学科技奖三等奖。

24. 中南大学湘雅三医院检验科伍勇，等。革兰氏阴性菌整合子耐药机制研究。2013年湖南省医学科技奖三等奖。

25. 湖南省儿童医院检验中心祝兴元，等。婴幼儿巨细胞病毒感染尿巨细胞病毒载量的研究。2013年湖南省医学科技奖三等奖。

26. 郴州市第一人民医院罗迪贤，等。压应力（血压）促进荷脂细胞/泡沫细胞的形成及分子机制研究。2014年湖南省医学科技奖三等奖。

27. 常德市第一人民医院检验科彭丹，等。白血病 MICM 诊断平台的建立。2014年湖南省医学科技奖三等奖。

28. 湖南省儿童医院李梨平，等。巨细胞病毒相关基因与婴幼儿感染致病相关性研究。2015年湖南省医学科技奖二等奖。

29. 邵阳市新邵县人民医院检验科隆丰厚，等。成人呼吸道感染嗜血杆菌生物学分型及耐药基因的临床实验研究。2015年湖南省医学科技奖三等奖。

30. 湖南省人民医院医学检验科谢良伊，等。病原菌的分布、耐药性及抗感染免疫。2016年湖南医学科技奖三等奖。

31. 湖南省肿瘤医院检验科吴白平，等。高通量肿瘤靶向药物个体化诊疗基因检测技术平台和标准化流程的建立。2016年湖南医学科技奖三等奖。

32. 湖南省人民医院检验科曹友德，等。重组人博卡病毒 VP2 病毒样颗粒免疫原性研究。2017年湖南医学科技奖二等奖。

33. 湖南省儿童医院检验中心莫丽亚，等。儿童感染病原菌的特征、耐药性分析及感染标志物 PCT 的应用。2017年湖南医学科技奖三等奖。

34. 中南大学湘雅三医院检验科伍勇，等。细菌生物膜形成及抑制机制研究。2018年湖南医学科技奖二等奖。

续表 1-17

35. 湖南省肿瘤医院检验科江冠民，等。免疫检查点 IDO 系统抑制剂解除肿瘤免疫耐受机制及潜在应用价值。2018 年湖南医学科技奖三等奖。

36. 湖南省儿童医院杨永佳，等。多种罕见疑难疾病的遗传研究。2018 年湖南医学科技奖三等奖。

37. 湖南省人民医院检验科袁浩，等。小儿支原体肺炎相关炎性细胞因子检测及其免疫机制的研究。2019 年湖南医学科技奖三等奖。

38. 长沙市中心医院检验科向延根，等。青蒿琥酯抗结核分枝杆菌药物敏感性及其分子机制初步研究。2020 年湖南医学科技奖三等奖。

39. 湖南省人民医院检验科谭超超，等。急性胰腺炎重症化机制及临床防治的系列研究。2020 年湖南医学科技奖二等奖。

表 1-18　检验人员以第一完成人荣获湖南省预防医学科技奖

1. 湖南省临床检验中心吕岳峰，等。应用回归方程延续新批号酶免试剂质控图的观察。2012 年（第三届）湖南省预防医学科学技术奖三等奖。

2. 湖南省结核病防治所检验科谭云洪，等。液基夹层杯抗酸杆菌检验技术应用性研究。2014 年（第四届）湖南省预防医学科学技术奖三等奖。

3. 湖南省结核病防治所检验科谭云洪，等。初、复治肺结核合并肺部感染的病原菌及其耐药性分析。2016 年（第五届）湖南省预防医学科学技术奖三等奖。

4. 湖南省脑科医院检验科任碧琼，等。DAMP 分子作为疾病早期诊断生物标志物以及免疫学危险理论在疾病诊治中的作用研究。2018 年（第五届）湖南省预防医学科学技术奖二等。

5. 湖南省人民医院检验科黎村艳，等。高通量 ELISA 检查平台的优化及其在临床疾病分子和免疫检测中的应用。2018 年（第五届）湖南省预防医学科学技术奖三等奖。

表 1-19　检验人员以第一完成人荣获市州级科技进步奖

1. 常德市地区人民医院检验科邓学思，等。ABL-2 型血气分析仪所用校正液的配方研究。1985 年常德地区科学技术进步奖三等奖。

2. 邵阳市第一人民医院检验科王鹤鸣，等.钩体病实验诊断及其方法改进.1987 年邵阳市科学技术进步奖四等奖.

3. 邵阳市中心医院检验科严基宽，等。发酵菌及肠杆菌科数字编码鉴定方法。1988 年度邵阳市科技进步奖四等奖。

4. 益阳市中心医院卜惠茹，等。新型核抗原基质片的制备。1989 年益阳市创新科技奖。

5. 怀化地区第一人民医院（现怀化市第一人民医院）检验科陈士竹，等。红细胞八种抗体成分微量血凝检测法。1980 年代（年份不详）怀化地区科技进步奖三等奖。

续表 1-19

6. 湘潭市中心医院检验科黎金莲，等。鼻咽癌早期诊断方法的推广应用。1990 年湘潭市科技进步奖三等奖。

7. 湘潭市中心医院检验科黎金莲，等。原发性肝癌早期诊断试验方法推广应用。1991 年湘潭市科技进步奖三等奖。

8. 邵阳市第一人民医院检验科王鹤鸣，等。95%乙醇 M 片去油研究。1992 年邵阳市科技进步奖四等奖。

9. 邵阳市中心医院医学检验科刘友生，等。泌尿生殖道感染支原体分离培养实验研究及临床应用。1994 年度邵阳市科技进步奖三等奖。

10. 邵阳市第一人民医院检验科徐朝霞，等. 放免法测定血清铁蛋白 547 例献血员贫血原因研究. 1994 年邵阳市科技进步奖三等奖。

11. 常德市第一人民医院检验科夏先考，等。酶联免疫吸附试验洗板器的研究。1994 年常德市科技进步奖三等奖。

12. 南华大学附属第一医院检验科杨祚升，等。ADA 药盒研究。1995 年衡阳市科技进步奖二等奖。

13. 湘潭市第二人民医院检验科胡芳中，等。血脂、脂蛋白及载脂蛋白测定技术在临床及临床检验中的应用。1997 年湘潭市科技进步奖三等奖。

14. 常德市第一人民医院检验科孙洁，等。无 γ-球蛋白血症的临床研究 。1998 年常德市科学技术进步奖一等奖。

15. 邵阳市中心医院检验科刘友生，等。改良血液琼脂培养淋菌研制与应用。1999 年度邵阳市科技进步奖三等奖。

16. 常德市第一人民医院检验科谢小毛，等。烧伤患者葡萄球菌医院感染及危险因素的调查。2000 年常德市科技进步奖二等奖。

17. 怀化市第二人民医院检验科黄泽亮，等。肺心病患者血清甲状腺素含量变化及其临床意义。2005 年怀化市科学技术进步奖三等奖。

18. 怀化市第二人民医院检验科黄泽亮，等。紫杉醇诱导宫颈癌 Hela 细胞凋亡及对端粒酶活性的影响。2006 年度怀化市科学技术进步奖三等奖。

19. 邵阳市中心医院检验科陈安定，等。醋酸钠消化法消化结核杆菌在基因扩增检验中的应用研究。2008 年度邵阳市科技进步奖二等奖。

20. 郴州市第一人民医院检验医学中心代国知，等。郴州市乙肝病毒基因分型调查及贺普丁治疗乙肝病毒基因类型转化研究。2010 年获郴州市科技进步奖二等奖。

21. 邵阳市第一人民医院检验科罗甫花，等。医院感染阴沟肠杆菌的抗菌药物耐药基因和耐药性研究。2011 年邵阳市科技进步奖二等奖。

续表 1-19

22. 郴州市第一人民医院检验医学中心陈虹亮，等。肺炎嗜衣原体重组外膜蛋白在临床诊断中初步应用。2012 年获郴州市科技进步奖三等奖。

23. 怀化市第一人民医院检验科杨长顺，等。酶联免疫荧光法检测 cTnI 和比浊法检测 MB 在急性心肌梗死诊断中的价值。2012 年怀化市科技进步奖三等奖。

24. 常德市第一人民医院检验科彭丹，等。白血病 MICM 诊断平台的建立。2013 年获常德市科技进步奖二等奖。

25. 怀化市第一人民医院检验科周细国，等。雌激素受体基因多态性与慢性乙型肝炎相关性研究。2013 年怀化市科技进步奖三等奖。

26. 长沙市第三医院检验科陈华，等. 人类巨细胞病毒感染与动脉粥样硬化及脂类代谢关系的相关性研究。2013 年长沙市科技进步奖三等奖。

27. 株洲市三三一医院检验科李小斌，等. POCT 血糖仪在新生儿血糖检测中的应用研究。2013 年株洲市科技进步奖三等奖。

28. 邵阳市中心医院严辉，等。多重耐药鲍曼不动杆菌 DNA 同源性与耐药基因研究。2014 年度邵阳市科技进步奖二等奖。

29. 岳阳市一人民医院检验科龚燕飞，等。亚胺培南耐药鲍曼不动杆菌分子流行病学及药物体外抗菌活性研究。2014 年岳阳市科技进步奖二等奖。

30. 怀化市第一人民医院检验科杨长顺，等。TP0259-PCR 方法的建立及其在一期梅毒诊断中的价值。2015 年怀化市科技进步奖三等奖。

31. 株洲市中心医院检验科顾敏，等。降钙素原检测应用在早期诊治脓毒血症中的意义。2016 年株洲市科技进步奖二等奖。

32. 常德市第一人民医院检验科雷鸣，等。幽门螺杆菌感染与动脉粥样硬化相关性的研究。2016 年常德市科技进步奖二等奖。

33. 常德市第一人民医院检验科张瑶，等。Neu-P11 对急性高眼压大鼠眼内压的影响。2019 年常德市科技创新三等奖。

表 1-20　以第一完成人荣获大学医疗和教学成果奖

1. 中南大学湘雅医院检验科陈林立，等。开拓"联合-共创"新路，高质量培养检验人才。1997 年湖南医科大学校级教学成果二等奖。

2. 湖南中医药大学第一附属医院检验科谢小兵，等。医院管理学实践教学模式设计与应用。2004 年湖南中医学院教学成果三等奖。

3. 中南大学湘雅二医院检验医学科唐爱国，等。色氨酸及其代谢物检测的新技术。2009 年 中南大学实验技术成果一等奖。

续表1-20

4. 中南大学湘雅三医院检验科伍勇，等。整合子耐基因盒检测。2009年中南大学医疗新技术成果三等奖。

5. 中南大学湘雅医院检验科刘文恩，等。铜绿假单胞菌OXA型超广谱β-内酰胺酶耐药基因检测临床应用研究。2011年中南大学医疗新技术成果三等奖。

6. 中南大学湘雅二医院检验医学科李影，等。高效液相色谱-荧光法同时测定慢性肾功能不全患者血清中芳香族氨基酸。2011年中南大学医疗新技术成果三等奖。

7. 中南大学湘雅二医院检验医学科胡敏，等。血常规复检规则的应用、验证及优化。2017年中南大学临床研究与医疗新技术成果一等奖。

8. 中南大学湘雅医院检验科刘文恩，等。艰难梭菌实验室诊断临床应用研究。2017年中南大学临床研究与医疗新技术成果三等奖。

9. 中南大学湘雅医学院医学检验系徐克前，等。加强课程内涵建设，主编"临床生物化学检验"系列教材。2017年中南大学高等教育校级教学成果奖二等奖。

五、社会公益

　　70 年来，湖南医学检验人员积极参加医疗队到基层、农村、边疆，到非洲国家防病治病，在发生重大疫情（如血吸虫病、非典型性肺炎、新型冠状病毒）、灾害、事故时，主动请缨贡献力量，充分体现了医学检验人员的责任和担当，受到社会和各级党政组织的好评和肯定。20 世纪 70 年代初，按照国家的统一部署，湖南省开始组织派遣医疗队支援塞拉利昂、津巴布韦等非洲国家防病治病；组织派遣医疗队支援西藏和新疆等少数民族地区的医疗卫生工作。省内医学检验人员参加医疗队，克服重重困难，积极奉献。参加湖南支援塞拉利昂医疗队的部分检验专家见表 1-21。

表 1-21　参加湖南支援塞拉利昂医疗队的部分检验专家

姓名	医院	时间
赵永锦	中南大学湘雅二医院	1973.3—1975.8（第一批）
杨桂英	中南大学湘雅二医院	1978.3—1980.3（第三批）
曾耀星	中南大学湘雅二医院	1982.1—1983.12（第五批）
李和清	长沙市第三医院	1983—1985（第六批）
唐国梁	株洲市二医院	1985—1987（第七批）
陈新瑞	中南大学湘雅二医院	2016.2—2017.6（第十八批）
杨耀永	株洲市中心医院	2017.6—2018.6（第十九批）
曾谞	中南大学湘雅二医院	2018—6—2019.6（第二十批）
李艳冰	中南大学湘雅医院	2019.6—2020.9（第二十一批）

　　据不完全统计，1973—2020 年，杨心谋、唐银、龙国文、刘湘林、郭婧婧、叶剑荣和张华等湖南医学检验专家，曾先后赴西藏自治区或新疆维吾尔族自治区支援医疗卫生工作，为期两年（个别为期一年）。

　　2020 年初，我国暴发新型冠状病毒疫情，在党和政府的正确领导和指挥下，省内各医院检验科带领科室职工团结一致、凝心聚力、积极行动，购置仪器设备，改造建立专用实验室，培训技术人员，在较短的时间内建立起合格规范新型冠状病毒核酸实验室，加班加点开展新型冠状病毒核酸检测，为确保人民生命健康积极贡献力量。截至 2020 年 5 月 27 日，湖南省开展新冠病毒核酸检测的医院和第三方医疗机构共 105 所，至 2020 年 6 月 8 日，共 113 所(表 1-22)，以后不断增加。

表 1-22　湖南省开展新冠病毒核酸检测的 113 所医疗机构

1. 城市医疗机构 54 所:

中南大学湘雅医院	中南大学湘雅二医院	中南大学湘雅三医院
湖南省人民医院	湖南省肿瘤医院	湖南省脑科医院
湖南省妇幼保健院	湖南中医药大学第一附属医院	湖南中医药大学第二附属医院
湖南省中医药研究院附属医院	湖南医药学院第一附属医院	湖南中医药高等专科学校附属第一医院
湖南师范大学附属湘东医院	湖南国际旅行卫生保健中心	南华大学附属第一医院
南华大学附属第二医院	南华大学附属南华医院	长沙市中心医院
长沙市第一医院	长沙市第三医院	长沙市第四医院
长沙市妇幼保健院	株洲市中心医院	湘潭市中心医院
湘潭市第一人民医院	湘潭市第三人民医院	湘潭市妇幼保健院
衡阳市中心医院	衡阳市第一人民医院	衡阳市第三人民医院
岳阳市一人民医院	岳阳市二人民医院	岳阳广济医院
益阳市中心医院	益阳市第四人民医院	娄底市中心医院
张家界市人民医院	郴州市第一人民医院	郴州市第二人民医院
郴州市第四人民医院	常德市第一人民医院	常德市第二人民医院
常德市第四人民医院	湘雅常德医院	永州市中心医院
永州市第三人民医院	永州市第四人民医院	永州市中医医院
邵阳市中心医院	邵阳学院附属第一医院	邵阳学院附属第二医院
邵阳嘉康仁颐医院	怀化市第一人民医院	湘西自治州人民医院

2. 县域(县级)医疗机构 52 所:

长沙县妇幼保健院	浏阳市人民医院	宁乡市人民医院
衡南县人民医院	衡阳县人民医院	衡山县人民医院
衡东县人民医院	祁东县人民医院	常宁市人民医院

续表1-22

耒阳市人民医院	茶陵县人民医院	醴陵市中医院
湘潭县人民医院	湘乡市第二人民医院	邵东市人民医院
邵东市中医医院	隆回县人民医院	武冈市人民医院
新宁县人民医院	邵阳县人民医院	平江县第一人民医院
岳阳县人民医院	湘阴县人民医院	临湘市人民医院
汨罗市人民医院	桃源县人民医院	临澧县人民医院
石门县人民医院	澧县人民医院	澧县中医医院
安乡县人民医院	津市市人民医院	慈利县人民医院
桑植县人民医院	安化县人民医院	桃江县人民医院
沅江市人民医院	南县人民医院	临武县人民医院
祁阳县人民医院	东安县人民医院	双牌县人民医院
宁远县人民医院	蓝山县人民医院	沅陵县人民医院
溆浦县人民医院	麻阳县人民医院	靖州县人民医院
新化县人民医院	泸溪县人民医院	凤凰县人民医院
花垣县人民医院		

3. 第三方检测医疗机构共17所：

湖南圣维尔医学检验所	长沙金域医学检验实验室	长沙迪安医学检验所
长沙艾迪康医学检验实验室	长沙健路医学检验实验室	长沙兰卫医学检验实验室
长沙卫实医学检验所	长沙大地同年医学检验所	长沙千麦君盛医学检验所
长沙长野医学检验实验室	长沙凯普医学检验所	长沙山水医学检验实验室
长沙华大梅溪湖医学检验实验室	长沙捷易健康医学检验实验室	长沙核子华曦医学检验实验室
长沙人和未来医学检验所	常德力源医学检验中心	

（来源：湖南省卫生健康委员会医政医管处，2020-06-08）

　　在国家主管部门的统一指挥下，2020年湖南省组织检验专家参加医疗队支援湖北省；全省成立两个核酸检测队支援北京市、新疆维吾尔自治区等省市区的新冠病毒核酸检测及其防控工作（表1-23、表1-24）。他们都圆满完成各项任务，受到一致好评。

表1-23　湖南省支援北京市、新疆自治区新冠病毒核酸检测队第一队成员名单

序号	姓名	单位	专业	职务/职称
1	孙谦	中南大学湘雅医院(队长)	临床检验诊断学	主管技师
2	钟一鸣	中南大学湘雅医院	临床检验	主管技师
3	袁浩	湖南省人民医院	医学检验	主任技师
4	陈逸平	湖南省人民医院	医学检验	主管技师
5	石燕	长沙市中心医院	临床检验	副主任技师
6	石国民	长沙市中心医院	临床检验	副主任技师
7	朱秋良	长沙市第三医院	医学检验	副主任技师
8	李晶	长沙市第三医院	医学检验	主管技师
9	陈祥	株洲市中心医院	检验	技师
10	张跃军	株洲市中心医院	检验	主管技师
11	徐必文	岳阳市一人民医院	检验	主管技师
12	廖劲美	岳阳市一人民医院	检验	主管检验师
13	汤宁	岳阳市二人民医院	医学检验	技师
14	刘文翔	岳阳市二人民医院	医学检验	技师
15	蔡粤湘	湘潭市中心医院	医学检验	主管技师
16	蔡果	湘潭市中心医院	医学检验	技师
17	高鑫	怀化市第一人民医院	检验	检验医师
18	向雨轩	怀化市第一人民医院	检验	检验医师
19	彭兰	湖南医药学院第一附属医院	检验	主管技师
20	舒毛毛	湖南医药学院第一附属医院	检验	主管技师

表 1-24　湖南省支援北京市、新疆自治区新冠病毒核酸检测队第二队成员名单

序号	姓名	单位	专业	职务/职称
1	王敏	中南大学湘雅二医院(队长)	分子诊断	临床检验学教研室主任、检验医学科副主任/主任技师
2	吕星	中南大学湘雅二医院	分子诊断	主管技师
3	罗振	中南大学湘雅三医院	分子诊断	主管技师
4	许欢	中南大学湘雅三医院	分子诊断	主管技师
5	陈恩	南华大学附属第一医院	检验科	副主任技师
6	周杰	南华大学附属第一医院	临床医学	主管技师
7	刘献飞	南华大学附属第二医院	医学检验	主管技师
8	吴媛	南华大学附属第二医院	医学检验	副主任技师
9	田巍	南华大学附属南华医院	临床检验	主管技师
10	刘坚	南华大学附属南华医院	临床检验	主管技师
11	何一满	邵阳市中心医院	医学检验	副主任技师
12	周忠艺	邵阳市中心医院	医学检验	技师
13	姜维	邵阳学院附属第一医院	检验	主管技师
14	杨修登	邵阳学院附属第一医院	检验	技师
15	江杨华	郴州市第一人民医院	医学检验	检验医学中心副主任/副主任技师
16	夏川	郴州市第一人民医院	医学检验	副主任技师
17	姚紫宁	湘南学院附属医院	医学检验	主管技师
18	蔡永得	湘南学院附属医院	医学检验	技师
19	林立中	常德市第一人民医院	医学检验	检验科副主任/副主任技师
20	王超	常德市第一人民医院	医学检验	主管技师

六、湖南省临床检验中心

　　湖南省临床检验中心是1986年2月经湖南省编委批准成立的具有独立法人资格的全额拨款事业单位,挂靠湖南省人民医院,行政上受湖南省卫生健康委和挂靠医院双重领导,业务上受国家卫生健康委临床检验中心指导;1995年从湖南省人民医院分离、独立运行10年,2005年起挂靠湖南省第二人民医院(湖南省脑科医院)。历任中心主任有欧阳显楚(缺主任,副主任主持全面工作)、刘钟毓(湖南省人民医院副院长)、罗识奇(湖南省第二人民医院副院长)和谭李红(湖南省第二人民医院院长),现任主任蒋然子(湖南省第二人民医院副院长);历任常务副主任有欧阳显楚、吕岳峰和何力志。

　　湖南省临床检验中心现有在职人员14人,其中正高职称4人,副高职称7人,中级职称2人,其他1人;博士研究生导师1名,硕士研究生导师2名。目前下设质量监督科、综合办公室、数据信息部等部门。

　　该中心以临床检验质量控制与改进为主要工作方向,承担全省临床检验质量管理及技术指导,牵头制定并监督执行临床检验质量标准及行业规范。开展了全省范围医疗机构临床实验室、健康管理机构以及第三方医学实验室等的室间质量评价(EQA);全省公立医院绩效考核相关指标的收集与上报;全省新冠病毒核酸检测能力提升及质量监督;全省医学检验卫生技术人员培训及继续教育;限制类技术开展实验室现场评审及技术人员上岗资质培训与考核;采供血机构的血液质量检定;临床检验相关学术交流的组织;医学检验相关科学研究;本科生教学及研究生培养。

　　2006年,经湖南省卫生厅批准,成立"湖南省临床检验质量控制中心",挂靠湖南省临床检验中心,历任中心主任罗世奇、吕岳峰。

七、专业学(协)会

截至2020年,湖南省内检验医学科专业相关的学(协、研究)会11个(表1-25),其中,湖南省医学会检验专业委员会1977年成立,是湖南省医学会内最早成立的10个专业委员会之一,已40余年,集中了省内最权威的检验医学专家,学科中影响力最大。

表1-25　湖南省检验医学学科相关学(协)会

序号	名称	成立年份	现任主任委员
1	湖南省医学会检验专业委员会	1977	伍勇
2	湖南省医院协会临床检验管理专业委员会	2001	吕岳峰
3	湖南省中医药和中西医结合学会检验医学专业委员会	2008	谢小兵
4	湖南省医学科技教育学会医学检验教育专业委员会	2012	徐克前
5	湖南省医师协会检验医师分会	2016	刘文恩
6	湖南省健康服务业协会医卫检验分会	2016	刘文恩
7	湖南省防痨协会检验专业委员会	2017	谭云洪
8	湖南省免疫学会免疫诊断分会	2018	任碧琼
9	湖南省抗癌协会肿瘤标志专业委员会	2018	唐发清
10	湖南省妇幼保健与优生优育协会妇产儿临床检验专业委员会	2019	谭浩
11	白求恩精神研究会检验医学分会湖南省检验专业委员会	2019	谭云洪

(一)湖南省医学会检验专业委员会

湖南省医学会检验专业委员会1977年成立,各届委员会正、副主任委员名单见表1-26。

湖南省医学会检验专业委员会承担下列任务(摘自《湖南省医学会专业委员会管理办

法》)：(1)组织开展学术交流活动,推荐优秀论文、科普作品和科技成果,对省医学会主办的学术期刊进行编审及学术指导。(2)承担有关学术咨询、项目评估、标准制定、评审评价等学术性、技术性、规范性工作任务,及时向有关部门提出学科发展和医学科技发展建议。(3)组织开展本专业的各类培训和实施继续医学教育项目,推广新知识、新理论、新技术、新方法。(4)组织会员开展多层次、多形式的科普健教、科技下乡和扶贫工作。(5)积极发展会员、团结会员,反映他们的意见、要求和建议,发现、推荐、培养本专业优秀中青年人才。(6)指导市州医学会相应专业委员会的学术活动。(7)完成省医学会交办的其他任务。

表1-26　湖南省医学会检验专业委员会正、副主任委员名单

湖南省医学会第一届检验专业委员会(1977年3月—)

主任委员：石自明(中南大学湘雅医院)

副主任委员：杨赞元(解放军第九二一医院)　张维德(湖南省肿瘤医院)

湖南省医学会第二届检验专业委员会(1981年10月—)

主任委员：石自明(中南大学湘雅医院)

副主任委员：杨赞元(解放军第九二一医院)　张维德(湖南省肿瘤医院)
　　　　　　王继贵(中南大学湘雅二医院)

湖南省医学会第三届检验专业委员会(1985年6月—)

主任委员：王继贵(中南大学湘雅二医院)

副主任委员：石自明(中南大学湘雅医院)　白绍先(解放军第九二一医院)
　　　　　　张绵恕(长沙市第一医院)

湖南省医学会第四届检验专业委员会(1990年11月—)

主任委员：王继贵(中南大学湘雅二医院)

副主任委员：石自明(中南大学湘雅医院)　白绍先(解放军第九二一医院)
　　　　　　欧阳显楚(湖南省人民医院)　张绵恕(长沙市第一医院)

湖南省医学会第五届检验专业委员会(1995年3月—)

主任委员：王继贵(中南大学湘雅二医院)

副主任委员：黄宇丹(中南大学湘雅医院)　欧阳显楚(湖南省人民医院)
　　　　　　张绵恕(长沙市第一医院)　李和清(长沙市第三医院)

湖南省医学会第六届检验专业委员会(2000年4月—)

主任委员：王继贵(中南大学湘雅二医院)

副主任委员：唐银(中南大学湘雅医院)　罗识奇(湖南省临床检验中心)
　　　　　　赵绪忠(解放军第九二一医院)　刘秋云(湖南中医药大学第一附属医院)

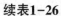

续表1-26

湖南省医学会第七届检验专业委员会（2005年10月—）

名誉主任委员：王继贵（中南大学湘雅二医院）

主任委员：刘文恩（中南大学湘雅医院）

副主任委员：唐银（中南大学湘雅医院）　罗识奇（湖南省临床检验中心）

　　　　　唐爱国（中南大学湘雅二医院）　伍勇（中南大学湘雅三医院）

　　　　　陈雪初（湖南省人民医院）　吴白平（湖南省肿瘤医院）

　　　　　肖创清（解放军第九二一医院）　谢小兵（湖南中医药大学第一附属医院）

　　　　　李梨平（湖南省儿童医院）　李沅湘（长沙市第四医院）

湖南省医学会第八届检验专业委员会（2009年10月—）

名誉主任委员：王继贵（中南大学湘雅二医院）

主任委员：刘文恩（中南大学湘雅医院）

候任主任委员：唐爱国（中南大学湘雅二医院）

副主任委员：伍勇（中南大学湘雅三医院）　陈雪初（湖南省人民医院）吴白平（湖南省肿瘤医院）

　　　　　肖创清（解放军第九二一医院）　谢小兵（湖南中医药大学第一附属医院）

　　　　　李梨平（湖南省儿童医院）　李沅湘（长沙市第四医院）

湖南省医学会第九届检验专业委员会（2013年10月—）

主任委员：唐爱国（中南大学湘雅二医院）

候任主任委员：伍勇（中南大学湘雅三医院）

副主任委员：刘文恩（中南大学湘雅医院）　曹友德（湖南省人民医院）

　　　　　吕岳峰（湖南省临床检验中心）　吴白平（湖南省肿瘤医院）

　　　　　肖创清（解放军第九二一医院）　李梨平（湖南省儿童医院）

　　　　　谢小兵（湖南中医药大学第一附属医院）　向延根（长沙市中心医院）

　　　　　胡敏（中南大学湘雅二医院）

湖南省医学会第十届检验专业委员会（2017年10月—）

名誉主任委员：唐爱国（中南大学湘雅二医院）

主任委员：伍勇（中南大学湘雅三医院）

候任主任委员：胡敏（中南大学湘雅二医院）

副主任委员：刘文恩（中南大学湘雅医院）　曹友德（湖南省人民医院）

　　　　　肖创清（解放军第九二一医院）　李梨平（湖南省儿童医院）

　　　　　谢小兵（湖南中医药大学第一附属医院）　向延根（长沙市中心医院）

　　　　　唐发清（湖南省肿瘤医院）　何力志（湖南省临床检验中心）

　　　　　易斌（中南大学湘雅医院）

注：单位均为2020年时的名称。

(二)湖南省医师协会检验医师分会

湖南省医师协会专科医师分会由中南大学湘雅医院检验科刘文恩、湘雅二医院检验科唐爱国、湘雅三医院检验科伍勇、湖南省人民医院检验科曹友德和湖南省肿瘤医院检验科吴白平等五位专家发起,2016年成立,会长为中南大学湘雅医院刘文恩,副会长为湘雅二医院胡敏、湘雅医院易斌、湘雅三医院伍勇、湖南省人民医院曹友德、湖南省肿瘤医院吴白平。

湖南省医师协会检验医师分会承担下列任务(摘自《湖南省医师协会专科医师分会管理办法》):(1)对本专科的医师进行执业教育,组织专科医师学习有关医师执业的法律法规,规范医师的执业行为。(2)协助卫生行政部门依法制定湖南省本专科医师执业的标准、规范。(3)协助卫生行政部门建立本专科医师考核体系,审查、认证本专科医师资格。(4)监督检查本专科医师的执业情况,对本专科医师进行自律性管理。(5)依法维护本专科医师在执业活动中享有的合法权益;调查并了解本专科医师队伍的现状、要求,及时向有关部门提出专科医师队伍发展的建议。(6)做好组织建设,积极发展会员,发现、推荐、培养本专科优秀中青年人才;表彰奖励在工作中作出突出贡献的优秀医师。(7)承接有关部门委托的咨询工作。(8)专科医师分会一般不独立组织学术活动,应将主要精力投入开展医师法律法规、职业道德、医师人文等方面的培训;专科医师分会也可以和省医学会相应专业委员会联合组织各专科医师的学术活动和技术培训。(9)遵守《湖南省医师协会章程》,服从湖南省医师协会的领导,及时通报工作,积极配合完成省医师协会交办的有关中心任务。

(三)湖南省医院协会临床检验管理专业委员会

湖南省医院协会临床检验管理专业委员会2001年成立,历任主任委员有湖南省临床检验中心罗识奇和吕岳峰。

湖南省医院协会临床检验管理专业委员会业务范围:(1)在湖南省医院协会的指导下,按协会章程开展临床检验管理工作。(2)开展学术交流、培训、研讨、评审、咨询、服务,为湖南省临床检验管理工作者搭建交流平台。(3)指导全省各级医院临床检验管理工作,致力于提高湖南省医院检验管理水平。(4)承办协会交办的其他工作。

第二部分

科室巡礼

中南大学湘雅医院检验科

中南大学湘雅医院始建于 1906 年，检验科成立于 1949 年，临床检验教研室成立于 1986 年，历任科室主任有刘秉阳（兼）、李明俊（兼）、王振华（兼）、蔡大立（兼）、高铭文（兼）、石自明、黄宇丹、唐银和刘文恩，现任主任易斌。经过几代人不断努力，学科得到了蓬勃发展，目前已成为集临床、教学、科研为一体的综合性医学检验科。2012 年通过中国合格评定认可委员会（CNAS）的专家评审并获得 ISO15189 认可证书。

现有工作人员 78 名，其中高级职称 17 人，中级职称 59 人，初级职称 2 人；70% 以上为研究生及以上学历，其中博士 15 人，硕士 40 人，博士在读 4 人，博士生导师 2 名，硕士生导师 5 名。科室设临床基础检验、临床生化检验、临床免疫检验、临床微生物检验、临床分子生物检验和急诊检验六个专业组。现拥有包括自动化生化免疫流水线、五分类血细胞分析仪流水线、特种蛋白分析仪、自动荧光定量 PCR 仪、微生物质谱鉴定仪、自动微生物鉴定及药敏分析系统等仪器设备 200 余台，价值 4000 多万元。科室开展近 500 项检测项目，包含了组织配型、过敏原检测、食物不耐受、环孢霉素 A 及 FK506 药物浓度监测、多种自身抗体检测、结核感染 T 细胞检测以及粪便艰难梭菌检测等特色项目，并每年不断推出新的检验项目。

科室是临床检验诊断学博士、硕士培养点，每年招收硕士生 5~7 名，博士生 1~2 名。每年承担中南大学湘雅医学院医学检验系本科生、硕士生、博士生的理论教学和实习及临床医学八年制实验诊断学等课程的理论教学工作；是国家卫健委检验专科医师培训基地、卫健委西部人才培训基地。另外，每年还接收湖南师范大学医学院等其他院校的实习生 20~30 人，每年接收省内外进修生 20~30 人。

近 5 年来，科室承担国际课题、重点研发计划项目、国家"863 计划"课题、重大传染病专项课题、国家自然科学基金、省厅课题等 40 多项；在国内外专业期刊发表学术论文 300 多篇，其中 SCI 收录论文 70 余篇；荣获湖南省科技进步奖 3 项；主编、参编检验专业统编教材 10 多本。

检验科全体员工将不断加强与临床科室的沟通与交流，努力探索临床检验新的诊断模式，积极促进医学检验学内外相关专业的交叉与融合，探讨学科交叉发展的新思路，开展新的临床研究和检测组合。科室全体员工将秉承"公勇勤慎、诚爱谦廉、求真求确、必邃必专"的湘雅精神，始终坚持改进质量，服务患者，贡献社会。

中南大学湘雅二医院检验医学科

　　中南大学湘雅二医院始建于 1958 年，检验科同期成立，2020 年更名为检验医学科。历任科室主任有周令任、王继贵和唐爱国，现任主任胡敏。经过 60 余年的建设，由初建时仅 6 名医技人员、面积 30 余平方米的实验室、几台显微镜、离心机和比色计等简陋仪器设备，开展简单的三大常规检验项目的科室，发展为集医疗、教学、科研于一体的现代化大型临床医学实验室。1986 年成立临床检验诊断学教研室，1988 年起承担湖南医科大学医学检验系本科生的理论教学和实习指导工作；1999 年起成为硕士学位点；2006 年起成为国家级检验科住院/专科医师培训基地；2009 起成为博士学位点；2015 年起承担中南大学八年制医学生的教学工作；2018 年 3 月成为湖南省临床分子诊断中心挂靠单位，同月成立中南大学湘雅二医院检验专科联盟。

　　现有在编医技人员 66 名，其中正高级职称 5 人，副高级职称 18 人，中称职级 36 人，初级职称 7 人。博士 10 人（占 15.1%）、硕士 26 人（占 39.4%）、本科 25 人（占 37.9%）、大专及以下 5 人（占 7.6%）。博士生导师 2 名，硕士生导师 8 名。湖南省"225"工程高层次卫生人才 2 人。

　　现有工作场所面积 2000 多平方米，其中临床实验室 1800 多平方米，严格按国家生物安全 II 级标准建设、备案和验收。科室下设住院部生化组、急诊生化组、住院部临床血液组、住院部临床体液组、门诊临检组、免疫组、微生物组、分子生物组、新冠核酸检测组和标本处理组等 10 个部门，涵盖临床检验所有专业领域；拥有固定资产接近 6000 万元，有 50 万元以上的仪器 30 余台，其中包括世界先进水平的细菌培养仪、自动鉴定仪、微生物质谱仪、大型前处理流水线、全自动生化分析仪、全自动免疫分析仪、全自动特定蛋白分析仪、多参数五分类血细胞分析仪、全自动血凝仪、实时荧光定量基因扩增仪、流式细胞仪、基因芯片分析仪、二代测序仪等；开展临床检验项目 450 多项。近几年，开展新技术、新项目达 50 余项，部分项目达国内领先或先进水平，多个项目填补了省内空白。

　　科室定期参加国家卫健委临床检验中心和湖南省临床检验中心室间质评工作。2015 年 12 月通过国际 ISO15189 医学实验室认可。目前已建立完善的质量管理体系，形成了临床沟通、要素管理和人员管理的三大体系特色，技术水平和管理能力达到国际先进水平。

　　科室 2016 年荣获湖南省教育工会"芙蓉标兵岗"称号。2020 年荣获中华全国总工会"全国五一巾帼标兵岗"称号。

　　在 2020 年抗击新冠肺炎疫情中，科室是湖南省首家开展新冠肺炎核酸检测的医疗机构，在国内外率先通过 ISO15189 新冠肺炎核酸检测实验室认可评审，出具的新冠肺炎核酸报告获得全世界 170 多个国家和地区的认可；牵头撰写《新冠病毒核酸快速检测技术应用湖南专家共识》，由湖南省卫健委向全省发布。科室派出技术专家积极驰援武汉、北京和新疆维吾尔自治区。

　　科室共计招收培养硕、博士研究生 130 余名，培养住院医师、进修生和实习生达数千人；承担国家级、省级、市厅级等各级科研课题 80 多项；发表学术论文 700 多篇，其中 SCI 收录论文近百篇，主、参编著作 30 余本；荣获省、厅、大学等各级医教研成果奖 20 多项，获专利授权多项，荣获湖南省优秀硕士论文 4 篇。

　　检验医学科将秉承"为患者服务，为临床服务"的宗旨，立足检验，服务临床，不断提升自己的水平和能力。

中南大学湘雅三医院检验科

　　中南大学湘雅三医院始建于 1989 年，检验科同期成立，历任科室主任有彭怀燕、伍勇，现任主任聂新民。检验科已是集医疗、教学、科研于一体的临床检测实验中心，湖南省医学会第十届检验专业委员会主任委员挂靠单位。

　　科室现有各类专业技术人员 49 人，其中，正高职称 2 人、副高职称 10 人、中级职称 29 人、初级职称 5 人；博士 8 人、硕士 26 人、学士 8 人。有博士研究生导师 2 人、硕士研究生导师 3 人。1 人入选省级人才工程培养对象名单，5 人次入选医院人才工程培养对象名单。

　　科室配备有国际先进的大型检验设备，拥有强大的检验技师/医师队伍，为临床疾病诊断、疗效评价以及预后判断提供快速、准确、全面的实验室数据；建立了健全的质量管理体系，贯彻客观公正、准确及时、优质服务、持续改进的质量方针。在日常工作中，注重加强实验室管理，努力提高服务质量。实验室检验数据、试剂耗材管理、温湿度控制、质量指标监控等均采用计算机系统管理。2017 年 8 月，检验科顺利通过中国合格评定国家认可委员会(CNAS)的 ISO15189 医学实验室认可评审。

　　科室主持国家自然科学基金项目 8 项、湖南省重点项目 2 项、湖南省自然科学基金项目 18 项和厅局级课题 9 项，指导国家级和校级大学生创新课题 5 项；以第一作者或通讯作者发表 SCI 收录论文 103 篇；主编专著 3 部；获专利 12 项；荣获省、厅(市)级科技奖励 3 项，荣获湖南省优秀硕士学位论文 2 篇。

湖南省人民医院医学检验科

　　湖南省人民医院(湖南师范大学附属第一医院)始建于1912年,1958年成立检验科,历任科室主任有张维德、张抗生、欧阳显楚和陈雪初等,现任主任曹友德。湖南省马王堆医院检验科1974年成立,2016年合并于湖南省人民医院医学检验科,历任科室主任有肖中宜、曹典象和伍树芝。科室是湖南师范大学临床检验诊断教研室和住院医师规范化培训专业基地,集医疗、教学、科研为一体的国际标准化综合性现代化医学实验室,2015年通过中国合格评定认可委员会组织的专家评审并获得ISO15189认可证书。

　　现有在编职工83人,其中主任技师10人、副主任技师28人、检验医师22人,博士10人,硕士研究生导师8人。入选湖南省"225"高层次卫生人才2人,医院"131"人才4人。检验科由检验科一部(天心阁院区)、检验科二部(马王堆院区)、检验科三部(岳麓山院区)和检验科四部(星沙院区)组成;分设临床基础检验、临床化学、临床微生物、临床免疫、临床分子诊断、门急诊专业组6个专业组。检验科设主任1名、副主任1名、学术主任1名、院区主任3名、院区副主任2名。

　　检验科目前拥有大型仪器设备200余台,包括具有世界先进水平的大型自动生化分析仪、全自动毛细管电泳流水线、血细胞分析流水线、尿液分析流水线、生化免疫流水线、特种蛋白分析仪、自动酶免分析仪、高效液相色谱串联质谱仪、化学发光仪、全自动医用PCR分析仪、全自动血培养仪、自动微生物鉴定及药敏检测系统、丝状真菌药敏分析系统、微生物质谱仪、荧光定量PCR仪、流式细胞仪、移植配型设备、基因芯片分析仪、二代测序仪等。

　　检验科每年不断开展新的检验项目,目前开展检验项目500余项,涵盖了临床检验医学的常见项目和科研项目,可以满足临床、科研及教学的需要。科室连续多年获评湖南省临床检验中心室间质评先进单位、湖南省细菌耐药监测网先进单位、全国总工会和省总工会优秀QC小组;荣获抗疫突出贡献奖、医院先进集体等荣誉称号。

　　检验科是湖南师范大学和南华大学临床检验诊断学硕士点、国家卫健委住院医师规范化培训基地,每年招收硕士研究生;承担湖南师范大学和南华大学的硕士研究生、本科生等检验专业的教学工作及住院医师、实习生和进修生的培训工作;担任省内10多所高等院校医学检验实习和省内进修培训任务；在完成医疗、教学任务的同时，检验科每年举办国家级继续教育培训班多次，同时担负全省基层检验人员培训、对口扶贫等任务，培养了大量检验专业人才。

检验科承担、参与国家自然科学基金、湖南省重点研发计划、湖南省自然科学基金、湖南省卫生健康委重点课题和湖南省教育厅科学研究重点项目等科研课题 60 多项；主编专著 6 部，参编专著 15 部，在专业期刊发表学术论文 400 余篇，其中 SCI 收录论文 60 余篇；荣获湖南省医学科技成果奖二等奖和三等奖共 5 项，湖南省预防医学科技奖三等奖 1 项。

随着医疗事业的发展，新技术、新方法、新理念将不断进入检验医学领域，检验科将秉承"客观公正、准确优质、科学管理、持续改进"的质量方针，进一步推进实验室管理水平的全面提高，更好地为患者和临床服务。

解放军第九二一医院检验科

　　解放军第九二一医院(原解放军第一六三医院)始建于1940年,检验科组建于1947年7月,历任科室主任有杨赞元、白绍先和赵绪忠等,现任主任肖创清。经过几代同仁的艰苦努力,伴随着医院的发展壮大,检验科已从建科初期的3个人2台显微镜发展到今天具备"三甲"医院标准的集医疗、教学、科研为一体的现代化功能科室。科室现为湖南师范大学医学院临床检验诊断学硕士培养点和住院医师规范化培训医学检验专科基地。

　　科室现有工作人员36名,其中博士1名、硕士6名,本科27名,大专2名;高级职称9名,中级职称22名,初级职称5名;硕士研究生导师4名。科室设有12个实验室,拥有总值达2450万元的先进仪器设备,检测项目已达600余项。

　　科室始终以政治合格化、岗位责任化、管理制度化、工作程序化、业务专业化、设置规范化为主要内容开展工作,围绕制度是基础、人员是关键、设备是条件、监控是保证的四个要点进行规范化管理。检验科各项工作处于紧张有序、高效率、高质量、高效益的运行状态,全面建设已达军内同级医院先进水平。

　　全科承担国家级课题5项、军队课题6项、省厅级课题14项;共发表论文198篇,参编专著8部;获科研成果15项,其中国家卫生部科研成果推广应用一等奖1项,军队科技进步一等奖1项、军队科技进步二等奖3项、军队科技进步三等奖5项、军队科技进步四等奖3项,湖南省科技二等奖1项、科技三等奖1项;获发明和实用型专利5项。

湖南省肿瘤医院临床检验中心

　　湖南省肿瘤医院(中南大学湘雅医学院附属肿瘤医院)始建于 1972 年，检验科同期成立，后改名临床检验中心，历任科室主任有张维德、吴开春和吴白平，现任主任唐发清。现已成为集临床检验、教学、科研于一体的综合性实验室。临床检验中心于 2012 年通过ISO15189 认可现场评审，系国内首批通过 ISO15189 实验室认可的肿瘤专科医院实验室，并于 2014 年 1 月通过 JCI 国际医疗标准认证。临床检验中心多年来参加卫生部及省临检中心室间质量评价活动，成绩优秀；基因扩增实验室通过卫生部验收，并与人类基因组南方中心组建成个体化用药联合实验室；2015 年成为国家卫计委高通量测序的首批试点单位之一；2019 年获批肿瘤靶向基因湖南省重点实验室。

　　临床检验中心现有专业技术人员 43 名，其中高级职称 21 人(正高 5 人、副高 16 人)；硕士以上学历 13 名，其中博士 5 人；博士生导师 1 人、硕士生导师 2 人；湖南省学科领军人才 1 人、湖南省优秀博士后创新人才 1 人。临床检验中心设有临检室、生化室、免疫室、微生物室、分子生物室等 5 个专业实验室。

　　临床检验中心拥有多台全自动血液及体液分析系统、多台全自动生化检测、免疫分析系统、PCR 仪、FC-500 流式细胞仪和 CELLTRACkS 循环肿瘤细胞检测仪、BioMerieux 全自动快速微生物质谱仪、Illumina NextSeq CN500 基因检测系统等先进的大型仪器设备。实验室具备艾滋病初筛实验室资质，拥有国家卫健委颁发的高通量基因测序资质，是省内首家开展肿瘤个体化用药相关基因检测项目的实验室。实验室开展了全淋巴细胞亚群分析、淋巴瘤及白血病分型、多发性骨髓病分型、造血干细胞计数、循环肿瘤细胞检测、基因测序等检验项目 300 余项，为肿瘤病人诊断、治疗、疗效评估、预后提供依据。

　　临床检验中心承担中南大学湘雅医学院、湖南师范大学医学院、湘南学院、长沙医学院等多所高校医学检验实习，承担省内进修培训和基层医院检验人员培训任务。

　　建科以来，获得国家级、省级、市级等科研课题 30 余项，在国内外专业期刊发表学术论文 300 余篇，主编教材、专著数十部，荣获湖南省科学技术进步奖三等奖 1 项、湖南省医学科技奖三等奖 2 项。

　　临床检验中心本着"一切以病人为中心"的宗旨，坚持"客观准确、服务优质、科学管理、持续改进"的质量方针，努力为患者和临床医护部门提供准确、及时、高效、优质的服务，不断创新、不断前进。

湖南省脑科医院医学检验科

湖南省脑科医院(湖南省第二人民医院)始建于1950年,医学检验科(含输血科)1958年成立,历任科室主任有刘宝珠、王松华和任碧琼等,现任主任邹国英。科室经过几十年建设与发展,已成为技术力量雄厚、人才队伍聚集、实验设备先进的医学实验室,是湖南中医药大学临床检验诊断学硕士点,省级一流本科专业建设点。

科室现有员工32名,其中正高3名,副高8名,中级职称15名;本科及以上学历30人,其中博士1名,硕士8名,博士在读1名,硕士在读2名;有国外研修经历者1名;硕士生导师1名;多人在全国和省、市级学术团体兼任职务。

科室设有临床血液学检验、临床生物化学检验、临床免疫学检验、临床微生物检验、临床分子生物学检验、门急诊医学检验以及输血检验7个亚专业组,总资产3000多万元;拥有各种进口检验仪器设备30多台,包括西门子ADVIA WORK CELL生化、免疫流水线、罗氏电化学发光分析模块、迈瑞生化免疫一体机、迈瑞血液流水线、实时荧光定量基因扩增仪及核酸提取扩增一体机、梅里埃VITEK 2 Compact细菌鉴定仪、安图质谱仪、荧光免疫检测系统等。

科室开展400多项检测项目,打造化学发光及核酸扩增特色技术,2005年率先采用化学发光技术开展急性冠脉综合征的实验室诊断项目,极大地促进了临床诊疗水平的提高,与此同时还开展了多种内分泌激素、肿瘤标志物等化学发光检测项目;2009年以来,引进多种品牌的化学发光分析仪,优势互补,所开展的化学发光检测项目覆盖了全部女性激素和男性激素以及糖尿病、内分泌代谢性疾病相关检验项目;甲状腺激素以及各种抗体检验项目多达9项,肿瘤标志物早期诊断项目非常全面。科室是能在当日出具所有激素检验报告的临床实验室,尤其是周末不间断提供检测服务,方便来自外地的患者就医。2018年以来,科室为配合本院国家高级卒中中心建设,打造了先进的急诊实验室,建立卒中检验绿色通道,卒中检验的TAT缩短为20分钟左右。2020年开始科室以医院特色科室检测需求为导向开展精神、神经等病种检测项目,努力提升医院的诊疗水平。

湖南省妇幼保健院检验科

　　湖南省妇幼保健院始建于1947年，1984年化验室升级为检验科，历任科室主任有粟伟利、赵桂珍、毛安华和刘远新等，现任主任谭浩。经过70余年建设，科室已发展成为集医疗、科研、教学为一体的综合性科室。科室2014年获批为湖南省首批住院医师规范化培训基地，承担检验医学专业住院医师规范化培训任务。科室现为湖南医药学院、长沙医学院、衡阳环境生物职业技术学院等院校的检验医学专业实习生定点实习基地。

　　科室现有在编专业技术人员48名，其中硕士研究生16人，高级职称15人，中级职称20人，初级职称13人。科室下设输血科和临床基础检验、临床生物化学、临床免疫学、临床微生物学和临床分子生物学5个专业组。质量管理体系按ISO/IEC15189：2012部分技术要求建立并运行。

　　科室配备日本SYSMEX XN系列全自动五分类血球分析仪及推片机、XS500i全自动五分类血球分析仪及美国贝克曼全自动五分类血球分析仪；德国科宝尿液分析流水线、罗氏尿沉渣分析仪；法国STAGO全自动血凝分析仪、美国沃芬全自动血凝分析仪；日本日立全自动生化分析仪、德国罗氏全自动生化分析仪；美国雅培全自动免疫化学发光分析仪、德国罗氏全自动免疫电化学发光分析仪；美国BD快速血培养分析仪、国产天地人全自动微生物鉴定仪、美国BD全自动微生物培养鉴定药敏分析仪、全自动实时荧光定量PCR扩增仪等先进的仪器设备。科室现已开展各类检验项目200余项，年均检测数达1000万余次，除覆盖常规临床检验项目外，2004年开展血铅测定，被世界卫生组织和中国儿童合作中心认定为全国儿童血铅筛查中心；2009年率先在全省开展了乙肝、丙肝、梅毒等传染性疾病的定量检测；HIV实验室为湖南省卫健委认定的初筛实验室，已通过二级生物安全实验室备案；2020年科室新开展临床基因扩增检验项目。目前科室已开展新冠肺炎核酸、儿童呼吸道感染病原体核酸、EB病毒核酸和MTHFR基因多态性等基因检测，为妇女儿童健康提供分子水平的检测。同时，科室将相关血栓与止血项目整合，建立了针对妇产科血栓与止血特点的血栓与止血专业实验室，在妇产科血栓与止血方面发挥积极作用。

　　科室近几年先后承担了湖南省科技厅科技项目3项，湖南省卫健委科技项目2项，每年在国内外专业期刊发表学术论文10余篇。

湖南省儿童医院检验中心

　　湖南省儿童医院始建于 1987 年，检验科同期成立，2017 年更名为检验中心，现已发展成为集医疗、教学、科研于一体的医学临床实验室。历任科室主任有李安华、周吉平、赵蕊和马步军，现任主任莫丽亚。

　　检验中心现有职工 45 人，其中主任技师 5 名、副主任技师 10 名、主管技师 20 名；博士 1 名，硕士 10 名。检验中心下设 10 个专业实验室，即临床检验室、临床生化室、临床微生物室、临床免疫室、输血科、临床血液室、分子生物室、门诊化验室、急诊化验室及感染科化验室，拥有贝克曼 AU5800 全自动生化分析仪、西门子 CentaurXP 化学发光仪、贝克曼库尔特 IMMAGE800 特定蛋白分析仪、BD FACSCantoTM Ⅱ 流式细胞仪、ABI-7500 全自动实时荧光定量 PCR 仪、质谱仪、安图化学发光免疫分析仪、罗氏 Cobas 6000 全自动电化学发光仪等一大批国内外先进的检验仪器设备，开展检查项目 400 多项。

　　检验中心每年招收带教实习生、进修生达 40 人以上。为加强国内外检验同仁的交流与合作，提高业务水平，检验中心成功举办国家级医学继续教育学习班"儿童感染性疾病实验室诊断新进展"14 届和"发展中国家临床检验技术培训班"3 届。2002 年起，中心年年获评湖南省临床检验中心室间质评"先进单位"。

　　检验中心主持、参与科研课题 29 项；在专业期刊发表学术论文 120 余篇，其中 SCI 收录论文 4 篇；完成的科研课题"建立 24 小时快速细菌检测系统的研究"和"儿童感染病菌的特征、耐药性分析及感染标志物 PCT 的应用"分获湖南医学科技奖三等奖。

　　检验中心全体工作人员秉承"以病人为中心、以医疗质量为核心"的原则，竭诚为临床提供可靠的实验室诊断依据，为广大儿童的健康提供优质服务。

湖南省胸科医院医学检验部

　　湖南省胸科医院(湖南省结核病防治所)始建于 1950 年,化验室同期设立,后来升级为检验科,再更名为医学检验部,历任科室主任有黄德钧和刘丰平等,现任主任谭云洪。医学检验部现已成为集医疗、教学、科研于一体的综合实验室;作为中国防痨协会转化基地,与国内多家科研单位合作开展结核病实验室诊断等相关研究;承担全省结核病参比实验室工作,是全省结核病实验室诊断技术指导和质量控制中心。

　　检验部现有专业技术人员 31 名,其中高级职称 7 人(正高 1 人、副高 6 人);博士 1 人,硕士 9 人;硕士生导师 2 人。湖南省高层次卫生人才"225"工程湖南省医学学科带头人1 人。

　　检验部设有临检室、生化室、免疫室、临床基因扩增实验室、普通细菌室、分子杆菌实验室等 6 个专业实验室,拥有全自动血液及体液分析系统、全自动生化检测、免疫分析系统、PCR 仪、FACSCanto Ⅱ 流式细胞仪和 XPERT/RIF 检测仪等先进的大型仪器设备。实验室开展了分枝杆菌培养鉴定、分枝杆菌分子生物学检测、分枝杆菌耐药基因检测、非结核分枝杆菌检测等检验项目 200 余项,为患者,尤其是结核病患者诊断、治疗、疗效评估、预后提供依据。

　　检验部承担长沙医学院、湘南学院、永州职业技术学院,益阳职业技术学院等多所高校医学检验专业学生实习工作,承担省内进修培训和基层医院检验人员培训任务。

　　检验部参与 WHO 课题 1 项,参与全球基金课题 1 项,参与比尔盖茨基金课题 1 项,参与国家"十一五""十二五""十三五"和省、市级等科研课题 20 余项;在国内外专业期刊发表学术论文百余篇,参编教材多部;获得湖南省医学科技进步三等奖、湖南省预防医学会科技三等奖等荣誉。

湖南省职业病防治院医学检验科

　　湖南省职业病防治院始建于 1961 年，医学检验科同期成立，历任科室主任有李春堂、周静远、肖祖应、伏钢、王芳娇和丁献山，现任主任袁华敏。科室承担着全院的职业病临床检验任务以及全省的放射卫生体检任务。

　　科室现有在职职工 25 人，其中硕士学历 6 人、本科学历 16 人、大专学历 3 人；高级职称 8 人、中级职称 7 人、初级职称 10 人。

　　科室下设临检组、生化组、免疫组、微生物组、毒化组、分子遗传组、食品微生物室及产前筛查实验室。目前，科室拥有大型仪器设备共 46 台（套），包括具有国际先进水平的细菌鉴定仪、全自动生化免疫流水线、多参数五分类血细胞分析仪、全自动凝血仪、实时荧光定量 PCR 仪、结核分子诊断检测仪、尿沉渣、粪沉渣、阴道微生态测定仪、血红蛋白电泳仪、糖化血红蛋白仪、免疫印迹仪、全自动染色体扫描分析系统、荧光显微镜、血流变测定仪、血气分析仪、血培养仪等。开展检验项目 240 余项，其中中毒五项、血氧四项、血液锌原卟啉（ZPP）、外周血淋巴细胞染色体畸变分析、外周血淋巴细胞微核技术等职业病中毒以及放射诊断特色项目全省领先。同时，科室开展保健食品、化妆品及消毒产品的微生物检测。

　　根据 CNAS-CL01：2018（ISO/IEC17025：2017）《检测和校准实验室能力认可准则》的技术要求建立并运行质量管理体系，科室于 2005 年通过中国合格评定认可委员会组织的专家评审并获得 ISO17025 认可证书。科室拥有完善的实验室信息系统，与医院 LIS 系统全面对接，以 ISO15189 医学实验室要求为目标建立了实验室质量管理体系，全面简化检验流程，大幅提升医疗质量。2019 年、2020 年科室连续两年被湖南省临床检验中心评为"室间质评先进单位"。

　　科室现为南华大学、长沙医学院、湘南学院、湘潭医卫职业技术学院等多所高校的医学检验和卫生检验实习基地；作为重要成员参与国家级临床药物试验研究 1 项，参与省级科研课题 3 项，主持院内科研课题 2 项；在国内外专业期刊发表学术论文 100 余篇，其中 SCI 收录论文 2 篇；在全国及省级职业病学术会议上多次获得论文一等奖、三等奖等奖项；2018 年在国家标准技能竞赛中获得"最具潜力奖"。

　　科室始终秉承"一切以病人为中心"的宗旨，以"优质检验"为工作的永恒主题，牢固树立"质量即生命"的服务理念，24 小时为临床提供准确、高效的检测报告。

湖南中医药大学第一附属医院医学检验与病理中心

　　湖南中医药大学第一附属医院始建于1963年,检验科同期成立,2012年4月更名为医学检验中心,2016年与病理中心合并为医学检验与病理中心。历任科室主任有贾梅先、彭浑然和刘秋云,现任主任谢小兵。在几代人的共同努力下,中心现已发展为集医疗、教学、科研和科普于一体的大型综合性现代化临床实验室,占地2000平方米,按照国家生物安全Ⅱ级标准建设,并取得了长沙市卫健委生物安全备案证[长卫计实备字(2017)第3007号]。

　　中心现有员工51名,包括检验中心42人,病理中心9人;博士2人、硕士12人,高级职称9人,硕士生导师4人,湖南省高层次卫生人才"225"工程培养对象2人。目前,中心有37人次兼任国家级、省级专业学(协)会学术职务。中心设临床血液体液室(临检室)、临床生化室、临床免疫室、临床微生物室、血库(输血检验室)、基因诊断室、病理中心及生物样本库,拥有先进的检测技术平台,仪器设备总资产7000多万元,拥有多条全自动流水线,自动化程度高,单台仪器分析速度最高达8000测试/小时。如生化检验引进湖南省首台全自动化前处理系统和全自动生化免疫流水线,临床检验有全自动血液分析流水线及全自动尿液分析系统,微生物室有质谱仪、血培养仪、自动平板接种仪、自动微生物鉴定及药敏检测系统。此外,还有荧光定量PCR分析仪、生物芯片仪、Nanopore纳米孔三代测序仪、自动酶联免疫分析仪、血型分析仪、石蜡切片机、冰冻切片机、全自动免疫组化机、全自动染色封片机、自动染色机、摊烤一体机及远程会诊系统等。

　　近年来,随着全院整体医疗水平的提高,病理也取得了极大的发展。中心加强病理报告管理,按WHO分类进行病理诊断,尽可能及时准确地为患者提供病理诊断报告。目前病理中心开展了组织活检、细针穿刺活检、体液脱落细胞学检查、术中冰冻切片、多种特殊染色、免疫组织化学染色、病理图像分析等工作。

　　中心建成了专门用于科研标本贮存的生物样本库,该库设备先进齐全,拥有-80℃深低温冰箱(可以存近3万份标本)、气相液氮罐(可以存近13000份标本)、eppendorf低温离心机,为全院课题研究提供了样本资源。

　　目前,中心已开展各种检测项目400余项,并根据临床需求,适时引进新技术、开展新项目。中心参加了湖南省临床检验中心和国家卫健委临床检验中心组织的室间质评，成绩优秀，全部获得合格证书；按照 ISO 15189 国际标准建立了质量管理体系，检验质量、管理水平以及技术能力已与国际标准接轨。实验室有完善的 LIS 系统，所有仪器、标本检验和患者信息均通过 LIS 进行统一管理，通过网络传输、储存实验数据、统一检验报告格式，流程标准化、规范化，并实现了掌上医疗功能——检测结果通过手机 App 直接查询，缩短了患者诊疗等待时间，提高了工作效率。

自 2008 年开始中心承担湖南中医药大学医学检验专业的"临床生物化学与检验"等教学任务，承担湖南中医药大学硕士研究生的培养工作及本科生、进修生的实习带教工作；近 5 年来，主、参编专著近 20 部；获各类课题 17 项，其中国家级课题 4 项、省级重点研发项目 1 项；发表学术论文 40 多篇，其中 SCI 收录近 20 篇；发表科普文章近 30 篇。

中心在抗击新冠肺炎防疫战中，工作出色，充分体现了检验人的担当和风采。

中心重视文化建设，有自身的核心价值观、服务理念、质量方针和总体目标，文化建设始终贯穿在各项实践工作中，并倡导"快乐工作、快乐学习、快乐生活"。全科室呈现出积极向上、敬业求精的精神风貌。中心通过进一步加强与临床各科室的沟通，建立了和谐型的检验医学服务模式。中心继续加强实验室规范化管理，提高检验结果的质量，鼓足干劲，为临床、科研、教学、科普"四轮驱动"加足马力，为早日成为国内一流的医学检验中心不懈努力！中心实现以患者为中心，以将检验结果转化为高效的诊治信息为目标，服务临床、奉献社会！

湖南中医药大学第二附属医院检验医学中心

湖南中医药大学第二附属医院(湖南省中医医院)创建于1934年,1970年化验室升级为检验科,后再升级为检验医学中心。历任科室主任有陈淑容、杨瑾康、钱海明和丁春华等,现任主任周铁明。中心主要担负全院检验医学的医疗、教学和科研等工作任务。2010年检验医学中心获准成为卫生部临床用药实验基地。中心恪守"一切以质量为核心"的宗旨,提供准确、及时、客观、可靠的优质检验服务,为临床诊疗和科研提供严谨细致的实验室诊断依据。

中心现有专业技术人员30名,其中主任技师1人、副主任技师3人、主管技师15人、技师11人,硕士3人。实验室占地1560平方米,布局科学规范,功能配套齐全。中心下设生物化学、临床检验、化学发光、分子生物学、免疫学、微生物学及输血检验等7个专业组,配备有包括全自动生化检测流水线、全自动电解质分析仪、全自动血气分析仪、全自动五分类血细胞分析仪、全自动尿沉渣分析系统、阴道微生态分析仪、全自动糖化血红蛋白分析仪、全自动凝血分析仪、全自动凝血分析仪、全自动血流变分析仪、全自动酶免化学发光分析仪、全自动电化学发光免疫分析仪、实时荧光定量PCR仪、BHF-VI核酸芯片检测仪、全自动微量元素分析仪、全自动微生物培养系统、全自动细菌鉴定/药敏分析系统等各类先进检测仪器设备,开展500多项临床检验项目,完全满足医院日常检验检测工作、科研、教学等需要。

为保证检验质量,中心各专业组积极参加卫健委临床检验中心和湖南省临床检验中心组织的室间质量评价活动,历年均取得优秀成绩,多次获得上级主管部门的奖励和表彰,多次被上级主管部门授予"先进单位"称号。

中心参与国家自然科学基金项目20多项,主持和参与省、厅级科研课题30多项,其中主持湖南省自然科学基金项目2项和青年基金1项。在国内外专业期刊及科普杂志上发表学术及科普论文80余篇。

湖南省中医药研究院附属医院检验科

湖南省中医药研究院附属医院（2022年命名为湖南中西医结合医院）始建于1972年，1984年化验室升级为检验科。历任科室主任有李瑞芳、晏华会和李湘民，现任主任刘敏。

科室现有工作人员21名，其中高级职称7人，中级职称7人，初级职称7人，中高级职称占66.6%；硕士3人，大学本科15人，本科及以上学历占85.7%；实验室面积约800平方米；设有门急诊临检组、临床生物化学组、临床免疫学组、临床微生物学组、分子诊断组等多个亚专业组。

科室主要仪器设备有沃文特全自动生化免疫发光流水线、雅培C16000全自动生化分析仪、罗氏cobas8000全自动化学发光分析仪、希森美康1800i全自动血细胞分析仪、希森美康XN-1000全自动血细胞分析仪、希森美康XN-550全自动血细胞分析仪、贝克曼IMMAGE800-特定蛋白分析仪、积水CP2000全自动血凝分析仪、迪瑞FUS-2000全自动尿沉渣分析仪、协大F6001A自动粪便分析仪、BD BACTEC9050全自动血培养仪、美华BC256全自动血培养仪、美华MA120微生物鉴定药敏分析系统、爱科来HA-8380全自动糖化血红蛋白分析仪、科方微测干式荧光免疫分析仪、热景MQ60 plus全自动化学发光免疫分析仪、锦瑞PA300全自动特定蛋白分析仪、赛科希德SA-6900全自动血液流变测试仪、泰利康信AG800全自动血小板聚集仪、麦科田HaemaT4血栓弹力图分析仪、新波EasyCuta MiNi全自动时间分辨荧光免疫分析仪、岚煜LC-2800全自动化学发光免疫分析仪、艾德康ELISA300流水线式全自动酶联免疫工作站、新产业MAGLUMI X8全自动化学发光免疫分析仪、诺尔曼NRM411全自动化学发光测定仪、三联生物SLXP-001B全自动生物芯片分析仪、普门eCL8000全自动化学发光分析仪、杰菲特EP680全自动特点蛋白分析仪、迅达XD690电解质分析仪、艾德康Blozer120全自动血型分析仪、康华Aurora-1000i全自动化学发光免疫分析仪等。

科室开展检验项目300余项，能满足医院日常检验检测工作、科研、教学等需要。科室积极参加湖南省临床检验中心组织的室间质量评价活动，均获佳绩。科室按照《医疗机构实验室管理办法》，抓好检验前、检验中和检验后各环节的全面质量控制和管理；加强与临床的交流和交流，不断提高检验质量和水平，更好地为临床服务。

南华大学附属第一医院检验医学中心

南华大学附属第一医院始建于1943年,1958年化验室升级为检验科,后再更名检验医学中心,历任科室主任有刘俊、邹亚民、周承涛、杨祚升、张秋桂和姜孝新,现任主任刘双全。中心现已成为一个集医疗、教学、科研为一体的综合性临床医技学科。中心是南华大学临床检验诊断学博士学位授予点、南华大学医学检验教研室、衡阳市感染性疾病分子诊断重点实验室、衡阳市医学会检验专业主任委员单位。

中心现有专业技术人员44名,其中主任技师3人(含教授1名)、副主任技师10人(含副教授3名),主管技师18人;其中博士学历学位6人,在读博士1人,硕士学历学位13人;硕士生导师4名;留学归国人员1名;中华医学会检验医学分会学组委员等国家级学会(组)委员5人次,湖南省医学会检验专业委员会等省级学会委员13人次,湖南省高层次医学"225工程"骨干人才1人,"湖湘青年英才"1名。

中心设立微生物检验、分子诊断、免疫检验、临床常规检验、生化检验等5个临床亚专科;设临床常规检验、生化检验、微生物检验、分子诊断、免疫检验、门诊检验、急诊检验、重大疫情基地检验室等8个专业实验室。中心目前已建成省内领先的P2级分子诊断中心,获批重大疫情救治基地公共卫生实验室建设专项,已建成湖南省首家BSL-3生物安全实验室;近年来,中心积极开展新技术、新项目,病原微生物宏基因组检测(mNGS)平台、病原微生物质谱鉴定平台等的建立,大幅提升了患者就医体验,也为临床诊疗提供了支持。

中心为南华大学检验学系和检验学教研室牵头单位。2009年学科获批湖南省普通高等学校特色专业,2018年临床检验诊断学方向获批博士学位授予权,2020年检验学获批成为湖南省一流本科专业。

南华大学医学检验技术专业涵盖本科、硕士及博士培养三个层次。本科教学方面,中心承担了南华大学本部医学检验专业、卫生检验专业和船山学院医学检验专业"临床检验基础""临床血液学和血液检验""临床实验室质量管理"课程的理论教学及实践教学,研究生培养方面,中心目前在读研究生45名,已培养硕士研究生30多名。

中心目前获得省级教改课题2项、教育部产学合作育人项目1项;获湖南省首届医学检验技能大赛二等奖、湖南省医学科技创新创业大赛三等奖;获湖南省医师协会检验医师分会优秀组织奖、优秀论文一等奖 1 项，三等奖 3 项，并在微生物形态学大赛中获三等奖。

中心以感染性疾病致病机制为特色形成了微生物致炎、抗原靶基因筛选、抗感染免疫等 3 个主要研究方向。现主持国家自然科学基金 3 项、省自然科学基金 10 项、市厅级科研课题 10 多项。近年来共发表学术论文 100 余篇，其中 SCI 收录期刊论文 30 余篇，获湖南省科技进步奖一等奖 1 项，衡阳市科技进步三等奖 1 项。

学科大力提升疫情防控平台配置和检测能力，为衡阳地区疫情防控作出了突出贡献；在保障常规检测工作开展的情况下组建了新冠肺炎核酸检测队伍，先后派遣人员支援北京、新疆等地新冠肺炎核酸检测及全员筛查工作。2 人荣获湖南省抗击新冠肺炎疫情先进个人、湖南省疫情防控类"湖湘青年英才"等省部级表彰。

南华大学附属第二医院检验科

　　南华大学附属第二医院始建于 1949 年，检验科成立于 1950 年，历任科室主任有刘中常、董庆书、周常东、谢秀琴和刘庆菊，现任主任刘卓然。历经几代人不断努力，学科得到了蓬勃发展，目前已成为集临床、教学、科研、健康管理服务为一体的全方位综合性中心实验室。

　　科室现有专业技术人员 42 人，其中主任技师 2 人、副主任技师 5 人；本科以上学历学位占 93%，其中博士 1 人，在读博士 2 人，硕士以上学历 20 人；硕士生导师 2 人。目前科室担任国内、省内各类学术职务共 6 个；现有建筑面积 3000 多平方米，设有临床检验基础实验室、临床生化实验室、临床免疫实验室、临床微生物实验室、临床血液实验室、分子与遗传实验室、特殊项目实验室等专业实验室。拥有包括全自动生化分析仪、化学发光仪、五分类血细胞分析仪、特种蛋白分析仪、自动荧光定量 PCR 仪、全自动微生物鉴定及药敏分析系统、流式细胞仪、全自动血红蛋白电泳仪等大型先进口仪器设备 50 余台，开展检测项目近 500 项。

　　科室承担南华大学医学检验系学生的临床生化与生化检验技术、实验室管理学、临床检验仪器学、医学检验概论等课程，每年 200 多学时。培养硕士研究生 10 余人。近几年来，科室获市厅级以上科研项目 10 余项，其中国家自然科学基金青年基金课题 2 项，省自然科学基金课题 2 项；发表学术论文 80 余篇，其中 SCI 收录论文 20 余篇。

　　科室全体同仁将恪守"团结、奋进、求真、创新"的核心价值观，秉承"高效、优质、专业、满意"的服务理念，为医疗事业和医院的快速发展贡献检验力量，为实现现代临床实验室的目标而努力奋斗。

南华大学附属南华医院检验科

南华大学附属南华医院始建于1958年，检验科现已成为衡阳地区最大的集临床检验、教学、科研、健康体检为一体的三级甲等综合性医院专业临床实验室之一。历任科室主任有尹大同、牟伟强、杨寿南、聂光华和谢小武，现任主任何军。

科室现有各类专业技术人员32名，其中教授1人、主任技师2人、副教授2人、副主任技师7人、主管技师15人；博士3人、硕士23人，本科及以上学历人员占85%；博士生导师1人，硕士生导师2人。科室设临床基础检验组、临床血液组、临床生化组、临床免疫组、临床微生物组、分子生物学组、门急诊组等7个专业实验室。根据医院的实际情况和患者的需求，科室目前已独立开展了临床生化、免疫、微生物、血液及体液等常规检验项目600多项，合作开展2000多个检验项目，为患者提供了全面、准确和及时的诊断和鉴别诊断依据。

科室拥有全自动罗氏生化免疫流水线（包括双离心机模块p671，样本前处理系统 Cobas p612，样品传输连接轨道 CCM 3-core），罗氏全自动高速生化分析系统 Cobas ISE-c702-502、Cobas ISE-c702-502-602，罗氏全自动电化学发光免疫分析仪 Cobas e801-801，雅培 i2000 化学发光分析仪，万泰生物 Caris 200 全自动化学发光免疫分析仪，安图 2000 化学发光分析仪，帝肯 Freedom 全自动酶免分析仪，西门子 BN II 全自动特定蛋白分析仪，法国梅里埃 VITEK2 Compact 60 全自动微生物分析系统，法国梅里埃 BacT/ALERT 3D240 全自动血培养仪，Sysmex XN3000 血细胞流水线工作站，Sysmex-800 全自动血细胞分析仪，Bio-RAD IH1000 全自动血型分析仪，法国 STA-R Evolution 全自动血凝分析仪，Sysmex cs5100 全自动血凝分析仪，众驰 A15 血沉仪，众驰 ZL-6000 血流变仪，Sysmex UF5000 尿沉渣分析仪，Sysmex H-800 尿干化分析仪，SysmexUF500i 尿沉渣分析仪，SysmexH-300 尿干化分析仪，XD-F600 大便分析仪，美国 BD 流式细胞分析仪，博晖 BH5500 血液五元素分析仪，博晖 BH2200 血液铅镉分析仪，罗氏 Z480 基因扩增仪，圣湘生物 Natch 48 核酸提取仪，SLAN 基因扩展仪等检验仪器设备。

科室一直参加国家卫健委临床检验中心及湖南省临床检验中心的室间质量评价活动，在历年的室间质量评价活动中，成绩优良，多次被评为优秀，确保了实验结果的准确性和可比性;近年来共承担国家自然科学基金3项、湖南省自然科学基金7项、湖南省卫健委课题5项、湖南省教育厅课题3项、南华大学课题5项,先后参与国家自然科学基金15项;在国内外专业期刊发表学术论文50多篇,其中SCI收录论文5篇;参与编写专著2部;专利5项。

科室承诺:在确保检验结果快速、准确、方便的同时,将以一流的检验仪器设备、一流的检验专业技术,力求让每一位患者享受最优化的检验服务。

长沙市中心医院检验科

长沙市中心医院(南华大学附属长沙中心医院)始建于2000年,检验科同期成立,科室主任向延根。科室担负着全院门急诊、肺科医院、病区、ICU、手术室、体检中心等各个科室的临床检验、临床输血和院内感染检测任务,是一个面向全院,集医疗、教学、科研为一体的全方位综合性实验中心。2012年科室在湖南省三甲医院检验科中率先通过ISO15189医学实验室认可。科室目前是长沙市医学会检验专业委员会主任委员挂靠单位、长沙市临床检验质量控制中心挂靠单位、国家住院医师规范化培训基地、长沙市医学微生物研究所建设单位、长沙市医学重点专科、南华大学及湖南中医药大学硕士研究生培养点;中南大学湘雅医学院、湖南师范大学医学院、湖南中医药大学、南华大学、湖南医药学院、湘南学院等多所大学的实习基地。

科室现有工作人员81人,其中正高职称3人,副高职称25人,中级34人;博士3人,硕士23人,本科49人;硕士生导师1名。科室面积2000余平方米,实验室按国家生物安全Ⅱ级标准建设。科室设有生化组、临检组、免疫组、微生物组、输血组、急诊组及分子组7个专业组,开展检验项目数百项。

科室主持和参与国家科技重大专项课题4项,主持省部级课题5项,主持市厅级课题11项;在国内外专业期刊发表学术论文150余篇,其中SCI收录论文近10篇;荣获湖南省医学科技奖和长沙市科技进步奖多项。

长沙市第一医院检验科

　　长沙市第一医院始建于 1920 年，1947 年建立化验室，1954 年化验室升级为检验科，历任科室主任有周善同(兼)、张远渠(兼)、张绵恕、刘德云、唐玲琪、杨胜定、陈立华和李宁沙，现任主任陈勇。科室已发展成为集医疗、教学、科研和公共卫生救治为一体的综合性临床实验室。科室现为国家住院医师检验医学规范化培训基地，国家药物临床试验检验医学专业基地，南华大学、湘南学院、长沙医学院、常德职业技术学院等高校教学及实习单位。

　　科室现有员工 72 名，其中高级职称人员 17 名(正高 3 名)；研究生及以上学历占比近 50%，其中博士 2 人。依照医院"一院三址"的地域布局，检验科实行实验室分区设置、统一管理，设立本部检验科、公共卫生救治中心检验科、传染病院区检验科；涵盖临床检验学、临床血液学、临床化学、临床免疫学、临床微生物学、临床分子生物学、临床输血学 7 个亚专业；拥有全自动生化免疫流水线、血常规流水线、凝血分析流水线、全自动血型分析仪、流式细胞仪、基因测序仪、分枝杆菌培养监测仪、质谱检测系统、微生物鉴定及药敏系统及分子生物学配套的核酸检测设备等一系列先进的高端临床检测设备，开展临床检验项目逾 500 项；参加国家卫健委临床检验中心及省临床检验中心室间质评，年年获得优异成绩。

　　科室正在建设的科研实验室将配备有激光共聚焦显微镜、小动物活体成像系统、数字 PCR 检测平台、Western Blot 检测系统和荧光酶标仪等先进科研设备及科研生物样本库、动物实验室，为医院科研提供坚实的平台支持。科室的病原学宏基因测序平台是湖南省首家医院设立的平台；分子病原学检测平台开展了呼吸道感染病原学基因检测、艾滋病耐药基因检测、结核耐药基因检测等；全面的结核检测平台可开展结核杆菌形态学检测、抗原检测、菌种鉴定、γ-干扰素释放试验、分枝杆菌药敏试验等目前结核相关临床检测项目；流式细胞检测平台可检测淋巴细胞亚群及其他细胞因子等项目。科室作为新冠肺炎定点医院的前沿哨所，是新冠肺炎核酸万人检测基地，是湖南省日检量最大的医院检验科核酸检测基地之一，也是湖南省目前唯一的能进行多种新冠肺炎核酸变异基因检测的医院检验科。

　　科室目前主持或参与国家、省、市和院级在研课题近 10 项，近三年发表学术论文 50 多篇，其中 SCI 收录论文 20 余篇。

　　科室着眼于未来，践行"夯基础、重质量、强科研、促发展"的管理理念。积极发挥团队凝聚力，不断提升服务能力，致力于为临床和患者提供优质、准确、及时的检验报告。

长沙市第三医院医学检验科

长沙市第三医院始建于 1923 年，1957 年在化验室的基础上成立医学检验科，历任科室主任有罗健萍、周健、黄佩芳、蒋应媛、李丽娜、李和清、刘军武和王明达，现任主任胡方兴。科室已成为集医疗、教学和科研为一体的综合性学科，目前是湖南中医药大学、长沙卫生职业学院等多所高等院校的实习生培养基地。

科室现有工作人员 30 名，其中正高职称 3 人，副高职称 6 人，中级职称 13 人；硕士 5 人、本科 17 人。实验室按国家生物安全 II 级标准建设，现有面积 1600 余平方米，下设门急诊室、临床检验室、临床生化室、临床免疫室、临床微生物室、临床基因扩增室；目前开展检测项目 400 多项，检测能力符合三级甲等综合医院的各项标准。

科室主要仪器设备包括罗氏全自动生化免疫流水线 Cobas8000、Mindray 全自动血液分析流水线、沃芬全自动血凝流水线 HemoCELL、罗氏全自动荧光定量 PCR 系统 Cobas4800、QuantStudio Dx 实时荧光定量 PCR 仪、Applied Biosystems7500 实时荧光定量 PCR 仪、Stream SP96 全自动核酸提取仪、博晖全血五元素分析仪 BH2101S、西门子血气分析仪 RAPIDPoint500、博讯全自动血型仪 MICROLAB STAR、Sysmex UF-500i 全自动尿液沉渣分析仪、SA-6000 血液流变仪、VIDAS 全自动荧光免疫分析仪、VITEK2-compact 微生物鉴定仪、BACTEC-9120 全自动血液培养仪、雅培全自动化学发光仪、博阳 Lica500 全自动化学发光仪、东曹 G8 糖化血红蛋白仪、荧光显微镜等。

科室建立了全面质量管理体系，严格室内质控管理，积极参加室间质评，并引入第三方质控；先后参加国家卫健委临床检验中心及湖南省临床检验中心组织的室间质评，均取得了优异成绩；发表学术论文 100 余篇，参编著作 1 部；近年获湖南省卫健委科研课题 1 项、长沙市科技计划课题 1 项；研究成果获长沙市科学技术进步奖三等奖 1 项。

科室员工将秉持"公正严谨、高效准确、安全服务、持续改进"的质量方针，始终坚持以病人为中心，优质、准确、快速地为临床医生提供检验结果，全心全意服务临床、服务病友。

长沙市第四医院检验科

　　长沙市第四医院始建于1956年，同期成立化验室，1967年化验室升级为检验科，现已是集医疗、教学、科研为一体的综合性临床实验室。历任科室主任有冯芳贵、周赞化、丁建文、涂伦、赵蕊和李沅湘，现任主任龚建武。科室2005年起成为"长沙市临床检验质量控制中心"挂靠单位达8年。

　　科室现有技术人员共45名，其中主任技师2人，副主任技师12人，副主任医师2人；硕士9人。实验室按国家生物安全Ⅱ级标准建设，设有临床生化检验室、微生物室、免疫室，急诊检验室、体液检验室、HIV初筛检测室、产前筛查实验室、PCR分子诊断实验室、发光免疫实验室、精准与科研实验室、临床输血室等专业实验室。连续多年获湖南省临床检验中心室间质量评价优秀单位。

　　科室拥有进口质谱仪、进口结核核酸与耐药检测仪、进口全自动生化分析仪、进口全自动PCR分析仪、进口化学发光仪、进口全自动血凝、血球分析仪、进口微生物鉴定仪和血培养仪、进口血气分析仪、蛋白芯片分析仪、进口全自动特种蛋白分析仪等60多台专业设备；建有日检15000管新冠肺炎核酸分子生物实验室和日检10000管的方舱实验室。

　　科室开展常规检验项目500多项，开展的专科检验技术18项，如等离子飞行质谱技术、免疫比浊法、显色法细菌培养技术、琼脂糖凝胶电泳、结核核酸和耐药基因检测技术、流式细胞检测技术、荧光实时PCR监测技术、光电比色法、高效液相离子交换层析、免疫荧光检测技术、化学发光、免疫印迹法、淋巴血液成分分离技术等。项目涵括：肝、肾功能、电解质、糖尿病、出凝血常规、脂类、心肌酶谱、血液流变学类；肝炎病毒、艾滋病及梅毒检测、自身免疫病抗体、感染病原体抗原抗体类、优生优育、产前筛查、血液病及骨髓细胞学检验；感染病原体培养鉴定、药敏分析及标志物定量检验；病原体核酸PCR检测、结核核酸和耐药基因、新冠病毒核酸与抗体检测，肿瘤标志物与激素类、感染标志物、疑难血型及输血相关检测、骨密度、免疫细胞因子检测、药物浓度等。

　　科室是湖南师范大学医学院附属医院内科学硕士点基础实验室，湖南师范大学附属医院医学检验教学基地，每年有来自湖南师大医学院、湖南中医药大学、长沙医学院等多所院校实习生、进修生达30多人。科室承担省级和市级科研课题多项，1项科研成果获第十届湖南省医学科技三等奖。

　　科室的服务宗旨是"热情、周到、准确、及时"，工作目标是"为临床及患者提供可靠的诊断依据"。

长沙市第八医院检验科

长沙市第八医院(长沙市中医医院)由原长沙市中医医院和长沙市第七医院于2006年底合并组建而成,检验科是集临床检验、教学、科研于一体的综合性医学实验室,承担全院的临床检验工作和多所医学院校检验专业学生实习带教工作。历任科室主任李松,现任主任叶春枚。

科室现有专业技术人员55人(本部38人,东院11人,南院6人),其中主任技师1人、副主任技师16人、主管技师23人;硕士4人。科室设有门急诊检验组、临检基础检验组、临床生化检验组、临床免疫检验组、临床微生物检验组、血库、临床分子生物检验组等7个专业组。

科室配备有全自动生化分析仪、全自动化学发光仪、全自动血细胞分析仪、全自动血凝分析仪、血气分析仪、微生物鉴定及药敏系统、尿沉渣分析仪、特种蛋白分析仪、糖化血红蛋白分析仪、荧光定量PCR分析仪、免疫荧光分析仪、尿液分析仪、全自动血沉分析仪、荧光显微镜、相差显微镜等仪器设备。

科室开展检验项目400余项,包括常规检测、肝功能、肾功能、血脂分析、心肌酶学、电解质、特定蛋白检查、甲状腺功能、肿瘤标志物、激素检查、传染病检查、呼吸道病毒、过敏原、自身免疫性疾病、血型、交叉合血、血栓弹力图、血培养、普通培养及药敏、新冠肺炎核酸检测、乙型肝炎DNA检测、骨髓涂片细胞学、G实验、GM实验、优生优育、贫血鉴别检测等。

科室的质量方针是客观公正、准确高效、科学创新、优质服务;根据CNAS-CL02:2012《医学实验室质量和能力认可准则》(ISO15189:2012, IDT)的要求建立并运行质量管理体系。科室获得国家卫生健康委临床检验中心室间质评合格证书;获得湖南省临检中心室间质量评价"优秀单位"称号;主持省级科研课题1项,在专业期刊发表学术论文30余篇;多次获得医院"先进集体"荣誉称号。

科室365天开展检测工作,急诊24小时开放;全心全意为患者服务,提高患者的就医体验;为临床科室服务,为疾病的快速诊断、鉴别、预后、抢救提供检测是检验科孜孜以求的目标。

长沙市第九医院检验科

长沙市第九医院(长沙市第三社会福利院,原长沙市精神病医院)始建于1952年。

最初的化验室极其简陋,一名技术人员、一间房,仅能开展简单的三大常规项目。随着医院的发展壮大,2008年成立检验科,历任科室主任刘跃曾,现任主任彭建宏。经过几代人的不懈奋斗、披荆斩棘、筚路蓝缕,检验科现已成为集医疗、教学、科研、预防保健和社康服务为一体的,具专科特色的现代化综合性临床实验室;分别是中南大学湘雅医院、中南大学湘雅二医院检验医学专科联盟成员单位。

科室现有工作人员16人,其中中级职称9人,初级职称7人(含检验医师1人、助理执业医师1人);硕士1人,本科14人;实验室面积达1500多平方米,按国家生物安全Ⅱ级标准建设;开设有临床基础检验室、临床生化检验室、临床免疫检验室、临床微生物检验室、HIV初筛实验室、门急诊化验室、临床输血室及临床分子诊断室。

科室配备有全自动生化分析仪、全自动血细胞分析仪、全自动化学发光仪、全自动凝血分析仪、血气分析仪、微生物鉴定及药敏系统、全自动粪便分析仪、荧光定量PCR分析仪、尿液分析仪、全自动血沉分析仪、高效液相色谱、荧光显微镜等仪器设备;开展检验项目200余项,可满足常见疾病实验室诊断、监测、预后及具专科特色的精神病药物浓度监测,新型毒品检测等需求;是湖南省第一家开展血浆锂药物浓度检测的实验室。

科室一直以来秉持以优质服务临床及患者。以质量为中心,优化流程、完善制度、务实、高效、有序开展工作;是较早参加湖南省临检中心室间质评的单位之一,每年获合格证书;梅毒抗体检测及艾滋抗体检测每年均获湖南省疾病预防控制中心"室间质评优秀";根据CNAS-CL02:2012《医学实验室质量和能力认可准则》(ISO15189:2012,IDT)的要求建立并运行质量管理体系。

科室承担国家民政部科研课题1项,获国家发明专利2项。近几年,科室每年在专业期刊发表学术论文数篇;2篇论文获长沙市自然科技学术论文奖;获湖南省医学科技创新创业大赛一等奖1次;多次荣获医院"先进集体"等荣誉称号。

科室将以人民健康为中心的理念,民本情怀为己任,全心全意服务患者,全面提升患者的获得感、幸福感,以高效、高质、高水平融入湖南省的高质量发展。

长沙市妇幼保健院检验科

长沙市妇幼保健院始建于 1962 年，1988 年以前设化验室，只有一名工作人员，1988 年 3 月检验科成立，1989 年 3 月住院大楼竣工后，检验、病理、遗传为一个科室。1997 年、2003 年遗传优生科及病理科先后从检验科分出独立设科。历任科室主任张培珍、龙铁军，现任主任焦巍。经过三十多年的建设，科室现已发展为集医疗、教学、科研于一体的现代化综合临床医学实验室。

科室现有专业技术人员 34 名，其中正高职称 3 人，副高职称 5 人，中级职称 15 人，初级职称 10 人；硕士 6 人，本科 28 人。科室目前建筑面积 981 平方米，开设了门诊检验室、微量元素室、临床生化室、临床免疫室、内分泌实验室、微生物室、艾滋病初筛实验室及输血科。

科室配备有 RL 7600-020 全自动生化分析仪、RL3100 临床生化分析仪、Cobas e 801 全自动化学发光免疫定量分析系统、ARCHITECT i2000 全自动免疫定量分析仪、Sysmex HISCL5000 全自动免疫定量分析仪、STA-R Evolution 凝血分析仪、STA Compact Max 凝血分析仪、Erytra 全自动配血及血型分析系统、WADIANA 全自动配血及血型分析系统、TECAN FREEDOM EVOLYZER-2 150 全自动酶免工作站、BD BACTEC 9120 快速血液培养仪、BD Phoenix 100 全自动细菌鉴定药敏分析系统、TDR-300B PLUS 微生物鉴定药敏分析系统、Sysmex XN1000（B4）全自动五分类血细胞分析仪、Sysmex XS-1000i 全自动五分类血细胞分析仪、BC-7500 CS 全自动五分类血细胞分析仪、Sysmex UF-1000i 全自动尿液沉渣分析仪、梅里埃 VIDAS 免疫荧光定量分析仪、Reader 100 过敏源检测仪、Arkray HA-8180 高效液相色谱全自动糖化血红蛋白分析仪、Haema TA 全自动血栓弹力图仪、LTS-V400 阴道分泌物分析仪、LTS-V800 阴道分泌物分析仪、KU-F20 粪便分析仪、全自动血液流变分析仪、全自动酶标仪、电解质分析仪、全自动尿液分析仪、微量元素分析仪、全自动 CRP 分析仪等价值数百万的仪器设备。

科室目前开展了生化、免疫、微生物、临床常规检验、内分泌检验及临床输血相容性检测等常规检验项目，同时针对医院特点，开展了新生儿溶血病检测、儿童微量元素、佝偻病筛查、葡萄糖 6 磷酸脱氢酶、维生素 D、过敏源检测、自身免疫功能相关检测、D-二聚体、血栓弹力图、糖化血红蛋白、尿有形成分分析、快速血培养、阴道微生态检测等检验项目，基本能够满足临床需求。

株洲市中心医院检验医学中心

　　株洲市中心医院(原株洲市一医院)始建于1953年,检验科同期成立,2019年检验科与中心实验室合并,正式更名为检验医学中心,历任科室主任有杨心谋、晏惠英、袁平、余凤珠、成珍珍和顾敏,现任主任蒋最明。经过60多年的风雨历程,检验医学中心已发展成为一所集医疗、教学、科研于一体的现代化综合性实验室;是株洲市临床检验质量控制中心挂靠单位、株洲市医学会检验专业委员会主任委员单位、株洲市病原微生物实验室生物安全专家委员会主任委员单位;是中南大学湘雅医院、湘雅二医院检验医学专科联盟成员。

　　中心现有专业技术人员87名,其中正高职称4人,副高职称23人;博士2人,硕士10人;实验室面积达3000余平方米;设有生化、发光、免疫、微生物、体液、血液、急诊、分子生物和特殊检验等9个专业组以及监管中心院区和田心院区检验科。中心目前固定资产逾四千万元,有基因测序仪、串联质谱仪、罗氏前处理和化学发光仪、希森美康血液及尿液流水线、日立生化仪流水线、雅培化学发光仪、梅里埃全自动快速血液细菌培养仪、免疫荧光仪和细菌鉴定仪、气相色谱仪、过敏原检测仪、血黏度分析仪、美国 ABI7500PCR 仪、英国 wallac 产前诊断仪、个体化药物治疗检测仪等先进的检测仪器设备。中心开展的检测项目有常规生化、临检、免疫、微生物、微量元素、血黏度、过敏原、乙醇检测、基因测序、代谢性疾病、维生素、肝炎系列、PCR 系列、产前筛查、内分泌激素、生长因子、蛋白质、多肽、核酸、神经递质、受体、肿瘤标志物、体内药物浓度等300余项。

　　中心拥有完整的教学体系及优良的质量管理体系,拥有良好的学术氛围,高度重视人才建设,尤其是复合型人才的培养,近年来先后派出科室骨干力量参加国家医疗队的援非及援藏任务,并获多项殊荣;注重人才培养和科研教学能力的提升,建立了完善的临床检验人才选拔制度和培养规划,组建了专门的科研团队,积极引进博士、硕士,努力提升科室素质人才队伍建设。

　　中心承担参与科研课题多项,荣获湖南省科学技术进步奖3项,株洲市科学技术进步奖3项;在国内外学术期刊发表论文50余篇;获得湖南省芙蓉标兵岗、省青年文明号、省模范职工之家、株洲市芙蓉标兵岗、株洲市青年文明号、株洲市模范职工之家等荣誉称号。

湘潭市中心医院检验科

湘潭市中心医院始建于 1900 年, 化验室成立于 1948 年 4 月, 仅有技术人员 3 人, 后来再升级为检验科, 历任科室主任有张文彩、黎金莲和龙国文, 现任主任毛福青。经过 70 多年的发展, 检验科不断发展壮大, 是湘潭市医学会检验专业委员会主任委员和挂靠单位, 是住院医师规范化培训检验医学专科培训基地, 中南大学、湖南师范大学、湖南中医药大学、南华大学、湖南医药学院、湘南学院、长沙医学院、邵阳医专、湘潭职业技术学院、益阳医专等十余所高等院校学生实习基地。

2017 年 11 月起, 南院区检验科与院本部检验科实行一体化管理, 现有检验技术人员 63 名(含返聘 2 人), 护士 6 人, 其中院本部 56 人, 南院区 13 人。科室共有高级职称 24 人, 中级职称 31 人, 初级职称 14 人; 博士 1 人, 硕士 15 人。本部检验科业务用房面积达 1000 余平方米, 设临床生化室、临床检验室、临床免疫室、时间分辨室、分子生物实验室、微生物实验室等实验室; 南院区检验科面积 400 余平方米, 设有临床检验室、临床生化室、临床免疫室、临床微生物室、血库、微量元素室等。

科室主要仪器设备有罗氏 COBAS 8000 系列全自动生化免疫分析仪流水线、美国德灵 BN-Ⅱ特定蛋白分析仪、法国 Sebia 全自动毛细管电泳仪、罗氏 COBAS b221 血气分析仪、日本 SYSMEX XN 系列全自动血液分析仪、贝克曼血液分析流水线、科宝尿沉渣分析流水线、日本 SYSMEX 尿液分析流水线、赛科西德血液流变分析仪、法国梅里埃 VIDAS 免疫荧光分析仪、Jetistar3000 免疫荧光分析仪、法国 Stago 全自动血凝分析仪、美国雅培 ARCHITECT 系统 i2000SR 免疫分析仪、新产业化学发光仪、艾德康全自动酶免分析仪、ABI7500 荧光定量 PCR 扩增仪、质谱仪、BD 血培养仪等。

科室已开展日常检验项目达 400 余项, 开展用于科研的项目达 100 余项。检验科不仅完成本院的日常检验任务, 还接收全市各医院送检的特殊检验标本, 是全市的检验医学中心。检验科实施全天候全方位接收所有已开展的检验项目的标本, 除少数特殊项目外实施平诊 12 小时内(当天下午 4 时前)、急诊在 2 小时内发出报告, 检验结果已全面实施 LIS 系统自动化信息服务。

科室在国内外专业期刊发表学术论文 60 余篇, 以第一完成人单位荣获湖南省卫生科技进步奖 2 项、湘潭市科技进步奖 2 项。

衡阳市中心医院医学检验科

衡阳市中心医院始建于1902年，医学检验科成立于1951年，历任科室主任有易克文、黄泳娟、左大景、谭家良、何剑光、董庆书、杨素和杨良勇，现任主任卿文衡。科室已是集医疗、教学和科研为一体的综合性医疗实验室，衡阳市临床检验质量控制中心主任和挂靠单位。

科室现有工作人员40名，其中主任技师3人、副主任技师10人、主管技师16人；在读博士1人，硕士研究生以上学历8人。科室拥有省级专业学会委员3人，市级专业学会副主任委员2人。科室设有6个专业实验室，包括生化室、免疫室、细菌室、临检室、血液室及PCR实验室；现具有10万元以上诊疗与科研设备50台，总资产约2000万元；有美国、日本等多台超大型全自动生化分析仪，德国、法国全自动化学发光分析仪、德国血液培养仪、美国血气分析仪、德国尿有型成分分析系统仪、日本血液分析仪及血凝仪、德国特定蛋白分析仪、微量元素分析仪、全自动实时荧光定量PCR仪等大型检测仪器等。

科室现开展检验项目达300余项，日检测标本量近3500人份。科室实行生化、临检及凝血项目当天发出报告，免疫室及分子生物室项目部分结果最迟隔天出具报告，细菌培养三天报告的制度，节假日照常检测，尽量保障远地就诊患者当天能拿到检验报告单。科室各实验室建立了全面临床医学检验质量管理体系，通过一系列规范化的管理，保证了样本快速检测及检验质量，参加国家卫健委临床检验中心和湖南省临床检验中心举办的室间质量评价活动，2008年至2020年合格率为99.6%。

科室每年接收省内各地实习生、进修人员70余人次。科室先后主持省级科研课题3项、市级课题5项，参与国家自然科学基金2项；在国内外专业期刊发表论文近100篇，其中SCI收录论文3篇；获发明专利2项；参编教材1部。

邵阳市中心医院医学检验科

　　邵阳市中心医院始建于 1946 年，医学检验科设置于 1954 年，历任科室主任有胡盛华、严基宽、朱建军和刘友生，现任主任陈建设。科室已成为面向全院，集医疗、教学、科研为一体的全方位综合性实验室，是邵阳市临床检验中心、临床检验质量控制中心、邵阳市医学会检验专业委员会的挂靠单位。

　　科室现有专业技术人员 47 名，其中主任技师 3 人，副主任技师 11 人、主管技师 20 人，技师 13 人；硕士 7 人、本科 35 人、大专及以下学历 5 人。科室设有生化室、免疫室、微生物室、临床检验室、基因扩增室、结核实验室、门诊化验室等 7 个专业实验室，拥有先进的检验设备，开展了较齐全的检测项目，多次荣获湖南省临床检验中心室间质量评价活动优秀单位。科室是南华大学、湘南学院、邵阳学院等高等院校检验专业的实习基地，每年完成近 50 名实习生的带教任务。

　　科室在国内外专业期刊发表学术论文 50 余篇，其中 SCI 收录论文 3 篇；主持、参与省、市厅等科研课题 10 余项；荣获湖南省医学科技奖、邵阳市科技进步奖等 10 余项。

邵阳学院附属第一医院医学检验中心

邵阳学院附属第一医院(邵阳市第一人民医院)始建于1906年,检验科成立于1955年,历任科室主任有吕靖南、王鹤鸣、杨宜华、徐大卫和肖乐东,现任主任罗甫花。科室现已成为集临床、科研与教学为一体的临床诊断实验室。科室2018年3月成为中南大学湘雅二医院检验医学专科医联体联盟单位,2019年4月成为中南大学湘雅医院医疗联合体检验医学专科联盟单位,2020年5月成为全国真菌病监测网监测单位。

科室现有专业技术人员43名,其中正高级职称2人,副高级职称7人,中级职称15人;硕士4人;执业医师3人;10人获得ISO15189内审员证书。科室设有临床血液体液学、临床微生物学、临床化学、临床免疫学、临床细胞分子遗传学5个亚专业组。科室1999年成立艾滋病初筛实验室,2008年成立PCR分子实验室。科室现有包括法国梅里埃微生物质谱分析仪、流式细胞分析仪、赛默飞Q5核酸扩增仪、法国梅里埃微生物鉴定药敏分析仪、贝克曼全自动生化分析仪、迈瑞全自动生化分析仪、罗氏601全自动发光分析仪、雅培全自动免疫化学发光仪、时间分辨荧光分析仪、希森美康XN-2800血细胞-普门CRP流水线、希森美康CS5100及CS2000I全自动血凝仪、全自动尿沉渣分析仪等先进仪器设备。

科室2001年开始参加湖南省临床检验中心室间质量评价活动,每年都被评为"先进单位"。2012年开始参加国家卫生健康委临床检验中心的室间质评计划,成绩合格。

科室每年接收来自邵阳学院、湘南学院、长沙医学院等实习生、进修人员25人左右;从2018年开始承担邵阳学院的医学检验和临床专业诊断学理论教学。根据学科发展的需要,科室先后选派25人到北京协和医院、上海华山医院、上海瑞金医院、天津血液病医院、湘雅医院、湘雅二医院等10多家省内外知名医院进修微生物学、细胞形态学、细胞遗传学、生化免疫、输血等专业。科室积极参加省内外的各种学术活动,学习人员参与率超过了50%。

科室获省级科研课题1项、市厅级6项;发表学术论文50余篇,其中SCI收录论文3篇;荣获邵阳市科技成果奖6项;曾先后获得邵阳市青年文明号、医院共产党员示范窗口、医院目标管理考核优秀科室、医院优秀带教科室、医院医德医风先进科室、6S精益管理推广科室等荣誉称号。

科室全体人员将坚持以"病人为中心"不断提高医学检验诊断水平,为临床和患者提供精密、准确、及时、高效、优质的服务。

岳阳市一人民医院检验中心

岳阳市一人民医院(2021年更名为岳阳市中心医院)始建于1964年,检验科同期成立,历任科室主任有卢建军、刘宝珠、刘湘林、刘培香和袁正泉等,现任主任龚燕飞。经过几代检验人50多年坚持不懈的努力,目前检验中心已发展为一个检验项目齐全、仪器设备先进、技术力量雄厚,集临床、教学、科研为一体的大型综合实验室。检验中心是全国住院医师规范化培训基地,全国真菌病监测网监测单位,精准医学岳阳市重点实验室,国家药物临床实验机构并获得医疗器械临床实验资质;是岳阳市医学检验中心挂靠单位,岳阳市临床检验质量控制中心挂靠单位,岳阳市新冠病毒核酸城市检测基地和岳阳市唯一结核病防治定点医院病原体检测实验室。

中心现有专业技术人员77名,其中高级职称23名,中级职称37名;博士2名,硕士16名。中心下设门急诊化验室、生化室、血液室、免疫室、微生物实验室、分子生物实验室、精准医学中心实验室;开展临床生物化学、免疫学、血液学、微生物学、体液学、临床细胞分子遗传学检验等8个专业检验项目300多项,提供24小时急诊检验服务;拥有全自动生化免疫分析流水线、血细胞自动分析流水线、自动化尿液分析流水线、自动化化学发光免疫分析仪、全自动特种蛋白仪、荧光定量PCR仪、高通量测序仪、流式细胞仪、串联质谱仪等一大批高、精、尖设备;实现了从传统手工检验升级到全自动化、快速化、微量化、互联网医疗化检验的新模式;参加国家卫健委临床检验中心和湖南省临床检验中心室的间质量评价,连续多年被评为湖南省临床检验室间质量评价活动先进单位。

检验中心以省级区域医疗中心为发展定位,精准医学中心实验室搭建了高通量测序无创产前筛查与诊断、高通量测序肿瘤与重大慢性疾病诊断检测、染色体核型分析、流式细胞术分析、临床串联质谱国内一流的五大技术平台。其中,肿瘤急慢性病高通量测序技术、宏基因组测序技术、分子产前高通量测序技术、流式细胞术、串联质谱术紧跟前沿,多项技术填补了本地区技术空白。金鹗山院区分子生物实验室是岳阳市新冠病毒核酸城市检测基地;结核杆菌培养P2实验室开展结核液体快速培养、GeneXpert快速分子检测、基因芯片、实时荧光定量等全方位的检测项目。中心引进"基质辅助激光解吸电离飞行时间质谱技术"获批湖南省适宜推广技术立项。

中心承担了住院医师规范化培训；是南华大学、湖南医药学院等高校实习基地；承担岳阳县、平江县、君山区等县市区医疗、疾病防控机构进修人员培训工作；各县市级医院及疾病防控机构新冠肺炎核酸检测人员实地与线上培训。承办市内专业学术会议多次，促进了岳阳市检验医学的发展。

中心近五年主持 3 项部级、1 项省级、1 项市级科研课题；发表学术论文 20 余篇，其中 SCI 收录论文 7 篇。中心党支部荣获中共岳阳市直属机关工作委员会"党支部'五化'建设提质工程示范单位"。

中心全体员工将不断加强与临床科室的沟通与交流，不断提升专业水平，以"临床放心、百姓满意"为宗旨，秉承"厚德仁爱、博学精医"的医院院训，时刻以服务人民群众健康为中心，持续保持检验中心高质量发展，服务临床、服务患者、贡献社会。

岳阳市二人民医院医学检验科

　　岳阳市二人民医院(2021年更名为岳阳市人民医院)始建于1902年,医学检验科在原化验室的基础上于1962年成立。历任科室主任有陈立先、付月明、何玉珍、潘武宏和杨昊,现任主任姜习新。科室是全国细菌耐药监测网单位、全国真菌病监测网单位和湖南省细菌耐药监测网单位;2018年成为岳阳市精准医学检验中心挂靠单位,岳阳市医学会检验管理专业委员会主委单位;2018年3月成为体外诊断试剂临床实验基地;承担有包括南华大学、湖南师范大学、湖南中医药大学、长沙医学院、岳阳职院在内的多所高等院校医学检验专业本科、专科实习生的教学任务。

　　科室现有专业技术人员44人,其中正高级专业技术人员3人,副高级专业技术人员12人,中级专业技术人员12人,中级以上专业技术人员占62.5%;本科以上学历人员占全科人员的77.5%,其中博士1名,硕士10名,本科22名;5人具有医师资格证,2人获得高等学校教师资格证,32人获得了医学实验室内审员培训证书,33人获得医疗器械临床试验质量管理规范(GCP)证书。

　　科室设有生化组、免疫组、临检组、微生物组、分子生物组、门急诊组、细胞遗传组等。科室建立了基因测序平台、流式细胞分析平台、基因芯片平台、质谱平台、药物基因及药物浓度个体化药效分析平台等五大精准检测平台。共开展400余项检测。近年来,共开展40余项新技术项目,包括高通量测序、流式检测淋巴细胞亚群、流式检测细胞因子、CD34+造血干细胞检测、流式检测HLA-B27、流式检测血小板相关抗体、染色体核型分析、15项耳聋基因检测、分枝杆菌菌种鉴定以及结核分枝杆菌耐药基因检测、Xpert半巢式PCR结核分枝杆菌鉴定及利福平耐药检测、地中海贫血基因检测、亚甲基四氢叶酸还原酶基因(MTHFR C677T)检测、病毒类(EB病毒、巨细胞病毒、腺病毒、肠道病毒、新型冠状病毒、鼻病毒等)核酸检测、人乳头瘤病毒基因分型、血栓四项、γ-干扰素释放试验、白介素-6、1,3-β-D葡聚糖试验(G试验)、半乳甘露聚糖试验(GM试验)、真菌荧光染色技术、自动离心抗酸染色(夹层杯)技术、凝血因子检测、APTT纠正试验、S-100蛋白、小而密低密度脂蛋白、血清甘胆酸、肝纤维4项、胃蛋白酶原、优生优育8项定量、诺如病毒抗原检测、新型冠状病毒抗体检测等项目。科室各亚专业每年参加国家卫健委临床检验中心、湖南省临床检验中心、上海市临床检验中心开展的室间质评项目，其中国家卫健委临床检验中心室间质评项目覆盖率97.17%，2020年国家卫健委临床检验中心室间质评项目合格率为99.40%，2020年室内质控项目CV不合格率4.87%，达到了三级医院初步质量规范要求。

科室承担国家科技部重点研发计划重点专项子课题1项、湖南省卫健委科研课题1项；近5年在国内外专业期刊发表学术论文40余篇，其中SCI收录论文15篇；1项成果荣获岳阳市科学进步技术奖二等奖；获国家发明专利1项。

科室将秉承"客观公正、准确高效、优质服务、持续改进"质量方针，不断努力探索医学检验新的学科发展模式，积极促进医学检验科内外相关专业的交叉与融合，探讨学科交叉发展的新思路。

张家界市人民医院检验科

张家界市人民医院建立于1990年，检验科同期成立，历任科室主任杜小英，现任主任张建军。科室现在是集医疗、教学、科研为一体的综合性临床实验室，张家界市级重点专科，张家界市医学会检验专业委员会、张家界市临床检验质量控制中心挂靠单位。

科室现有工作人员58人，其中主任技师3名、副主任技师11名、主管技师27名、技师17名；硕士3名。科室设置临床检验、生化检验、免疫检验、微生物检验、急诊检验、医学遗传诊断6个专业组，拟建设精准医学实验室和生殖遗传实验室。

科室目前拥有自动化区模块生化免疫流水线、五分类血细胞分析仪流水线、凝血功能分析仪流水线、特种蛋白分析仪、自动荧光定量PCR仪、自动酶免分析仪、结核药敏自动培养仪、微生物质谱鉴定仪、自动微生物鉴定及药敏分析系统、时间分辨荧光免疫分析仪、全自动粪便分析仪、全自动尿沉渣分析仪、精液分析仪、阴道微生态分析仪、流式细胞仪等先进的专业设备70多台。除常规检验项目外，科室开展了各种过敏原检测、T淋巴细胞亚群及细胞因子、自身免疫疾病全套、肿瘤标志物、肝纤四项、高血压四项、糖尿病全套监测、甲状腺功能、结核培养及药敏耐药分析、病毒及细菌的核酸定量、骨代谢标志物检测、优生优育检测等特色项目近200项，能满足广大患者和各类临床诊疗的需要。

科室每年承担湖南医药学院、湘南学院、长沙医学院等院校实习生的教学任务并负责张家界地区本专业的进修培训工作。科室积极组织人员参加国内和省内的相关专业的学术活动，不断加强与发达地区的沟通与交流，努力探索临床检验新的诊断模式，探讨学科发展新思路。

近年来，科室多次荣获国家卫健委临床检验中心和湖南省临床检验中心室间质量评价"先进单位"、"质量单项优秀"等荣誉称号；主持厅级科研课题2项、市级课题6项，并参与多项前沿课题研究；以第一作者单位发表学术论文20余篇。

科室将继续以团结、求实、准确、安全的专业理念，持续改进质量，服务于患者，贡献于社会。

益阳市中心医院检验科

　　益阳市中心医院始建于1906年，1978年原化验室升级为检验科，历任科室主任有平仲怀、屈忠廉、杨新和谭亮南，现任主任王新华。科室现已成为集临床医学检验、教学、科研于一体的医技科室，为益阳市临床检验质量控制中心、益阳市医学会检验专业委员会主任委员和挂靠单位。

　　科室现有工作人员37名，其中正高职称3人、副高职称8名、中级职称17名；硕士研究生及在读研究生8名。科室下设临床检验、临床生化、临床免疫、临床微生物、基因诊断、产前筛查等实验室。科室拥有日立全自动大型生化流水线，西门子、罗氏电化学发光分析仪，Sysmex全自动血细胞分析仪，梅里埃微生物培养鉴定与药敏分析系统，PCR扩增仪等大型仪器设备40多台。科室开展各类常规与特殊检验项目300多项；参加国家卫健委临床检验中心、湖南省临床检验中心的室间质评，连续多年成绩优秀。

　　科室积极开展科研教学工作，承担国家"863"子课题、湖南省及益阳市科研课题各1项；发表学术论文80多篇；获益阳市科技进步奖一、二等奖各1项，湖南省科技进步奖三等奖1项。

常德市第一人民医院检验科

常德市第一人民医院始建于 1898 年，1953 年原化验室升级为检验科，历任科室主任有汪正宇、肖悦英、吴雅立、邓学思和夏先考，现任主任吴建华。科室现在已是集临床检验、教学和科研为一体的综合性医学实验室，是常德市临床检验质量控制中心、常德市医学会检验专业委员会主任委员和挂靠单位。

科室现有技术人员 62 名，其中正高职称 3 人、副高职称 15 人，中级职称 23 人；博士 2 人、硕士 24 人；设立临床基础检验组、临床生化组、临床免疫组、临床微生物组、临床血液组、临床门急诊组以及临床分子诊断组等 7 个专业组。

科室主要的检验仪器设备有美国 Beckman coulter 大型生化分析仪 AU5800 以及 Beckman coulter 大型化学发光分析仪 DXI-800，德国西门子 ADVIA Centaur 化学发光分析仪，法国梅里埃全自动荧光免疫分析仪 VIDAS、日本 SYSMEX 血液分析流水线 XN-9000、迈瑞血细胞分析流水线 BC-6900/6800、日本希森美康全自动凝血功能分析仪 CS-5100、CS-2000i、法国 STAGO 凝血检测仪 STA-R、美国 BD 公司生产的微生物血液快速培养仪 BD-BACTEX FX、法国梅里埃全自动快速血液培养仪 ALERT 3D120、美国 BD 全自动微生物分析系统 Phoenix100、美国 BD 全自动分枝杆菌培养监测仪 BDAACTECTCTN、美国 BD 公司生产的 BD FACS Calibur 流式细胞分析仪、瑞士 TECAN 全自动酶联免疫分析仪 FREEDOM EVOLYZER-2200、以及瑞士澳斯邦全自动酶联免疫分析系统 Microlab StarVenusFame24/20 等。目前为常德市新冠肺炎核酸大规模筛查基地，安装有中元生物核酸快速提取仪五台，全自动核酸提取仪 S11A 一台，各种型号实时荧光定量 PCR 仪 12 台，日检测能力能够达到 12 万人次/日，亚能生物全自动核酸分子杂交仪（型号 YN-H18）两台。

科室开展了室内质量控制，建立了涵盖所有检测项目的室内质量控制体系；参加了国家卫健委临床检验中心和湖南省临床检验中心的室间质量评价活动，成绩优秀；建立了完善的实验室信息系统；LIS 系统实现了医嘱申请、标本签收、标本检测、结果审核发布以及报告存档的全程信息化管理，具备了无纸化办公的条件。在 LIS 系统的依托下，检验结果与临床实行网络共享、可以终端打印，提高了效率，缩短了结果回报时间，保证患者病情得到及时的处置。

科室承担了中南大学湘雅医学院临床医学、检验医学等专业的教学任务；负责中南大学、南华大学、湖南师范大学医学院等多所院校实习生的带教，以及湘西北地区下级医院的检验人员的进修培训工作，成立了以检验科为主的诊断学教研室，同时也是湖南省首批检验医学住院医师规范化培训专业基地。

科室近五年来获省级科研课题 2 项、市级课题 5 项，在国内外专业期刊发表学术论文 17 篇，其中 SCI 收录论文 7 篇；申请专利 1 项；获常德市科技进步二等奖 1 项、科技创新三等奖 1 项。

科室秉承"科学、求实、优质、高效"的宗旨，以质量为基准，服务为根本，科学为原则，力求准确、及时的优质服务，积极地为临床诊断、疾病防治和科学研究提供实验诊断依据。

娄底市中心医院检验科

娄底市中心医院建立于 1977 年，检验科（化验室）同期建立，从最初的 1 间实验房，3 名检验人员，经过 40 多年的发展，现已成为拥有价值数千万元的先进仪器设备，涵盖临床分子生物学、微生物学、骨髓细胞学、免疫学、生化学和临床血（体）液检验等专业实验室，开展数百项检验项目，集医疗、教学、科研于一体的检验医学科。历任科室主任有易季莲、宋平和与杨紧根，现任主任梁剑琦。科室是娄底市临床检验质量控制中心、娄底市医学会检验专业委员会主任委员和挂靠单位，2016 年成立院士工作站基因检测室，2020 年建成娄底市新冠肺炎核酸检测基地。

科室现有检验技术人员 38 名、护士 2 名。检验人员职称结构为主任技师 2 人、副主任技师 10 人、主管技师 19 人、初级职称 7 人。检验人员学历结构为硕士 13 人、本科 24 人、大专 1 人。

科室近年来先后承担省级科研课题 1 项、省卫健委课题 1 项、市级课题 6 项；"湖湘英才"省级人才支持计划 1 项；发表学术论文近百篇、科普文章数篇；分别以副主编和编委身份参与编写"十三五"规划医学检验技术专业教材 2 次；参加全国、全省性医学检验专业技术技能竞赛获奖 10 余次；获市级自然科学一等奖 1 次、二等奖 3 次、三等奖 7 次。

郴州市第一人民医院检验医学中心

郴州市第一人民医院创立于 1907 年，1978 年原有的化验室升级为检验科，后来再根据医院发展需要升级为检验医学中心(以下简称中心)，历任科室主任郑云，现任主任林应标。中心现在由中心医院、南院、北院、东院和西院 5 个医疗区实验室组成，现有实验室建筑面积近 6000 平方米。医院临床检验诊断学教研室和临床检验诊断学住院医师培训基地设在本中心。中心每年培养硕士研究生和规培生各 3~5 名。中心是郴州市医学会检验专业委员会和郴州市临床检验质量控制中心的主任委员/主任挂靠单位。

中心现有职工 108 人，其中正高职称 6 人、副高职称 25 人、中级职称 54 人、初级职称 23 人；博士 1 人、在读博士 3 人、硕士 39 人、本科 44 人；硕士生导师 8 人。

中心目前拥有万元以上检验仪器设备 270 余台，设备总资产近 1.2 亿元，包括西门子 Aptio 全自动生化免疫流水线、希森美康 XN9000 全自动血液流水线、帝肯 Freedom evolyzer 200-8 全自动酶免分析仪、西门子 Atellica IM 1300 全自动化学发光免疫分析仪、罗氏 e411 全自动电化学发光免疫分析仪，VIRTUO 全自动血培养仪、FX 400 全自动血培养仪、PerkinElmer 全自动核酸提取仪、第一代和第二代基因测序仪、BD 流式细胞免疫分析仪、迈瑞 BriCyte E6 流式细胞仪、串联质谱仪、沃特世 XEVO TQD 超高效液相色谱串联质谱系统、全自动快速微生物质谱检测系统、徕卡 GSL-120 全自动染色体核型分析仪和日本岛津气相色谱仪等。

中心设有生化检验、血液与体液检验、免疫检验、微生物检验和分子与细胞遗传学检验 5 个亚专业学科组，实施条块结合式管理，坚持以病人为中心，同质化管理。为了更好地满足临床诊疗需求和提高检测服务能力，中心不断引进新技术新项目，目前开展各类检验项目 770 余项；积极参加国家卫健委临检中心及湖南省临检中心组织的室间质量评价活动，成绩合格，连续多年获评"先进单位"；积极引进 ISO 15189 医学实验室质量管理体系，并于 2017 年顺利通过 CNAS 的现场评审。

中心近五年来主办大型(200 人以上)检验学术会议 11 次，通过下乡、检查或督导等方式，对下级医院、基层医疗机构和帮扶医院开展巡回医疗指导和定点指导，切实帮扶基层医疗卫生机构人才培养和学科建设，提高郴州市临床检验质量水平。

　　近 5 年来，中心委派 3 人前往美国梅奥诊所学习交流，20 余人次前往国内知名医院进修学习。中心主持各级各类科研课题 70 余项，其中国家自然科学基金 2 项，省级课题 18 项，市级课题 21 项；发表学术论文 129 篇，其中 SCI 收录论文 37 篇，中华系列期刊 7 篇；获专利 19 项；参编书籍 5 本（主编 1 人，副主编 4 人）；获得湖南省科技进步奖 3 项，获得湖南医学科技奖 1 项，市级科技进步奖 2 项。

永州市中心医院检验科

永州市中心医院始建于 1905 年，检验科在 1970 年代末由原化验室升级建立，历任科室主任有李幼享、徐宠云、陈克雄、周维新、蒋汉茂和顾小红，现任主任田亚玲。科室现已成为集医疗、教学、科研于一体的综合性临床检测实验中心，是永州市临床检验质量控制中心与永州市医学会检验专业委员会的主任、主任委员和挂靠单位，全国细菌耐药监测网、全国真菌病监测网监测单位，永州市大规模核酸检测基地，中南大学湘雅医院、湘雅二医院检验专科医联体联盟单位。

科室分南北两院区，共有员工 61 名，其中主任技师 4 人、副主任技师 16 人；本科以上学历占比 96.7%，硕士 8 名。科室设置临床血液体液检验、临床化学检验、临床免疫学检验、临床微生物学检验和临床细胞分子遗传学检验等 5 个专业组。科室拥有全自动生化免疫流水线、全自动血液分析流水线、全自动尿液分析流水线、特种蛋白分析仪、糖化血红蛋白分析仪、全自动核酸提取仪、荧光 PCR 分析仪、全自动血培养仪、全自动微生物鉴定及药敏分析系统、全自动分枝杆菌培养鉴定仪等大型先进检验仪器设备。目前科室开展检验项目近 500 项，在市内率先开展新型冠状病毒抗体及核酸检测、尿毒品检测、血液系统疾病的筛查与诊断、多种自身抗体检测等项目，并不断推出新的检验项目。

科室建立了完善的质量控制体系，保证检测质量准确可靠。科室参加国家卫健委临床检验中心以及湖南省临床检验中心组织开展的室间质评活动，每年成绩优秀。2017 年，科室成为住院医师规范化培训医学检验专科培训基地，承担"住培"学员、进修生和实习生的培训带教工作。同时，科室通过举办湖南省医学继续教育项目、学术会议、学术讲座和督导抽查等方式，对口帮扶基层医院检验科的发展，并协助市内首个县域紧密型医共体检验中心建设。

近年来科室主持省、市级科研课题多项，在专业期刊上发表学术论文 50 余篇，其中 SCI 收录期刊论文 3 篇；专利 1 项；获得"永州市科技进步奖二等奖""湖南省临床检验室间质评先进单位""湖南省优秀细菌耐药监测单位""湖南省首届检验技能大赛特等奖""抗疫先进集体"和"年度先进科室"等多项荣誉。

科室全体员工秉承"厚德精医、普爱至上"的"永医精神"，树立主动服务意识，增强专业责任感和集体荣誉感，发挥个人优势，不断加强教学与科研条件建设，建立一个团结奋发向上的集体，进一步加强检验与临床的沟通与交流、不断开拓创新，以精准的检验质量服务于临床，贡献于社会。

怀化市第一人民医院检验科

怀化市第一人民医院始建于 1970 年，1975 年化验室升级为检验科，历任科室主任有肖中宜、钟特明、陈士竹、雷兰芳、左帜和周细国，现任主任杨长顺。科室现已成为集临床检验、科研、教学于一体的现代化检验医学中心；是怀化市临床检验质量控制中心挂靠单位；怀化市医学会检验专业委员会主任委员单位；承担南华大学、吉首大学、湖南医药学院等高校实习带教工作，每年有近 50 名进修生、实习生来科室学习。

科室现有在编专业技术人员 33 名，含正高职称 1 人，副高职称 12 名，中级职称 14 人，初级职称 6 人；90% 以上技术人员具有本科以上学历，其中硕士 10 人。

科室拥有 2800 平方米的宽敞明亮工作用房，结构流程合理；拥有奥林巴斯 AU5832 大型全自动生化分析仪等一系列先进的设备，开展常规检验和特殊检验项目达 400 余项；各专业检验项目每年参加国家卫健委临床检验中心和湖南省临床检验中心的室间质量评价，均取得好的成绩，2020 年参加国家卫健委临床检验中心新冠肺炎核酸检测室间质评满分通过。

科室于 2014 年、2015 年分别获怀化市科研课题 1 项，2018 年获国家自然科学基金青年项目 1 项，2020 年获湖南省自然科学基金青年项目 1 项；发表学术论文 60 余篇，其中 SCI 收录论文 4 篇；2011 年、2014 年、2015 年分别获得怀化市科技进步三等奖 1 项。

科室将坚持"以质量为核心，以服务为中心"的理念，继续不忘初心，砥砺前行，谋求新的篇章。

怀化市第二人民医院临床检验中心

怀化市第二人民医院(怀化市肿瘤医院)始建于 1944 年，1966 年化验室升级为检验科，后来更名为临床检验中心，历任科室主任有李景泉、刘广汉、刘翼成、杨华喜和黄泽亮，现任主任杨青和。科室现为怀化市市级医院临床重点专科，中南大学湘雅医院、湘雅二医院检验医学专科联盟单位。

中心现有工作人员 51 名，其中主任技师 4 人，副主任技师 8 人，主管技师 15 人；市级专业委员会副主任委员 2 人；下设输血科、临床检验实验室、微生物实验室、生化实验室、免疫实验室以及分子生物实验室。拥有迈瑞 M6000 生化免疫检测流水线 1 条，日立 008 全自动生化分析系统 1 套，罗氏 e601 电化学发光系统 2 套，西门子 ADVIA Centaur XP 全自动化学发光仪 1 台，梅里埃 VIDAS 荧光免疫仪 1 台，梅里埃 Bact/Alert 3D 血培养分析仪 1 台，梅里埃 VITEK 2 Compact 全自动细菌鉴定及药敏分析系统，迈瑞 BC7500 全自动血细胞分析仪 2 台，迈瑞 EXC810 全自动血凝仪 2 台，北京赛科希德 SF-8200 全自动血凝仪 1 台、SF-8000 全自动血凝仪 1 台，进口血气分析仪 3 台，全自动尿沉渣检测系统 3 套，全自动粪便分析仪 2 台；能开展临床检验、免疫、生化、微生物、肿瘤标志物以及基因检测项目 300 余项。

中心为确保能为临床科室和广大患者提供准确、及时的检测报告，严格按照 ISO15189 实验室认可准则和要求制定了一系列的规章制度，建立了规范的质量管理体系，对检验前、检验中和检验后的各个环节进行全过程的质量控制和管理。除了做好日常的室内质控外，还积极参加国家卫健委临床检验中心、湖南省临床检验中心及湖南省疾病预防控制中心开展的室间质评活动，均取得优异成绩。

中心荣获科技成果 13 项，其中"肺吸虫病研究"获省科技进步奖，12 项获厅、市级科技成果奖。

中心坚持一切以病人为中心的服务宗旨，以优良的质量作为保证，全心全意为广大患者提供最优质的健康服务。

湘西土家族苗族自治州人民医院检验科

湘西土家族苗族自治州人民医院(吉首大学第一附属医院)始建于1952年,同期建立化验室,后来再升级为检验科,历任科室主任有邵科华、盛爱珍和陆世华,现任主任符自清。科室现在是湘西州临床检验质量控制中心主任和湘西州医学会检验专业委员会主任委员的挂靠单位。

科室现有工作人员60名,其中高级职称14人,中级职称25人,检验医师6人;90%以上为本科以上学历,其中硕士6人。

科室占地2400平方米,固定资产3000多万元;拥有罗氏生化流水线,迈瑞BC-6900血细胞分析流水线,希森美康XT-4000i全自动五分类血细胞分析仪,希森美康CS-5100凝血流水线,尿液分析流水线,索灵LIAISON XL发光分析仪,日立7600-020和7600-110全自动生化分析仪,强生Vitros 6500急诊生化分析仪,贝克曼IMMAGE特定蛋白分析仪,SQA-V全自动精子质量分析仪,希森美康UF-1000i全自动尿沉渣分析系统,全自动粪沉渣分析系统,罗氏450实时荧光定量扩增仪,梅里埃Bact/alert血培养仪和Compact 2微生物鉴定和药敏测试系统。设有门诊检验、核酸、生化、免疫、微生物、血凝、儿科、发热、质量控制等9个医疗单元。2019年成为全国24个结核监测点成员并启用P2+结核实验室,2020年启用1万管P2+核酸实验室。

科室分别自2010年和2016年开始承担吉首大学医学院临床本科"诊断学"课程、研究生"临床检验诊断学进展"等理论教学。自2010年,科室科研团队围绕湘西原发性高血压人群和淋病奈瑟菌感染开展了系列研究;主持省、州级科研课题4项,在专业期刊发表学术论文20余篇。

科室理念:精益求精,全心服务临床,担当社会责任,指导州内同行共同发展。

第三部分

学科人物

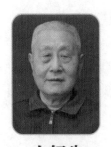

白绍先
（Bai Shaoxian）

白绍先，男，1930年6月出生，北京市人，中共党员，主任技师，曾任解放军第一六三（现九二一）医院检验科主任。曾任湖南省医学会检验专业委员会第三和第四届副主任委员、广州军区检验专业委员会副主任委员。先后在湖南省军区机关医院检验科、中南军区第62医院检验科、解放军第一六三（现九二一）医院检验科工作。获军队科技进步奖三等奖1项；参编专著1部。

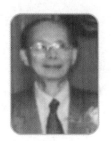

蔡大立
（Cai Dali）

蔡大立，男，福建晋江人，教授，曾任中南大学湘雅医院检验科主任，中南大学湘雅二医院内科主任、消化内科主任，是我国著名的消化内科专家。1950年毕业于湘雅医学院医疗系，1950年代中期兼任湘雅医院检验科第四任主任，1958年到湘雅二医院内科工作，率先在湖南省内建立消化专业组、消化内科；1960年获评湖南省先进工作者；编写出版专著数部，发表学术论文10多篇；20世纪80年代末定居美国。

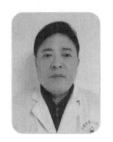

蔡小平
（Cai Xiaoping）

蔡小平，男，1961年出生于湖南常德市鼎城区（原常德县），大学本科，主任技师，湖南省常德职业技术学院附属第一医院检验科主任。毕业于湖南师范大学医学院检验系，从事临床检验工作28年；曾在中南大学湘雅二医院进修血液细胞学检验，擅长血液细胞、生化、微生物检验，常德市医学会检验专业委员会副主任委员、常德市临床检验质量控制中心副主任，湖南省综合评标专家库成员；主持常德职业技术学院科研课题1项；在专业期刊发表学术论文数篇。

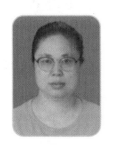

曹清香
（Cao Qingxiang）

曹清香，女，1975年12月出生，湖南衡南人，硕士，主任技师。2008年南华大学病原生物学专业硕士研究生毕业，研究方向为分子病毒学与免疫学；2008年6月就职于湖南省衡阳市妇幼保健院检验科，自2014年起主要从事临床基因扩增技术及诊断工作。2015年晋升为副主任技师，2020年晋升为主任技师；完成省级科研课题1项，参与省级科研课题2项，主持市级科研课题1项，参与市级科研课题1项；在专业期刊发表学术论文10余篇。

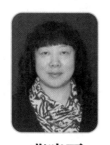

曹晓丽
(Cao Xiaoli)

曹晓丽,女,1970年4月出生,湖南永兴人,主任技师。郴州市医学会检验专业委员会常务委员。在湖南省郴州市第一人民医院检验科工作20余年,曾负责门急诊检验工作10年,目前从事染色体核型分析、产前诊断工作;在专业期刊发表学术论文10余篇。

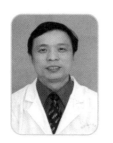

曹友德
(Cao Youde)

曹友德,男,1963年11月出生,湖南长沙县人,硕士,教授,一级主任技师(正高二级),硕士研究生导师,湖南省人民医院检验科主任。湖南省医学会检验专业委员会第九和第十届副主任委员、中国医师协会检验医师分会委员、中国研究型医院学会检验医学专业委员会委员、中国老年医学学会检验医学专业委员会委员、湖南省医师协会检验医师分会副会长、湖南省医院协会临床检验管理专业委员会副主任委员、湖南省医学教育科技学会医学检验教育专业委员会副主任委员、中国合格评定国家认可委员会医学实验室认可技术评审专家;《中国现代医学杂志》常务编委,《国际检验医学杂志》《中国组织工程研究》杂志编委。主持国家、省、厅科研课题10项,获湖南省医学科技进步奖二等奖、三等奖3项,湖南省预防医学科技进步奖三等奖1项,湖南省自然科学优秀学术论文2篇;发表学术论文80多篇,主编专著2部,参编专著5部。

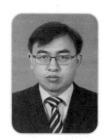

陈 恩
(Chen En)

陈恩,男,1982年11月出生,甘肃定西市人,医学博士,副主任技师。中国微生物学会医学微生物与免疫学专业委员会四体学组常务委员,湖南省医学会检验专业委员会第十届青年委员,湖南省免疫学会免疫学诊断分会委员,衡阳市医学会检验专业委员会委员、秘书;在南华大学第一附属医院检验医学中心工作,主要从事分子诊断及免疫检验。主持省级科研课题2项、校级教研教改课题1项、院级新项目新技术1项,在国内外专业刊物发表学术论文10余篇;获"湖南省抗击新冠肺炎疫情先进个人""衡阳市抗击新冠肺炎疫情先进个人""南华大学附属第一医院最美逆行者"等荣誉。

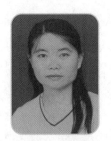

陈　华
（Chen Hua）

陈华，女，1968年8月出生，湖南茶陵人，大学本科，主任技师，现任湖南省长沙市第三医院检验科副主任。湖南省中医药和中西医结合学会检验医学专业委员会委员、长沙市医学会检验专业委员会委员、长沙市临床检验质控中心委员、湖南省医学会医疗事故技术鉴定专家库成员、湖南省卫生系列高级职称评委库专家；毕业于中南大学湘雅医学院医学检验专业，一直在长沙市第三医院检验科工作；擅长分子生物检验、免疫检验和生化检验；在专业期刊上发表学术论文20余篇，其中有6篇论文被湖南省医学会和长沙市科学技术协会评为优秀学术论文；主持湖南省医药卫生科技计划课题1项，获得湖南省科学技术研究成果登记证书，并获长沙市科学技术进步奖三等奖。

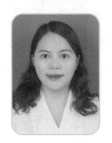

陈华桂
（Chen Huagui）

陈华桂，女，1976年10月出生，湖南溆浦人，大学本科，主任技师，湖南医药学院第一附属医院门诊化验室负责人。湖南省医学会输血学专业委员会第二届委员、怀化市二甲医院评审专家；2001年毕业于南华大学医学检验专业；2001年起在湖南医药学院第一附属医院检验科（2016—2017年在输血科）工作；曾担任门急诊检验组组长4年，参与科室管理。擅长临床生化、临床血液、临床输血等各种检验技术。多次被医院评为"先进个人"，2017年被评为"创三甲优秀个人"，2020年被评为一线抗疫"优秀个人"；主编专著1部，参编专著1部，主持省级科研课题1项，参与省市级课题5项，发表学术论文9篇。

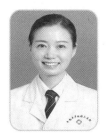

陈　辉
（Chen Hui）

陈辉，女，1973年4月出生，湖南祁东人，硕士，副主任技师，中南大学湘雅三医院检验科副主任。兼任湖南省医学会检验专业委员会第十届委员兼秘书、中华医学会检验医学分会第十届临床生化学组委员、中国中西医结合学会检验医学专业委员会免疫性疾病实验诊断专家委员会委员；长期从事临床检验工作，主要研究方向为慢性应激所致脑功能障碍的机制研究。主持和参与多项国家级、省级和厅级科研课题，主编专著1本，在专业期刊发表学术论文30余篇，多次荣获湖南省医学科技奖。

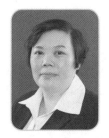

陈　键
（Chen Jian）

陈键，女，1968年5月出生于湖南省长沙县，主任技师，硕士研究生导师，湖南省人民医院检验二科（原湖南省马王堆医院检验科）副主任（主持工作）。中国中西医结合学会检验医学专业委员会内分泌及代谢疾病检验诊断学术委员会常务委员、中国微生物学会临床微生物学专业委员会细菌耐药性调查监测学组副组长、湖南省医师协会检验医师分会委员、湖南省中医药和中西医结合学会检验医学专业委员会委员、湖南省预防医学会微生态学专业委员会委员。从事实验室诊断研究 30 多年，主持省、厅级科研课题多项；在《中华高血压杂志》《中华医院感染学杂志》《中国老年学杂志》《中国感染控制杂志》《中国医师杂志》《中国卫生检验杂志》等期刊发表学术论文 20 多篇。

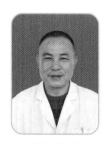

陈建设
（Chen Jianshe）

陈建设，男，1971 年 2 月出生，湖南邵阳县人，在职研究生，主任技师，湖南省邵阳市中心医院医学检验科主任。湖南省医学会检验专业委员会第九届和第十届委员、湖南省医院协会临床检验管理专业委员会委员、湖南省医师协会检验医师分会委员、湖南省中医药和中西结合学会检验医学专业委员会委员、邵阳市医学会检验专业委员会主任委员、邵阳市临床检验质量控制中心主任。擅长微生物学和分子生物学检验，理论基础知识扎实，具备丰富的临床经验；近年来，主持和参与多项省、市级科研项目，获市级科技进步二等奖 1 项。在《中国感染控制杂志》《中国医师杂志》《南华大学学报（医学版）》《医学临床研究》《实用预防医学》等期刊发表学术论文 10 余篇。

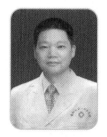

陈景章
（Chen Jingzhang）

陈景章，男，1965 年 9 月出生，湖南沅江人，大学本科，主任技师，湖南省益阳市第一中医医院检验科主任，益阳市临床检验质控中心副主任，益阳市临床用血质控中心副主任。湖南省中医药和中西医结合学会检验医学专业委员会常务委员、益阳市医学会检验专业委员会副主任委员；湖南省卫生健康委系统高级职称评委、湖南省中医药管理局医院等级评审专家；1992 年毕业于湖南医科大学（现中南大学湘雅医学院）医学检验专业；在专业期刊发表学术论文 10 篇。

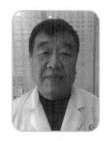

陈克雄
（Chen Kexiong）

陈克雄，男，1949 年 6 月出生，湖南道县人，中共党员，主管技师。1970—1971 年湖南省永州卫校检验专业学习，毕业后分配到永州市中心医院检验科工作，1980 年任永州市中心医院检验科副主任，1985 年担任永州市医学会检验专业委员会主任委员，1990—1995 年担任湖南省医学会检验专业委员会第四届委员，2009 年退休，从事临床检验工作近 40 年。

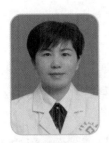

陈兰芳
（Chen Lanfang）

陈兰芳，女，1973 年出生，湖南津市人，中共党员，大学本科，主任技师，湖南省津市市人民医院检验科主任。湖南省免疫学会免疫诊断分会第一届委员、常德市医学会检验专业委员会第五届委员；本科毕业于中南大学湘雅医学院，2018 年 1 月至今担任湖南省津市市人民医院检验科主任。在《中华检验医学杂志》《实用预防医学》等期刊发表学术论文 6 篇；2020 年 5 月荣获常德市新冠肺炎防控记功奖励，2020 年 8 月荣获医院优秀学科带头人奖励。

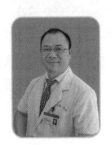

陈立华
（Chen Lihua）

陈立华，男，1967 年 9 月出生，湖南宁乡人，大学本科，主任技师，湖南省长沙市第一医院临床检验中心主任，长沙第一医院药物临床试验基地检验医学基地负责人，长沙第一医院住院医师培训基地检验医学基地负责人。湖南省医学会检验专业委员会第八届青年委员、第九届委员，湖南省医师协会检验医师分会委员，长沙市医学会检验专业委员会第五、六、七届副主任委员；1989 年湖南医科大学（现中南大学湘雅医学院）医学检验系本科毕业，专业方向为临床化学与临床免疫检验，检验技术适用性研究及检验科管理等；在专业期刊发表学术论文 10 余篇，获发明专利 2 项。

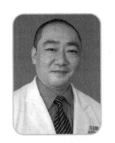

陈　明
（Chen Ming）

陈明，男，1976 年 9 月出生，湖南郴州人，中南大学湘雅医学院临床检验诊断学硕士，湖南旺旺医院检验科副主任。曾先后就职于湖南省临床检验中心、广西自治区人民医院检验科和湖南旺旺医院检验科。发表《端粒酶检测方法的改进》等学术论文数篇，参与"Silica-KI 快速提取外周血基因组 DNA 的实验研究"和"广西白血病患者细胞色素P450 和谷胱甘肽硫转移酶基因多态性分析"等科研课题；曾获"湖南省卫生厅直属单位优秀团员"、湖南旺旺医院"五一劳动模范"等荣誉称号。

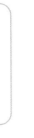

陈士竹
（Chen Shizhu）

陈士竹，男，大学本科，主任技师，曾任湖南省怀化市第一人民医院检验科主任。曾任湖南省医学会检验专业委员会委员、怀化市医学会检验专业委员会主任委员；1964 年毕业于湖南医学院（现中南大学湘雅医学院）医学检验专业本科，1990 年代初到深圳市东湖医院（现深圳市第三人民医院）工作，曾任检验科主任；在专业期刊发表学术论文 20 余篇，获怀化地区科技进步奖三等奖 1 项。

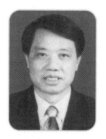

陈雪初
（Chen Xiechu）

陈雪初，男，1953年11月出生，湖南衡南人，二级主任技师，教授，硕士研究生导师，1993年7月—2012年10月历任湖南省人民医院检验科副主任（缺正职）、科主任暨临床医学检验教研室主任，2013年12月退休。曾任湖南医学会检验专业委员会第六届委员、第七和第八届副主任委员、第九届顾问，湖南省医院协会临床检验管理专业委员会第一和第二届副主任委员，湖南省临床检验质量管理委员会专家。任湖南省司法厅物证法医，湖南省卫生系列高级职称评委等职；曾任《医学临床研究》杂志编委、《中华医药杂志》常务编委；2006年起被聘为硕士研究生导师；工作期间曾获湖南省卫生厅三等功2次，湖南省卫生系统"优秀共产党员"称号4次。20世纪80年代初期主要从事临床生物化学检验及研究，在湖南省内率先开展肌酸激酶同工酶、乳酸脱氢酶同工酶、尿液蛋白分子聚丙烯酰胺凝胶电泳分型等检测，1996年开展乙肝基因PCR定性检测。对临床生物化学、临床免疫、亲子DNA及RNA鉴定分子生物学技术、临床检验方法学引进及评价有较扎实的理论基础和丰富的临床应用经验。主持湖南省科技厅、湖南省卫生厅科研课题2项；参编著作有《临床化学常用项目自动分析法》（第3版，副主编）、《全国中、小学生体检标准》、《湖南省医务人员培训指南》、《湖南省乡镇卫生院检验人员培训教材》等；在专业期刊发表学术论文30余篇，其中第一作者10余篇。

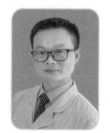

陈　勇
（Chen Yong）

陈勇，男，1981年4月出生，湖南长沙人，临床检验诊断学硕士，副主任技师，湖南省长沙市第一医院检验科副主任（主持工作）。湖南省医学会检验专业委员会第十届青年委员、湖南省医师协会检验医师分会青年委员、长沙市医学会检验学专业委员会委员、湖南省政府采购评审专家库专家、长沙市医疗器械行业协会专家；2004年本科毕业于中南大学医学检验系。主持省级课题1项、市厅级课题2项，在国内外专业期刊发表学术论文10余篇。

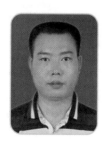

陈友军
（Chen Youjun）

陈友军，男，1978年5月出生，湖南耒阳人，大学本科，主任技师，湖南省衡阳市妇幼保健院检验科副主任。2003年7月毕业于南华大学，在衡阳市妇幼保健院检验科工作至今，其间，2010年9月至2011年3月在中南大学湘雅医院检验科病原微生物实验室进修半年，2011年4月至今从事病原微生物检验工作；2020年晋升主任技师；在专业期刊发表学术论文数篇。

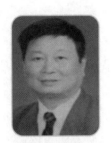

陈正炎
（Chen Zhengyan）

陈正炎，男，1938年9月生，湖南沅江市人，中共党员，中南大学湘雅医学院教授，硕士研究生导师，曾任中南大学医学检验系主任，1993年起享受国务院政府特殊津贴。曾任卫生部全国高等医学院校医学检验专业教材编审委员会委员，全国医学教育学会检验专业组常务理事，湖南省生物化学与分子生物学学会副理事长、秘书长；曾被评为卫生部"教书育人先进个人"，两次荣获湖南省高等院校"优秀共产党员"称号；2018年7月全国高等医学院校医学检验技术专业临床生物化学及分子生物学组授予"终身贡献奖"，2019年11月全国高等医学院校医学检验专业校际协作理事会授予"医学检验教育杰出成就奖"；从事医学检验教育近50年，培养了一批医学检验专业人才，为医学检验专业技术的发展作出了贡献；1963年7月毕业于湖南医学院医疗系，留校担任生物化学的教学及科研工作；1986年担任湖南医科大学医学检验系主任，组建了湖南医科大学医学检验专业，承担了临床生物化学、生物化学技术及分子生物学的教学与科研任务；承担国家自然科学基金课题及省部级科研课题多项。发表科研论文7篇，主编、参编教材和参考书6部，担任5种全国性杂志编委；2001年退休后受聘为长沙医学院医学检验系主任，组建了长沙医学院医学检验专业并任教10年。

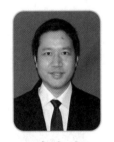

陈中湘
（Chen Zhongxiang）

陈中湘，男，1978年9月出生，湖南隆回人，硕士，主任技师，湖南省岳阳市一人民医院检验科临床微生物组组长。2003年本科毕业于南华大学医学检验专业获学士学位；2010年研究生毕业于中南大学，获微生物学硕士学位；2010年7月至今在岳阳市一人民医院检验科工作。负责医院临床微生物检验工作，负责向全国耐药监测网及湖南省耐药监测网报送相关数据资料。发表学术论文10余篇，参与省级课题1项。

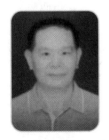

代国知
（Dai Guozhi）

代国知，男，1963年1月出生，湖南永兴人，博士，主任技师，主任医师，硕士研究生导师，曾任湖南省郴州市第一人民医院检验科副主任，郴州市第一人民医院南院院长助理。曾任湖南省医师协会检验医师分会常务委员、郴州市医学会检验专业委员会主任委员；完成湖南省级科研课题4项，市级科研课题3项，获市级科技进步奖二等奖1项，发表专业论文30余篇，其中SCI收录期刊论文3篇。

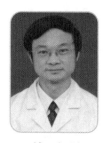

戴鹏程
(Dai Pengcheng)

戴鹏程，男，1962年10月出生，湖南宁乡人，中共党员，大学本科，主任技师，湖南省湘潭市第三人民医院检验科主任。湘潭市医学会检验专业委员会委员、湘潭市临床检验质量控制中心委员、湘潭市临床用血质量控制中心委员。1983年参加工作，1985年入党，从事医学临床检验工作30多年，具有丰富的临床检验经验和实践工作能力，专业特长为临床生化及微生物检验。曾在中南大学湘雅二医院检验科进修学习，在专业期刊上发表学术论文数篇。

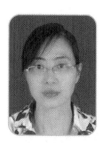

戴忠红
(Dai Zhonghong)

戴忠红，女，1967年9月出生，湖南麻阳人，大学本科，主任技师，湖南医药学院第一附属医院检验科主任。怀化市医学会检验专业委员会副主任委员，湖南省政府采购专家库专家，湖南省卫生系列高级职称评审专家。2004年毕业于南华大学，2011年晋升为主任技师。擅长临床生化、分子生物学检验。参与湖南卫健委科研项目"ADAMTS13在ECMO治疗中的出凝血监控研究"，参编专著《临床输血病例解析200例》，在专业期刊发表学术论文6篇。

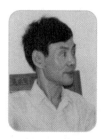

邓学思
(Deng Xuesi)

邓学思(1937—2014)，男，湖南常德县(现常德市鼎城区)人，中共党员，副主任技师，曾任湖南省常德市第一人民医院检验科主任。曾任湖南省医学会检验专业委员会第二、第三届委员，常德市医学会检验专业委员会主任委员(1986—1998年)，《实用临床检验杂志》常务编委。1959年9月毕业于卫校检验专业，分配到衡阳医学院生化教研组任技术员，1962年2月转入湖南医学院生化教研组任技术员。在湖南医学院工作期间，参加《生物化学——细胞的结构与功能的分子基础》一书的翻译工作。1977年2月调到常德市第一人民医院检验科任检验士，1979年12月晋升为检验师，1988年2月破格晋升为副主任技师。1984年4月任检验科副主任，同年11月起任科主任13年。带领全科同仁圆满完成各项工作任务，加强科室建设，改进了诸如血糖、血清钙测定等方法，完善技术操作规程以保证检验质量。建立了血清蛋白电泳、免疫球蛋白测定、血气分析等新项目，相继检测出多发性骨髓瘤、血红蛋白病、双白蛋白血症、类孟买血型和性联无丙种球蛋白血症等遗传性疾病病例。在《中华医学遗传学杂志》等发表学术论文4篇；在《国外医学·临床生物化学与检验学分册》《国外医学·分子生物学分册》等发表综述、译文12篇。1983年与吴雅立合作完成的"关于配制ABL-2型血气分析仪所用校正液的研究"获1985年度常德地区科技进步奖三等奖。

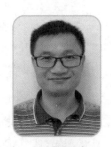

邓耀明
（Deng Yaoming）

邓耀明，男，1976年8月出生，湖南武冈人，大学本科，主任技师。湖南省株洲市医学会临床输血专业委员会委员。2001年南华大学本科毕业至今在湖南省株洲市妇幼保健院检验科工作，2004年1月—2004年4月在中南大学医学遗传学国家重点实验室进修学习，2005年6月—2014年3月在医院新生儿疾病筛查、产前筛查中心实验室工作；擅长生化检验、实验室质控管理等。在《中国优生与遗传杂志》《热带病与寄生虫学》《国际检验医学杂志》《实用预防医学》等专业期刊发表学术论文9篇，其中第一作者7篇。

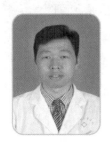

邓永超
（Deng Yongchao）

邓永超，男，1979年10月出生，湖南汉寿人，硕士，副主任技师。湖南省医学会检验专业委员会第十届青年委员、湖南省预防医学会微生态学专业委员会委员；在湖南省儿童医院检验中心从事临床检验近20年，具有扎实的理论基础和丰富的实践经验，擅长临床分子生物学检验、临床输血和免疫学检验，尤其对临床疑难病例的分析具有较丰富的经验；主持完成医院科研课题2项，参与省、厅级科研课题3项，在专业期刊发表学术论文20余篇，在各类报刊杂志发表医学科普文章10余篇。

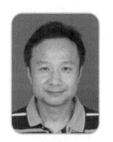

丁建军
（Ding Jianjun）

丁建军，男，1972年10月出生，湖南攸县人，主任技师，湖南省株洲市中医伤科医院检验科主任。1997年6月于湖南医学高等专科学校毕业，在湖南省株洲市中医伤科医院工作至今，本科毕业于南华大学；2002年至今任检验科主任；2012年晋升副高职称，2019年晋升正高职称；主要从事临床医学检验技术，如生化检验、临床检验、免疫学检验，以及微生物检验等方面的工作，比较熟悉临床医学检验技术及临床输血技术的理论知识、实践操作及管理。

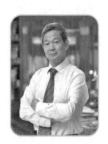

丁建文
（Ding Jianwen）

丁建文，男，1957年出生，湖南省长沙市人。1980年12月至2003年3月在长沙市第四医院检验科工作，曾任检验科主任。1987年，撰写的血红蛋白测定新方法的论文，获评中华医学会检验分会首届中青年学术会议优秀论文。1994年3月创办长沙高新技术产业开发区爱威生物仪器研究所，2002年6月至2012年9月担任湖南爱威医疗科技有限公司董事长兼总经理，2012年9月至2019年4月担任湖南爱威医疗科技有限公司董事长兼总经理，2019年4月至今担任湖南爱威医疗科技有限公司董事长。现兼任"医学显微镜检验自动化湖南省工程研究中心"主任、"湖南省医学显微镜检验人工智能工程技术研究中心"主任、中国医学装备协会临床检验装备与技术委员会常委等职务；入选中共中央组织部和人力资源社会和保障部联合授予的"国家高层次人才特殊支持计划领军人才"（即国家"万人计划"人才）、科技部"科技创新创业人才"；先后主持或参与了多项国家、湖南省、长沙市各类科技计划项目，多次荣获中国专利奖、湖南省技术发明奖、长沙市科技进步奖等奖项，荣获"第四届湖南省十大优秀专利发明人""长沙市优秀创新创业企业家""2019中国新经济领航人湖南区域十强"等荣誉称号。

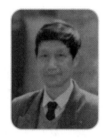

董庆书
（Dong Qingshu）

董庆书，男，1936年出生，山东青岛人，主管技师，曾任湖南省衡阳市中心医院（原衡阳市第二医院）检验科主任。曾任湖南省医学会检验专业委员会委员、衡阳市医学会检验专业委员会主任委员、衡阳市临床检验质量控制中心副主任；曾多次获市和所在单位"先进工作者""优秀共产党员"及立功授奖。获国家技术专利5项，市科学技术进步奖四等奖1项；在专业期刊发表学术论文9篇；参编专著1本。

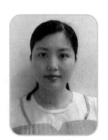

董　政
（Dong Zheng）

董政，女，1980年3月出生，天津人，大学本科，主任技师。1998年7月—2002年4月在湖南省株洲四三零医院检验科工作，2002年5月—2005年8月在株洲六零一医院检验科工作，2005年9月至今在湖南旺旺医院检验科微生物室工作。2020年晋升主任技师；在专业期刊发表学术论文5篇。

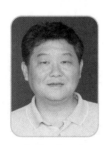

段建平
（Duan Jianping）

段建平，男，1959年11月出生，湖南长沙人，中共党员，大学本科，主任技师，曾任湖南省湘潭市中心医院分子生物实验室主任，湖南省药学会药物基因组学专业委员会委员。1982年郴州卫校临床检验专业毕业，分配至湘潭市中心医院检验科工作，1994年在广州医科大学进修，2001年11月参加卫生部全国临床基因扩增检验实验室技术人员理论培训，2002年参加中南大学分子生物学技术在医学检验中的应用培训班，2003年任检验科副主任，2005年晋升为副主任技师，2012年任分子生物实验室主任，2015年晋升为主任技师，2019年12月退休。作为湘潭地区分子诊断技术的带头人，有丰富的检验操作及管理经验；率先开展定性PCR技术检验工作，填补湘潭市分子检验的空白；率先开展定量PCR；引进芯片杂交技术用于宫颈癌筛查；引进湘潭市第一台一代测序仪，开展肿瘤靶向药、心血管个性化用药基因检测；多年来所负责的实验室在卫生部临床检验中心室间质评活动中多次评为优秀。组织编写《临床扩增实验室的 SOP》；主持和参与科研课题多项，获湘潭市科技进步奖二等奖 2 项、三等奖 3 项；在专业期刊发表学术论文 20 余篇。

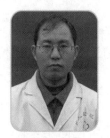

符自清
（Fu Ziqing）

符自清，男，1965 年 3 月出生，湖南泸溪人，副主任技师，湖南省湘西土家族苗族自治州人民医院（吉首大学第一附属医院）检验科主任。湖南省医学会检验专业委员会第八、第九、第十届委员，湘西土家族苗族自治州医学会检验专业委员会主任委员、湘西土家族苗族自治州临床检验质量控制中心主任；擅长生化、免疫、基因检测、临床检验；发表学术论文 10 余篇。

高铭文
（Gao Mingwen）

高铭文，男，福建晋江人，教授，著名消化内科专家，20 世纪 50 年代末至 60 年代初兼任中南大学湘雅医院检验科第五任科主任。1949 年毕业于湘雅医学院医疗系，先后在湖南医学院第一附属医院（现中南大学湘雅医院）和第二附属医院（中南大学湘雅二医院）、湖南省马王堆干部疗养院（现湖南省人民医院马王堆院区）工作，曾任马王堆疗养院消化内科主任、副院长。

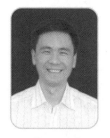

高　鹏
（Gao Peng）

高鹏，男，1963 年 12 月出生，四川邛崃市人，主任技师，湖南省湘潭市二医院副院长、原检验科主任。湘潭市医学会常务理事、检验专业委员会第六届主任委员、市中医药学会副会长；在专业期刊发表学术论文多篇，获市级科技成果奖 1 项。

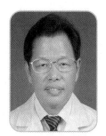

龚建武
（Gong Jianwu）

龚建武，男，1962 年 2 月出生，湖南浏阳人，主任技师，湖南省长沙市第四医院（长沙市中西医结合医院、湖南师范大学附属长沙医院）检验科主任。湖南省医学会检验专业委员会第十届委员、长沙市临床检验质量控制中心副主任、长沙市医学会检验专业委员会副主任委员；1984 年毕业于湖南医学院（现中南大学湘雅医学院）医学检验系，先后在长沙市第一医院、第四医院检验科工作；擅长临床免疫学、临床生化、临床血液学检验，对临床检验及其在临床诊治中的应用有较深的造诣；在专业期刊发表学术论文 10 余篇，主持完成省级科研课题 2 项。

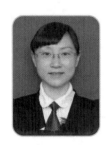

龚燕飞
(Gong Yanfei)

龚燕飞，女，1975 年 8 月出生于湖南汨罗市，中共党员，中南大学湘雅医学院硕士毕业，主任技师，现任湖南省岳阳市一人民医院检验中心主任、精准医学中心主任、法制科科长。兼任岳阳市医学检验中心主任、岳阳市临床检验质量控制中心主任、岳阳市医学会检验专业委员会副主任委员、岳阳市医学会生殖医学专业委员会委员、岳阳市产前诊断质量控制中心委员；擅长医学检验技术及辅助生殖实验室技术，母婴保健实验室技术等；2012 年创建岳阳市中心医院生殖中心实验室，开展了一代、二代试管婴儿技术，并通过国家卫健委评审；2018 年创建岳阳市中心医院精准医学中心，目前已开展肿瘤靶向用药基因检测和无创产前 DNA 检测等高通量测序项目；多次被评为"优秀医务工作者"，2020 年入选"岳阳名医"；主持省、市级科研课题 3 项，获岳阳市科技进步奖二等奖 1 项，发表学术论文 20 余篇。

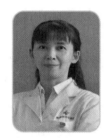

顾　敏
(Gu Min)

顾敏，女，1968 年 10 月出生，江苏无锡人，中共党员，主任技师，湖南省株洲市中心医院(中南大学湘雅医学院附属株洲医院)医技科主任，检验医学中心原主任，兼任株洲市临床检验质量控制中心主任。湖南省医学会检验专业委员会第七、第八、第九届委员，株洲市病原微生物实验室生物安全专家委员会主任委员，中国分析测试协会标记免疫分析专业委员会常务委员，中国医学装备协会现场快速检测(POCT)装备技术分会委员，湖南省健康服务业协会医卫检验分会常务理事，湖南省医师协会检验医师分会委员，湖南省医院协会临床检验管理专业委员会委员。株洲市首批卫生人才"135"工程学科骨干，2017 年被评为株洲市高层次人才。毕业于中南大学湘雅医学院医学检验系；曾在中南大学湘雅医学院进修临床检验诊断学专业硕士研究生课程；具有医学实验室认可内审员资质和司法鉴定人资质；先后参加在中国香港、新加坡和美国哈佛大学举办的医院管理和实验室管理的培训班，具有丰富的实验室管理经验；在 2020 年的新冠肺炎疫情中，不畏风险，积极抗疫，成绩突出，获得株洲市卫健委颁发的抗疫优秀指导专家和株洲市总工会颁发的五一劳动奖章；合著专著 2 部，在专业期刊发表学术论文 30 多篇，作为第一完成人的课题"降钙素原检测应用在早期诊治脓毒血症中的意义"2016 年 2 月荣获株洲市科技进步奖二等奖，合作完成的 1 项科研课题 2017 年 3 月获市级科学技术进步奖三等奖；目前参与国家科技支撑计划子课题 1 项、市级科研课题 2 项。

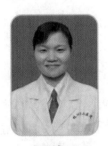

郭美珍
（Guo Meizhen）

郭美珍，女，1968年1月出生，湖南茶陵人，中共党员，大学本科，主任技师，湖南省株洲市二医院检验科主任。中国微生物学会临床微生物学专业委员会委员、株洲市临床检验质量控制中心副主任委员、株洲市医学会检验专业委员会副主任委员、株洲市医学会临床输血专业委员会委员、株洲市卫生行业临床检验专业技术带头人；从事临床检验工作30多年，曾在中南大学湘雅二医院内分泌研究所、消化实验室进修学习，具有丰富的实验室管理经验，擅长分子生物学检验、临床免疫检验、临床生化检验；根据临床需要开发了多个特殊临床检测项目，并配合临床进行临床观察和研究工作；参与完成国家级、省级科研课题3项；撰写的论文《心肌肌钙蛋白I检测及其在病毒性心肌炎诊断中的价值》获得株洲市第十一届自然科学优秀学术论文二等奖；多次受到医院、上级卫生部门的奖励，曾荣获"株洲市双文明建设先进工作者""医院优秀干部""十佳科主任""优秀科主任""卫技先锋""优秀党员"等荣誉称号；负责管理的检验科连续多次被评选为"突出贡献奖励科室""优秀科室"。

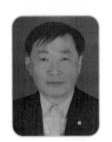

郭群华
（Guo Qunhua）

郭群华，男，1960年3月出生，湖南洞口人，大学本科，主任技师。1983年7月—1989年12月在湖南省洞口县人民医院检验科工作，1990年起在洞口县中医医院检验科工作，曾任检验科主任，2013年晋升主任技师；熟练掌握生化检验、临床基础检验、微生物检验、血液学检验技术及开展室内质控和室间质评工作，能及时解决疑难问题；1990年获得立功奖和百日优质服务奖章；在专业期刊发表学术论文10篇。

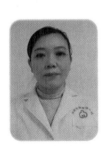

何金凤
（He Jinfeng）

何金凤，女，1971年11月生，湖南醴陵人，中共党员，大学本科，主任技师，湖南省株洲市妇幼保健院检验科副主任、输血科主任。现任湖南省遗传学会罕见病专业委员会委员、湖南省医学科技评审专家、株洲市医学会临床输血专业委员会副主任委员、株洲市临床用血医疗质量控制中心副主任委员、株洲市生物安全委员会委员、株洲市医学科技评审专家；从事医学检验20余年，在专业期刊发表学术论文6篇。

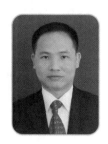

何 军
(He Jun)

何军,男,1979年11月出生,湖南常宁人,医学博士,主任技师,副教授,硕士研究生导师,南华大学附属南华医院检验科主任、输血科主任、医学检验教研室主任、临床研究所副所长。湖南省医学会检验专业委员会第十届委员、湖南省医师协会检验医师分会委员、湖南省健康服务业协会医卫检验分会理事、湖南省医学教育科技学会医学检验教育专业委员会委员、衡阳市医学会检验专业委员会副主任委员、衡阳市临床检验质量控制中心副主任委员;擅长临床检验诊断学,从事病原微生物的致病机制及诊断研究。近年来主持国家自然科学基金1项、省自然科学基金2项、省科技厅课题1项、省卫健委重点课题1项、省卫生厅课题1项,省教育厅课题1项,南华大学课题3项,参与国家自然科学基金11项;在国内外专业期刊发表学术论文30余篇,参编专著2部。

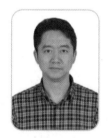

何力志
(He Lizhi)

何力志,男,1973年出生,湖南长沙县人,副主任技师,硕士研究生导师,曾任湖南省临床检验中心副主任、湖南省第二人民医院医务部副部长。湖南省医学会检验专业委员会第十届副主任委员、中国医院协会临床检验管理专业委员会青年委员、湖南省医院协会理事、湖南省临床检验质量控制中心秘书、湖南省中医药和中西医结合学会检验医学专业委员会常务委员、湖南省医学教育科技学会医学检验教育专业委员会常务委员、《临床检验杂志》第六届编辑委员会编委;从事临床检验质量管理工作20余年,发表学术论文10余篇。

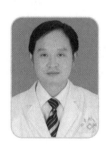

何树光
(He Shuguang)

何树光,男,1970年12月出生,湖南浏阳人,主任技师,副主任医师,硕士研究生导师,湖南省直中医医院(湖南中医药高等专科学校附属第一医院、原株洲市中医医院)检验科主任。中华中医药学会检验医学分会委员、免疫学分会委员,中国医师协会检验医师分会中医检验医学专业委员会委员,中国中西医结合学会肝病检验诊断和中西医结合疗效评价专业学术委员会委员,湖南省健康服务业协会医卫检验分会理事,湖南省中医药和中西医结合学会检验医学专业委员会副主任委员,株洲市医学会检验专业委员会副主任委员、临床输血委员会副主任委员,株洲市临床检验质量控制中心委员,株洲市血液质量控制中心副主任委员;曾在卫生部中国—丹麦医学生物学进修生培训中心进修学习微生物,在中南大学湘雅二医院和解放军301医院输血科进修学习，擅长免疫学和微生物检验诊断；参与和完成国家"863"计划"心脑血管慢性损伤及急救指标等体外诊断试剂的研制"子课题 1 项；参与国家卫生计生委课题"ELISA 检测系统化，标准化对实现不同级医疗机构间结果互认的研究"；主持省级科研课题 3 项；参编专著 1 部，发表学术论文 20 余篇，其中 SCI 收录论文 2 篇。

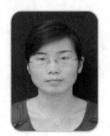

何　穗

（He Sui）

何穗，女，1976 年 5 月出生，湖南湘乡人，中共党员，硕士，主任技师，湖南省湘潭市中心医院检验科副主任。2000 年中南大学湘雅医学院医学检验系毕业，分配到湘潭市中心医院检验科工作，2002 年考入中南大学湘雅医学院医学检验系，就读临床检验诊断学专业研究生，2005 年硕士研究生毕业后回医院检验科工作，2010 年 11 月晋升为副主任技师，2018 年晋升为主任技师，是年获聘长沙医学院特聘教授，2019 年 1 月任检验科副主任。任湘潭市全科医师培训讲师、住院医师规范化培训带教老师、县级医院临床药师专科专病临床审方同质化培训班讲师。

擅长临床生化及免疫学检验；在专业期刊发表学术论文 10 余篇；多次获评医院"优秀党员""三八岗位能手"及其他嘉奖等。

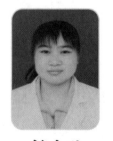

侯小珍

（Hou Xiaozhen）

侯小珍，女，1972 年 7 月出生，湖南安仁人，大学本科，主任技师。1991—2002 年在湖南宝山铅锌银矿职工医院工作，2002 年至今在湘南学院附属康复医院（原湖南省核工业 240 医院）检验科工作，除了承担开展临床检验检测外，还负责质量控制，检验仪器设备的日常维护保养、常见故障处理，出色完成任务，多次被评为"先进工作者"；在专业期刊发表学术论文 5 篇。

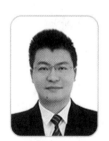

胡方兴

（Hu Fangxing）

胡方兴，男，1975 年 1 月出生，湖南长沙人，大学本科，主任技师，执业医师，湖南省长沙市第三医院检验科主任、输血科主任。长沙市医学会检验专业委员会副主任委员、湖南省神经科学学会生物样本库建设与转化委员会委员、湖南省中医药和中西医结合学会检验医学专业委员会微生物学组委员、长沙市医学会临床输血专业委员会委员；毕业于中南大学湘雅医学院医学检验专业，长期从事临床检验及实验室管理工作；发表论文 10 余篇。

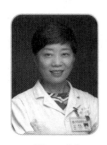

胡　敏
(Hu Min)

胡敏，女，1969年3月出生于湖北荆州市，医学博士，二级主任技师，临床检验诊断学硕士研究生导师，现任中南大学湘雅二医院检验医学科主任，湖南省临床分子诊断中心主任。湖南省医学会检验专业委员会第九届副主任委员、第十届候任主任委员，中华医学会检验医学分会第十届委员，中国医师协会检验医师分会第四届委员，湖南省医院协会临床检验管理专业委员会委员，湖南省免疫学会临床免疫分会委员，湖南省医学教育科技学会医学检验教育专业委员会副主任委员，中国合格评定国家认可委员会医学实验室认可主任技术评审员；《中华检验医学杂志》《中华临床实验室管理杂志》编委，《中国医师杂志》审稿专家等；先后获得湖南医科大学医学检验学士学位、中南大学免疫学硕士学位、中南大学内科学博士学位，作为高级访问学者于2010—2011年在美国弗吉利亚联邦大学访学一年；主要从事脂代谢与慢性炎症相关临床及机制研究、抗菌肽抗菌作用机制等方面研究，旨在为临床诊断和治疗提供敏感、特异的生物标志物和潜在治疗靶点；承担或参与包括国家级课题2项、省部级课题7项等10余项科研课题；在国内外专业期刊发表学术论文80余篇，其中以第一作者或通讯作者发表SCI收录论文20余篇；主编及参编《临床检验仪器学实验教程》《临床检验基础》《临床生物化学检验》等多部教材，获专利2项；主持完成的"血常规复检规则的应用、验证及优化"荣获2017年中南大学临床研究与医疗新技术成果奖一等奖。

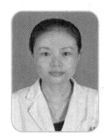

黄彩芝
(Huang Caizhi)

黄彩芝，女，1976年4月出生，湖南沅江人，硕士，主任技师，湖南省儿童医院检验中心副主任。从事临床检验工作20余年，拥有全面扎实的理论基础知识和丰富的实验室诊断经验，擅长临床生化、临床免疫及临床输血与血液学检验，主攻方向为儿童血栓与止血性疾病的实验室诊断及感染性疾病的快速实验室诊断；主持省、厅、院级科研课题7项，参与国家级、省、厅级科研课题多项；在SCI收录期刊、《中华检验医学杂志》等期刊发表学术论文40余篇，在各类报刊杂志发表医学科普文章40余篇。

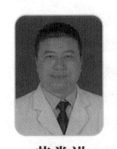

黄常洪
（Huang Changhong）

黄常洪，男，1974年1月出生，湖南资兴人，大学本科，主任技师，郴州市第一人民医院物资设备科副科长。郴州市第一人民医院惠爱人才医学亚专科带头人、郴州市医学会检验专业委员会常务委员、湖南省健康服务业协会医学装备管理服务分会理事；先后在湖南省核工业二四○医院和郴州市第一人民医院工作，曾任郴州市第一人民医院南院检验科门急诊检验组组长；在专业期刊发表学术论文20余篇。

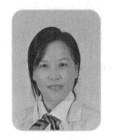

黄宏君
（Huang Hongjun）

黄宏君，女，1967年8月出生，湖南衡阳人，中共党员，主任技师，湖南省肿瘤医院（中南大学湘雅医学院附属肿瘤医院）检验科副主任。中国医疗保健国际交流促进会基层检验技术标准化分会委员、湖南省健康服务业协会医卫检验分会常务理事、湖南省预防医学会第二届肿瘤防治专业委员会常务理事、中国医药教育协会肺部肿瘤专业委员会委员、湖南省医院协会临床检验管理专业委员会委员、湖南省免疫学会理事、湖南省中医药和中西医结合学会检验医学专业委员会委员、中国微生物学会临床微生物学专业委员会湖南学组委员；从事临床检验工作30多年，具有丰富的临床检验专业理论知识及实际工作经验，主要从事临床微生物及质控管理和ISO15189实验室认可相关工作，熟练掌握临床微生物专业方面检验技术，能解决临床上的疑难问题；主持和参与省、市级科研课题多项，在专业期刊上发表学术论文20余篇；曾获评"优秀共产党员"及"优秀教师"。

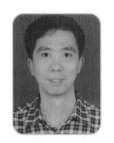

黄红卫
（Huang Hongwei）

黄红卫，男，1971年6月出生，湖南桂阳人，大学本科，主任技师，湘南学院临床微生物学和免疫学教研室教授，湘南学院附属医院微生物实验室主任、医院生物安全委员会办公室秘书。中国微生物学会临床微生物学专业委员会委员、湖南省微生物学会理事、湖南省免疫学会理事、郴州市医学会微生物学专业委员会主任委员、郴州市生物安全专家委员会副主任委员、《湘南学院学报》特约审稿专家；毕业于中南大学医学检验系，一直从事微生物检验的临床、科研和教学工作；曾在北京协和医院、北京大学人民医院、中南大学湘雅医院进修学习；擅长微生物检验、感染性疾病的诊断与治疗、抗菌药物的规范化使用、细菌耐药监测以及生物安全防控等，特别在感染性疾病诊断与细菌耐药监测方面有较深入的研究。

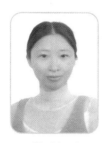

黄慧君
（Huang Huijun）

黄慧君，女，1976年6月出生，湖南涟源人，大学本科，主任技师。1994年7月—2011年9月，在湖南省涟源市中医院检验科从事临床检验工作，2011年10月，至今在湖南省娄底市娄星区人民医院负责微生物科工作，其间，1997年在中南大学湘雅医院进修骨髓细胞形态学检验，2011年在湖南省儿童医院和湘潭市中心医院进修微生物学检验；在湖南省医学会检验专业委员会"2019年临床血液、体液形态学技能竞赛"荣获个人二等奖。

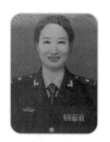

黄　敏
（Huang Min）

黄敏，女，1978年2月出生，湖南衡阳人，副主任技师，解放军第九二一医院（原解放军一六三医院）检验科基因诊断组组长。湖南省医学会检验专业委员会第十届青年委员。1995年12月入伍，2001年第一军医大学（现南方医科大学）毕业，从事检验科临床、科研、教学20年，擅长各类病原体DNA、RNA检测，流式细胞仪常规检测；2015年至今担任全军呼吸道病毒实验室负责人，负责呼吸道病毒实验室检测，监测及培训；2016年获评"优秀基层干部"，2017年获评"湖南师范大学十佳优秀教师"，2018年获评"全军检验医学专委会优秀技师奖"；参与湖南省教育厅一般项目5项，专业期刊发表学术论文7篇。

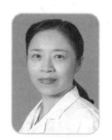

黄维亮
（Huang Weiliang）

黄维亮，女，1972年11月出生，湖南宁乡人，医学硕士，主任技师，湖南省长沙市第一医院检验科副主任。毕业于中南大学湘雅医学院，1994年参加工作，现主要研究方向为临床生物化学与分子生物学，参加科研课题多项，在专业期刊发表学术论文10余篇。

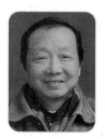

黄宇丹
（Huang Yudan）

黄宇丹，男，1935年3月出生于湖南耒阳，副主任技师，原中南大学湘雅医院检验科暨临床检验学教研室主任。湖南省医学会检验专业委员会第五届副主任委员；1951—1953年在湘雅医学院医学检验技术培训班学习，毕业后在湘雅医院检验科工作至1997年退休；在《湖南医科大学学报》《药物分析杂志》《中国输血杂志》《湖南医学》《上海医学检验杂志》等期刊发表学术论文10余篇。

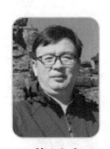

黄泽亮

（Huang Zeliang）

黄泽亮，男，苗族，1966年6月出生，湖南麻阳人，中共党员，大学本科，主任技师。曾任湖南省怀化市第二人民医院检验科主任19年，医技、门诊及急诊科支部书记21年。中华医学会微生物和免疫学分会特殊病原体学组委员、湖南省医院协会临床检验管理专业委员会委员、湖南省中医药和中西医结合学会检验医学专业委员会委员、怀化市医学检验专业委员会副主任委员、怀化市临床检验质量控制中心副主任、湖南省人民政府综合评标专家库评标专家、怀化市正兴司法鉴定所鉴定人、怀化市诗词楹联家协会会员；具有首批湖南省法医毒物分析执业资格证；在《中国误诊学杂志》《中国心血管杂志》《中国妇产科临床杂志》《中国血液净化》等刊物上发表论文12篇，一篇论文荣获怀化市第十届自然科学优秀学术论文二等奖；荣获市级科技成果奖三等奖三项；荣获怀化市第二人民医院科技成果2项。

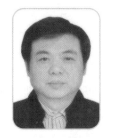

黄泽智

（Huang Zezhi）

黄泽智，男，1964年11月出生，湖南新宁人，中共党员，教授，副主任技师，硕士研究生导师，现任邵阳学院医学检验技术学院院长。校学术委员会委员，校级应用特色学科——医学检验技术专业带头人，市与校级重点实验室——分子生物学诊断实验室负责人，湖南省普通高校"特色专业"——医学检验技术专业带头人，湖南省"双一流"本科重点建设专业——医学检验技术专业负责人；兼任全国高等医药院校医学检验技术专业"十三五"规划教材建设指导委员会专家、全国首届高职高专医学检验专业教育教材建设评审委员会专家、湖南省教育厅与邵阳市人事局职称评定专家库高级评委、湖南省科学技术奖励评审专家库成员、湖南省医学教育科技学会医学检验教育专业委员会委员、邵阳市医学会检验专业委员会副主任委员、邵阳市临床检验质量控制中心副主任委员、邵阳市病原微生物实验室生物安全委员会副主任、邵阳市科技成果鉴定专家库成员。毕业于原湖南医科大学（现中南大学湘雅医学院）医学检验专业；主持湖南省科技厅、教育厅课题4项（其中省普通高校教学改革重点课题1项）、校级课题1项，主要参与厅级及以上课题15项、校级课题20多项，发表学术论文60余篇，主编国家级教材2部，副主编国家规划教材4部，参编教材9部；荣获省级教学改革研究成果奖三等奖1次。

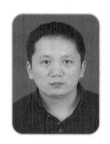

黄志敏
（Huang Zhimin）

黄志敏，男，1979年5月出生于湖南汨罗，大学本科，主任技师。1998年1月分配到汨罗市弼时镇卫生院工作，同年5月借调到汨罗中医医院工作至今，负责科室室内质控和室间质评工作以及HIV抗体初筛实验室考核工作；1999年在湘雅二医院检验科微生物室进修半年，2021年在中南大学湘雅医院检验科微生物室进修三个月；2018年湘南学院医学检验本科毕业获理学学士学位；2020年晋升为主任技师；曾多次被评为医院"先进个人"，受到汨罗市政府的嘉奖；2018年荣获汨罗市中医医院首届中国医师节"优秀医师"荣誉称号；热衷社会公益活动，积极参加医院组织的下乡义诊活动，并坚持每年无偿献血，累计献血9500毫升，荣获湖南省无偿献血奉献奖金奖和全国无偿献血奉献奖银奖；2020年，在第五届寻找岳阳"最美献血者"大型公益活动中，被评为"最美献血者"。

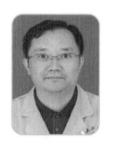

蒋洪敏
（Jiang Hongmin）

蒋洪敏，男，1968年6月出生于湖南临武县，医学硕士，副主任技师，硕士研究生导师，中南大学湘雅二医院检验医学科临床生化检验专业组长。曾任湖南省医学会检验专业委员会第六届青年委员、现任中国老年保健医学研究会检验医学分会委员、湖南省中医药和中西医结合学会检验医学专业委员会委员、《国际检验医学杂志》青年编委、湖南省政府采购中心评审专家；1987年就读于湖南医科大学（现中南大学湘雅医学院）医学检验系，1991年毕业后分配到湖南医科大学附属第二医院（现中南大学湘雅二医院）检验科工作；1995年于湖南医科大学微生物学教研室攻读硕士学位；1998年硕士毕业后回湖南医科大学附属第二医院检验科工作至今；主要从事临床生化检验工作和心血管疾病及胶乳增强免疫比浊试验方法学方面的研究工作，担任中南大学湘雅医学院医学检验系本科生教学工作，具有丰富的临床经验和管理经验；参与或主持多项省级课题；发表论文40余篇，其中SCI收录论文多篇；2006年8月开始招收硕士研究生，已毕业硕士生20多名。

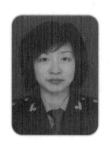

蒋 立
（Jiang Li）

蒋立，女，1978年5月出生，湖南衡阳人，主管技师。曾在解放军第一六三医院（现解放军第九二一医院）检验科工作，2020年退役自主择业。曾兼任湖南省医学会检验专业委员会第九届青年委员；主要从事免疫及分子生物诊断学，多次外出进修学习，有较系统的专业理论知识和临床工作经验，在专业期刊发表学术论文近10篇，获湖南省科技进步奖三等奖1项。

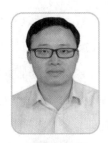

蒋然子
（Jiang Ranzi）

蒋然子，男，1976年生于湖南沅陵，硕士。湖南省脑科医院（湖南省第二人民医院）副院长，湖南省临床检验中心主任。湖南省医院协会常务理事，湖南省医学会、湖南省医师协会理事，湖南省医学会医学科普与健康教育专业委员会副主委；1997年毕业于湖南师范大学医学院临床医疗系，中南大学公共卫生学院流行病与统计学硕士研究生，1997—2005年在怀化市卫生局工作，2005—2013年在湖南省职业病防治院工作，2013—2017年担任湖南省人民医院纪委书记，2017年起担任湖南省脑科医院（湖南省第二人民医院）副院长、湖南省临床检验中心主任。积极组织领导全省进一步加强临床检验的全面质量管理工作。

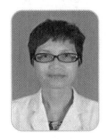

蒋玉莲
（Jiang Yulian）

蒋玉莲，女，1969年6月出生，湖南新宁人，主任技师。在湖南省儿童医院检验中心从事医学临床检验工作近30年，具有扎实的医学基础和专业知识水平，能全面掌握实验室各项操作技能，具备丰富的临床实验室工作经验；在专业期刊发表学术论文20余篇。

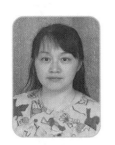

姜习新
（Jiang Xixin）

姜习新，女，1981年出生，湖南浏阳人，中共党员，硕士，主任技师，现任湖南省岳阳市二人民医院检验科主任、岳阳市精准医学检验中心主任。兼任湖南省健康服务业协会医卫检验分会常务理事、湖南省医师协会检验医师分会第一届青年委员、岳阳市医学会临床检验管理专业委员会主任委员、岳阳市医学会检验专业委员会副主任委员、岳阳市质量控制中心副主任委员、岳阳市产前诊断质量控制中心副主任委员；2000年湖南师范大学医学院本科毕业后，在株洲市第四人民医院工作；2008年重庆医科大学研究生院临床检验诊断学硕士毕业，在岳阳市二人民医院检验科工作至今；熟悉检验科的各项检验工作，擅长于分子生物学检验和生化检验，对于肿瘤的靶向基因检测有一定的研究；2015年任岳阳市二人民医院检验科副主任，2016年任副主任并主持工作，2017年正式任命为检验科主任，2019年兼岳阳市精准医学检验中心的主任，在此期间带领科室完成了实验室的全面改造和搬迁，顺利通过了"三甲"的评审工作，成功地创建了医疗器械体外诊断试剂临床试验基地，现已完成26个项目，创建了岳阳市的产筛机构，

2020年11月通过了ISO15189的现场评审；2007年完成国家自然科学基金青年项目"端粒酶逆转录酶启动子hTERT/u6嵌合启动子的SiRNA在肿瘤靶向性研究"，2010年申报湖南省科技厅项目"硅纳米携带的RNA干扰质粒逆转结肠癌耐药试验研究"，2018年申报湖南省卫计委项目"循环肿瘤DNA在结直肠癌个体化检测中的应用"；现主持国家科技部重点研发计划课题1项，湖南省卫生健康委课题1项，发表学术论文20余篇，多篇论文在省、全国性学术会议获奖，参与深圳市标准化协会主持的团体标准《医学实验室评价标准》编写。

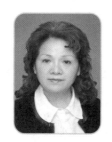

蒋显勇

（Jiang Xianyong）

蒋显勇，女，1963年12月出生，湖南郴州市人，医学学士，硕士同等学力结业，三级教授，主任技师，现任湘南学院医学影像检验与康复学院党总支书记兼湘南学院附属医院检验科主任。湖南省医学教育科技学会医学检验教育专业委员会常务委员，湖南省健康服务业协会医卫检验分会常务理事，湖南省医院协会临床检验管理专业委员会委员，湖南省医学会临床输血学专业委员会委员，郴州市医学会血液肿瘤专业委员会副主任委员、检验专业委员会副主任委员，郴州市输血质量管理委员会副主任委员，郴州市临床检验质量控制中心第一副主任等；曾在上海交通大学瑞金医院及中南大学湘雅医院进修恶性血液病形态诊断，为期一年；一直从事医学检验专业教学、临床及恶性血液病形态诊断方面的系列研究工作，临床从事及主攻方向为恶性血液病形态诊断，在此领域有较深造诣并取得了较好成绩；被评为湘南学院"教学名师"，主持"临床生物化学与检验"省级精品课程；湖南省医学检验技术"一流本科专业建设点"专业负责人、湘南学院医学检验技术特色优势专业负责人、湘南学院第一批产学研合作示范建设基地负责人；近年主持并完成国家"863"子课题1项，省、市级课题2项，主持湖南省教育厅教学改革课题，获湘南学院教学成果奖一等奖1项，参与课题获省级教学成果奖一等奖1项（第4）；主持完成国家省、市、院级科研及教改课题多项，获省级教学成果奖一等奖和湘南学院教学成果奖一等奖各1项；获郴州市科技进步奖二等奖3项、三等奖3项；在国内外学术期刊发表论文50余篇，近年副主编及参编全国高等医药院校医学检验专业规划教材8部。

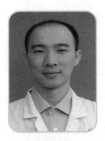

蒋晓军
(Jiang Xiaojun)

蒋晓军，男，1976 年 3 月出生，湖南邵阳县人，中共党员，大学本科，主任技师，邵阳学院附属第一医院(邵阳市第一人民医院)检验科副主任、党支部副书记。毕业于湖南师范大学医学院医学检验系。1995 年 7 月至今在邵阳学院附属第一医院检验科工作，2005 年 7 月至 12 月在中山大学附属第一医院进修，2020 年晋升主任技师。在专业期刊发表学术论文 10 篇。工作期间多次被评为"医德医风先进个人""青年岗位能手""优秀带教老师""优秀共产党员"。

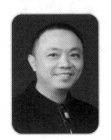

姜孝新
(Jiang Xiaoxin)

姜孝新，男，1972 年 4 月出生，湖南冷水江人，博士，主任技师，副教授，硕士研究生导师，曾任南华大学附属第一医院检验医学中心主任，现任深圳市龙华区人民医院检验科主任。湖南省免疫学会常务理事、衡阳市医学会检验专业委员会候任主任委员、深圳市医学会检验专业委员会第六届常务委员、《现代生物医学进展》和《肿瘤药学》杂志编委等。1998 年 7 月—2019 年 7 月，在南华大学附属第一医院检验医学中心工作；2019 年 8 月至今，在深圳市龙华区人民医院检验科工作。主持湖南省自然科学基金课题 2 项、湖南省教育厅基金课题 1 项，参与国家自然科学基金课题和湖南省自然科学基金课题 4 项，主持横向课题 2 项；以第一作者和通讯作者发表论文 45 篇，其中 SCI 收录论文 5 篇，专利 2 项，培养硕士研究生 8 名。

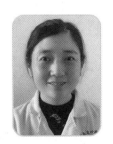

江　源
(Jiang Yuan)

江源，女，1979 年 5 月出生，湖南双峰人，硕士，博士在读，副主任技师。湖南医学会检验专业委员会第九、第十届青年委员。毕业于中南大学湘雅医学院检验系，在湖南省肿瘤医院(中南大学湘雅医学院附属肿瘤医院)检验科工作，先后从事临床检验、生化、免疫和分子生物学检验和临床研究。参与本科室 ISO15189、JCI 认证审报等工作，2011 年获得国家 ISO15189 内审员资格，在临床实践和管理工作中具有较高的理论水平和丰富的实践经验。注重科研工作与本专业临床紧密结合，近年来参与湖南省科技厅科研课题 2 项，在专业杂志发表学术论文数篇。

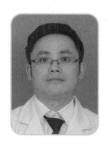

蒋最明
(Jiang Zuiming)

蒋最明，男，1973年9月出生，湖南南县人，大学本科，主任技师，现任湖南省株洲市中心医院(中南大学湘雅医学院附属株洲医院)检验医学中心行政主任。株洲市医学会检验专业委员会副主任委员、株洲市临床检验质量控制中心秘书、中国分析测试协会标记免疫分析专业委员会委员、湖南省健康服务业协会医卫检验分会理事、湖南省中医药和中西医结合学会检验医学专业委员会免疫内分泌学组委员。入选株洲市D类高层次人才，株洲市卫生人才"135"工程首批学术骨干。1998年7月毕业于湖南医科大学(现中南大学湘雅医学院)医学检验专业，2006年曾在北京协和医院检验科进修半年。发表学术论文30多篇，其中SCI收录论文1篇；参与市级课题3项，获株洲市科技进步奖二等奖1项。

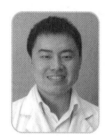

焦　巍
(Jiao Wei)

焦巍，男，1974年9月出生，辽宁省鞍山市人，大学本科，主任技师，湖南省长沙市妇幼保健院(湖南师范大学附属长沙市妇幼保健院)检验科主任。兼任中国妇幼保健协会临床诊断与实验医学分会基层实验医学(华中)工作委员会(学组)副主任委员、湖南省妇幼保健与优生优育协会妇产儿临床检验专业委员会副主任委员、湖南省医院协会临床检验管理专业委员会委员、长沙市医学会检验专业委员会委员、长沙市医学会临床输血专业委员会委员。1998年毕业于中南大学湘雅医学院(原湖南医科大学)医学检验专业五年制本科，从事临床检验及管理工作20余年，发表学术论文多篇；参与科研课题多项；荣获三等功3次，嘉奖4次，获评2019年度长沙市卫计委系统"优秀共产党员""优秀工会干部"等。

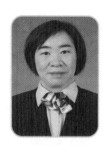

匡艳华
(Kuang Yanhua)

匡艳华，女，1970年12月出生，湖南祁东人，九三学社社员，大学本科，主任技师，南华大学附属第一医院检验医学中心细菌免疫室副主任。湖南省卫生计生系列高级职称面试评委、衡阳市耗材试剂招采专家评委。主要从事临床检验诊断、科研和教学工作。主持市级科研课题1项、校级教研课题2项，参与科研课题4项；参编教材1部；获市科技成果进步奖一等奖1项(排名第4)；在国内专业期刊发表学术论文20余篇。

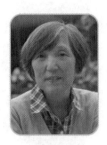

雷兰芳
(Lei Lanfang)

雷兰芳，女，1945年4月出生，湖北黄冈人，大学本科，主任技师，曾任湖南省怀化市第一人民医院检验科主任。1968年毕业于湖南医学院(现中南大学湘雅医学院)医学检验专业本科。先后在湖南省吉首市人民医院和怀化市第一人民医院从事临床检验工作，曾分别担任此两家医院检验科主任。曾任湖南省医学会检验专业委员会委员、怀化市医学会检验专业委员会主任委员。在专业期刊发表学术论文多篇。

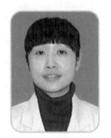

雷　鸣
(Lei Ming)

雷鸣，女，1975年5月出生于湖南常德，医学硕士，主任技师。湖南省医学会检验专业委员会第九届青年委员、湖南省抗癌协会肿瘤标志专业委员会委员。毕业于南华大学，在湖南省常德市第一人民医院(中南大学湘雅医学院广德临床学院)检验科从事临床、教学和科研工作20多年。作为项目第一负责人承担厅级、市级科研课题4项，参与省厅级、市级科研课题3项；以第一作者或通讯作者在国内专业期刊发表学术论文10余篇；主持完成"幽门螺杆菌感染与动脉粥样硬化相关性的研究"获得常德市科学技术进步奖二等奖。

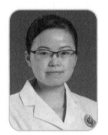

黎村艳
(Li Cunyan)

黎村艳，女，1975年出生于湖南桑植县，临床检验诊断学博士，主任技师，硕士生研究生导师，湖南省人民医院检验科医疗秘书、质量负责人、临床免疫组组长。湖南省医学会检验专业委员会第九届青年委员、中国中西医结合学会检验医学专业委员会免疫性疾病实验诊断专家委员会委员、湖南省免疫学会免疫学诊断分会常务委员；意大利Siena大学医院访问学者。曾在复旦大学附属华山医院检验科和中南大学湘雅二医院检验科进修临床免疫学检验及实验室管理等。主要从事临床免疫学检验及临床实验室认可实施与质量管理。主持、承担国家、省、厅级科研课题6项；在国内外专业期刊发表学术论文30余篇；获湖南省预防医学科学技术奖三等奖1项。

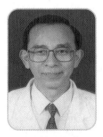

李登清
(Li Dengqing)

李登清，男，1949年1月出生，湖南宁远县人，中共党员，大学本科，主任医师，教授，临床检验诊断学博士/硕士研究生导师。曾任中南大学医学检验系副主任、医学技术与情报学院总支书记，北京军区某医院内科主任、医院副院长等职。曾任全国高等医学教育学会医学检验中青年学组理事、全国高等医学教育学会医学检验微生物学组理事、湖南省微生物学会常务理事、中国免疫学会理事、《检验医学教育杂志》常务编委、《实用预防医学》编委；湖南省自然科学基金评审专家、湖南省科技成果奖评审专家、湖南省卫生系统高级职称评审专家、湖南省教育厅高等教育高级职称评审专家、国务院教育发展中心青年骨干教师科研基金函评专家、国家"863计划"函评专家、教育部高等学校博士学科点专项科研基金函评专家。1968年3月—1986年1月，担任北京军区267、288医院军医、内科副主任、内科主任、医院副院长、党委常务委员；1986年1月—1998年6月，担任湖南医科大学保健科科长、主治医师、湖南医科大学附属第二医院14病室心内科主治医师、医院院办主任，湖南医科大学附三院心内科副教授、副主任医师，湘雅医学院检验系副主任。1998年7月起担任湖南医科大学临床检验诊断学教授、附三院心内科主任医师、中南大学湘雅医学院医学检验系副主任、中南大学医学技术与情报学院党总支书记。从事医学检验教学及其管理、研究生教育与管理以及科研管理工作20多年。承担医学检验概论、临床免疫学、临床微生物学、免疫学技术、检验仪器学、内科学等课程教学。从事内科学、心血管内科临床工作40多年，对高血压病、冠心病、先心病、心肌疾病、心律失常和心力衰竭等疾患的治疗有丰富的临床经验。主持参加国家"863"计划、国家自然科学基金及省部级科研课题共12项；获省级科技成果奖二等、三等奖及学校教学成果奖7项；在国内外专业期刊发表学术论文近100篇；主编和参编教材专著27部，其中主编16部；招收培养硕士及博士研究生近40名。

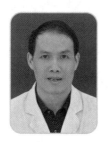

李光清
（Li Guangqing）

李光清，男，1972年1月出生，湖南嘉禾人，大学本科，主任技师，执业医师，湖南省郴州市精神病医院检验科主任。郴州市医学会检验专业委员会常务委员、湖南省卫生系列高级职称评委库专家、湖南省综合评标专家。主持完成郴州市级科研课题1项；专业期刊发表学术论文数篇。

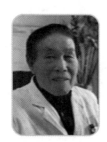

李和清
（Li Heqing）

李和清，男，1938年6月出生于湖南长沙县，中共党员，曾任湖南省长沙市第三医院检验科主任。曾任湖南省医学会检验专业委员会第五届副主任委员、长沙市医学会检验专业委员会副主任委员。1962年参加工作，从事临床检验工作近40年。1978年作为负责人之一主持长沙市第三医院检验科工作，1986年担任检验科主任。1970年担任长沙市血防医疗队副队长，到望城县开展血吸虫病防治工作半年；1975年参加省血防医疗队，到汉寿县开展血吸虫病防治工作1年；1983—

1985 年，作为专家组成员随国家卫生部组建的中国医疗队赴塞拉利昂援助，期间除圆满完成日常医学检验工作外，还担任支部委员并负责后勤工作。

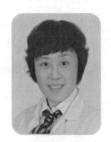

李宏燕
(Li Hongyan)

李宏燕，女，1962 年 7 月出生，湖南长沙人，主任技师。湖南省中医药和中西医结合学会检验医学专业委员会委员。在湖南省肿瘤医院（中南大学湘雅医学院附属肿瘤医院）检验科工作 30 多年，主要担任分子生物学和临床检验工作，具有丰富的理论知识和临床经验，长期担任科室实习生、进修生及新进人员的教学与培训工作。主持及参与湖南省科技厅科研课题多项；参编全国高等医学院校教材《诊断学》；在专业期刊发表学术论文 10 余篇。

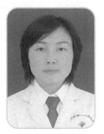

李　惠
(Li Hui)

李惠，女，1975 年 5 月出生，湖南郴州市人，主任技师，郴州市第一人民医院检验医学中心副主任（负责西院）。湖南省免疫学会免疫诊断分会委员、湖南省抗癌协会肿瘤标志物专业委员会委员、郴州市医学会检验专业委员会常务委员。承担郴州市和郴州市第一人民医院科研课题各 1 项；在专业期刊发表学术论文 10 余篇。

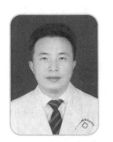

李　进
(Li Jin)

李进，男，1972 年 1 月出生，湖南常德人，中共党员，本科学历，主任技师，湖南师范大学附属湘东医院检验科主任。湖南省医院协会临床检验管理专业委员会委员、株洲市医学会检验专业委员会委员。从事医学检验工作 30 年，2005 年在湘雅医院进修学习。熟悉生物化学检验，如血气分析、糖尿病、血脂代谢紊乱、肝肾疾病、肿瘤标志物等的检验。专业刊物发表学术论文 10 余篇。

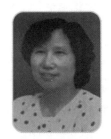

黎金莲
(Li Jinlian)

黎金莲，女，1947 年 12 月出生，湖南浏阳市人，中共党员，本科学历，主任技师，原湖南省湘潭市中心医院检验科主任。曾任湖南省医学会检验专业委员会委员、湘潭市医学会理事、检验学组（专业委员会）组长（主任委员）。1970 年 8 月湖南医学院医学检验本科毕业，分配至湘潭地区卫生防疫站从事微生物检验工作。1984 年调入湘潭市中心医院检验科，1989 年任检验科副主任，1990 年任主任，1992 年晋升为副主任技师，1998 年晋升为主任技师，2007 年退休。获湖南省科技进步奖三等奖 2 项，湖南省卫生厅科技进步奖三等奖、省医药卫生科技进步奖四等奖、湘潭市科技进步奖二等奖各 1 项；发表学术论文 9 篇。担任科主任期间，狠抓质量管理，科室获 1998 年度湖南省临床检验四项室间质评优胜奖，是全省综合医院中唯一获奖的单位。由于工作成绩突出，先后立大功，浮动工资 1 级，被湘潭市科委授予"先进科技工作者"称号，被市卫生局授予"芙蓉杯竞赛科技能手"和"最佳科技能手"称号。

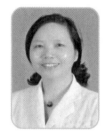

李梨平

(Li Liping)

李梨平，女，1962 年 5 月出生，湖南双峰人，主任技师，湖南省儿童医院儿科医学研究所主任，曾任湖南省儿童医院检验科副主任。湖南省医学会检验专业委员会第七、八、九、十届副主任委员，中国医师协会检验医师分会委员、湖南省医师协会检验医师分会常务委员、湖南省健康服务业协会医卫检验分会第一届理事会副理事长、湖南省医院协会临床检验管理专业委员会委员、湖南省实验动物学会常务理事、中国微生物学会人兽共患病原学专业委员会委员、中国妇幼健康研究会检验医学专业委员会委员、中国研究型医院学会检验医学专业委员会临床免疫学检验学组委员、中国临床流式联盟第一届委员会委员。毕业于中南大学湘雅医学院医学检验专业，从事医学检验 30 多年，致力于实验室研究和管理工作，主要专业方向为分子诊断学、临床免疫学和免疫检验，临床病毒学及诊断，现主要从事分子诊断、免疫检验、细胞培养、动物实验等临床检验和实验室研究工作。主持湖南省科技厅科研课题和湖南省卫生厅科研课题多项，作为主要研究人员参与多项国家自然科学基金、省科技厅、卫生厅课题的研究；主持完成的"巨细胞病毒相关基因与婴幼儿感染致病相关性研究"获第十二届湖南医学科技奖二等奖，参与完成的 1 项课题获湖南省自然科学奖三等奖；在国内外专业期刊发表学术论文 50 余篇，科普文章 20 余篇。

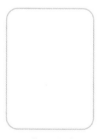

李明俊

(Li Mingjun)

李明俊，男，出生于 20 世纪初(1900 年前后)，湖南长沙人，教授，著名内科专家。1927 年毕业于湘雅医科大学，曾留学美国，回国后任湘雅医学院内科学教授。20 世纪 50 年代初兼任中南大学湘雅医院检验科第二任科主任。后到湖北医学院工作，自 1956 年起在河南医学院从事医疗、教学工作 20 多年，20 世纪 80 年代初辞世。

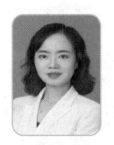

李 萍
（Li Ping）

李萍，女，1981年4月出生，内蒙古乌兰察布人，医学博士，副教授，副主任技师，硕士研究生导师。湖南中医药大学第一附属医院医学检验与病理中心科研秘书、基因诊断室专业组长。湖南省高层次卫生人才"225"工程骨干人才培养对象，医院首届"青苗计划"培养对象。中华医学会检验医学分会第十届青年委员、湖南省医学会检验专业委员会第十届青年委员、中华中医药学会检验医学分会青年委员、中国老年保健医学研究会检验医学分会青年委员、中国民族医药学会精准医学分会理事、中国医疗保健国际交流促进会基层检验技术标准化分会代谢病学组委员、中国中西医结合学会检验医学专业委员会肿瘤检验诊断学组委员、中国医药生物技术协会组织生物样本库分会中医药学组委员、中国医学装备协会现场快速检测（POCT）装备技术分会委员。担任《国际检验医学杂志》《肿瘤学杂志》《检验医学与临床》审稿专家。擅长感染性疾病、遗传代谢性疾病的分子诊断以及肿瘤个性化医疗与分子诊断。主持国家自然科学基金青年基金、湖南省自然科学基金、湖南省教育厅优秀青年科研基金等多项课题；以第一作者或通讯作者发表学术论文20余篇，其中SCI收录论文4篇；参编著作2部。

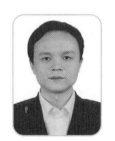

李龙平
（Li Longping）

李龙平，男，1976年5月出生，湖南安化人，中共党员，临床检验诊断学硕士，主任技师，湖南省益阳市中心医院检验科副主任。益阳市医学会检验专业委员会副主任委员。《中国医学创新》《中国现代医生》等期刊编委。1999年毕业于南华大学衡阳医学院本科，是年起在益阳市中心医院检验科工作，2008年晋升副主任技师，2010年起任检验科副主任，2013年获中南大学湘雅二医院临床检验诊断学硕士学位，2014年晋升主任技师。在专业期刊发表学术论文40余篇；承担/参与湖南省级科研课题2项和国家"863计划"子课题2项；曾获益阳市科技进步奖一等奖1项，益阳市首届自然科学优秀论文三等奖1次。

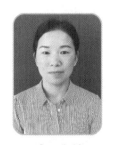

李群英
（Li Qunying）

李群英，女，1977年4月出生，湖南望城人，大学本科，执业医师，主任技师。在湖南省直中医医院（湖南中医药高等专科学校附属第一医院、株洲市中医医院）检验科从事临床检验工作20多年，有扎实的理论基础和丰富的临床经验，擅长血液、体液形态学检验，微生物学检验及寄生虫学检验。在专业期刊发表论文5篇。

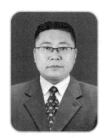

李　锐
(Li Rui)

李锐,男,1972年3月出生,湖南怀化市鹤城区人,中共党员,大学本科,主任技师。湖南省怀化市医学会检验专业委员会副主任委员、怀化市临床检验质量控制中心副主任、怀化市临床用血质量控制中心副主任委员、怀化市生物安全委员会委员、中国微生物学会临床微生物学专业委员会委员。在湖南医药学院第一附属医院从事医学检验和教学工作30余年。发表学术论文十余篇;参与科研项目5项;荣获湖南省级科技进步奖2次;参与多部全国高等医药院校医学检验技术专业教材编写,《临床实验室管理学》(华中科大版)和《医学检验基本技术与设备》(人卫版)编委,《医学检验基本技术与设备实验》(人卫版)副主编,在编教材《临床病原生物学检验形态学》(人卫版)编委。

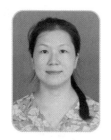

黎　赛
(Li Sai)

黎赛,女,1977年6月出生,湖南长沙市人,中南大学病原生物学博士,副主任技师,湖南省儿童医院检验中心门诊化验室组长。现任湖南省免疫学会理事,曾任湖南省医学会检验专业委员会第八、九届青年委员。曾访学意大利佛罗伦萨卫生署。从事临床检验工作20余年,致力于病原生物感染与免疫学研究。主持湖南省自然科学基金面上项目1项;在国内外专业期刊上以第一作者发表学术论文10余篇,其中SCI收录论文1篇;参编专著1部。

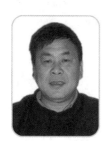

李闻文
(Li Wenwen)

李闻文,男,1957年6月出生,湖南益阳人,中共党员,大学本科,教授,临床检验诊断学硕士研究生导师,曾任中南大学湘雅医学院医学检验系临床微生物学与免疫学教研室主任。曾任湖南省微生物学会常务理事、中南大学湘雅医学院及湖南省卫生系列高级职称评审专家、教育部学位中心研究生论文评审专家、湖南省科技厅人才库专家、湖南省高校学科带头人、湖南省自然科学基金项目评审专家。1982年12月原湖南医学院医疗专业本科毕业;1982年12月—1986年12月湖南省结核病医院呼吸内科经治医师;1986年12月—1990年8月湖南医科大学病毒研究室讲师;1990年8月—2001年3月湖南医科大学基础微生物学免疫学副教授;2001年3月—2017年6月中南大学湘雅医学湘雅学院检验系教授。主要研究方向为医学病毒学及医学微生物学。担任临床微生物学、基础微生物学、临床免疫学、基础免疫学和病毒学授课,担任医学八年制、七年制高级免疫学授课,参编原卫生部《临床微生物学》《临床免疫学》教材;承担湖南省、中南大学科研课题数项;培养硕士研究生30多人;在国内外专业期刊发表学术论文60余篇。

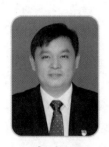

李小斌
（Li Xiaobin）

李小斌，男，1970年12月出生，湖南浏阳人，主任技师，兼职教授，湖南省株洲市三三一医院副院长，曾任三三一医院检验科主任。株洲市卫生人才"135"工程检验专业学科带头人，株洲市核心专家。株洲市抗癌协会理事、株洲市医学会检验专业委员会副主任委员。多次在中南大学湘雅医院、湘雅二医院、上海长海医院进修学习。主持的课题"POCT血糖仪在新生儿血糖检测中的应用研究"荣获2013年株洲市科技成果奖三等奖；获国家实用新型专利1项；负责成立了全国细胞形态学中心株洲分中心。在骨髓细胞形态学、尿液细胞形态学、体液细胞形态学检验有较深的造诣。在国内专业期刊发表学术论文10余篇。

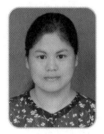

李新红
（Li Xinhong）

李新红，女，1974年11月出生，湖南茶陵人，中共党员，大学本科学历，主任技师，临床医学检验专业执业医师，湖南省株洲市三三一医院检验科微生物室组长。曾任湖南省卫生计生系列高级职称面试评委。1992年7月在株洲市三三一医院检验科工作至今，在临床医学检验专业方面具有较丰富经验。在专业期刊发表学术论文近10篇，其中第一作者4篇；参与的科研项目获株洲市科技进步奖三等奖一次，主持的两个科研项目分别获本医院一等奖和三等奖。获得省级专业学会"三基"竞赛二等奖、市级岗位竞赛优胜奖、医院先进工作者等荣誉。

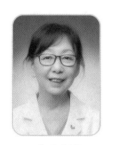

李沅湘
（Li Yuanxiang）

李沅湘，女，1949年8月出生，安徽蚌埠市人，副主任技师，原长沙市第四医院检验科主任。曾任湖南省医学会检验专业委员会第七、八届副主任委员、长沙市医学会检验专业委员会第三、四届主任委员，长沙市临床检验质量控制中心主任、湖南省医院协会临床检验管理专业委员会委员、湖南省临床检验质量控制中心委员等。现任中国微生物学会临床微生物学专业委员会湖南学组委员、湖南省政府采购专家库专家，长沙市卫健委病原微生物实验室生物安全管理评审专家。从事临床检验40多年，主攻骨髓细胞学及血液病的检测诊断；参与研制的"联合稀释加样器"获国家专利；《实用临床检查正常值与结果分析》副主编；主持省级科研课题"重症监护病房耐甲氧西林金黄色葡萄球菌监控研究"获第十届湖南医学科学技术奖三等奖；荣获国家医药技术成果三等奖1项；在专业期刊发表论文近20篇。2013年退休后受聘于长沙生殖医学医院，担任业务院长兼检验科主任。

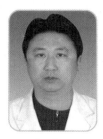

李志波
（Li Zhibo）

李志波，男，1969年8月出生，湖南浏阳人，中共党员，主任技师，湖南省浏阳市人民医院医学检验中心主任、医技支部书记，南华大学兼职教授。湖南省医院协会临床检验管理专业委员会委员、湖南省免疫学会免疫诊断学分会委员、长沙市医学会检验专业委员会副主任委员、浏阳市临床检验质量控制中心主任委员、湖南省及长沙市人民政府评标专家。1992年毕业于湖南师范大学医学检验系，于同年分配到浏阳市人民医院检验科工作；2001年中南大学湘雅医学院医学检验系本科毕业，获学士学位；2003年北京协和医院检验科进修学习自身免疫检测技术；2005年中南大学临床医学研究生课程班结业。在《国际检验医学杂志》《实用预防医学》等期刊发表学术论文10余篇。

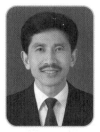

李枝荣
（Li Zhirong）

李枝荣，男，1962年12月出生，湖南邵东人，中共党员，大学本科，主任技师，湖南省邵东市人民医院体检科主任。毕业于南华大学。在邵东市人民医院检验科工作20多年，曾任科主任，后调医院体检科工作。先后被评为先进工作者和邵东市人民政府嘉奖共14次，获邵东市人民政府三等功3次，获"优秀党员"称号5次，在期刊、学术交流会发表、宣读论文10余篇，获得专利1项。

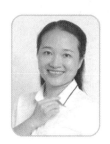

梁剑琦
（Liang Jianqi）

梁剑琦，女，1977年5月出生，湖南涟源人，大学本科，主任技师，湖南省娄底市中心医院检验科副主任（主持工作）。湖南省医学会检验专业委员会第十届委员、湖南省医师协会检验医师分会委员、娄底市医学会检验专业委员会第四届主任委员、娄底市临床检验质量控制中心主任、湖南省卫生高级职称评审专家库专家等。1993—1998年就读于湖南医科大学医学检验专业5年制本科，1998年8月进入娄底市中心医院检验科工作。2011年起担任检验科副主任，2016年起全面主持检验科工作。2015年晋升主任技师。在专业期刊发表学术论文近10篇。

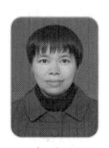

廖海燕
（Liao Haiyan）

廖海燕，女，1971年1月出生，湖南郴州市苏仙区人，大学本科，主任技师，现任郴州市第四人民医院检验科主任。郴州市医学会检验专业委员会副主任委员。一直从事医学检验专业生化及骨髓细胞形态学检验方面的工作，曾在中南大学湘雅医院进修骨髓形态学检验半年。

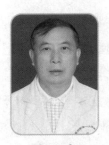

林应标
(Lin Yingbiao)

林应标，男，1963 年 9 月出生，湖南桂东人，大学本科，教授，主任技师，湖南省郴州市第一人民医院检验医学教研室主任。湖南省医学会检验专业委员会第六至十届委员、湖南省中医药和中西医结合学会检验医学专业委员会委员、湖南省医院协会临床检验管理专业委员会委员、湖南省健康服务业协会医卫检验分会副理事长、湖南省免疫学会常务理事、郴州市医学会检验专业委员会名誉主任委员（原主任委员）、郴州市临床检验质量控制中心主任、湖南省住院医师规范化培训郴州市第一人民医院检验医学基地主任。承担、参与省、市、院级科研课题多项，参编专著 2 部；发表学术论文 50 余篇；1 篇论文获评郴州市第十一届自然科学优秀学术论文二等奖。

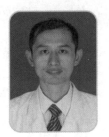

刘　斌
(Liu Bin)

刘斌，男，1978 年 10 月出生，湖南衡南人，中共党员，硕士，副主任技师。南华大学附属第二医院检验科副主任。中国中西医结合学会检验医学专业委员会心脑血管疾病实验诊断专家委员会委员，湖南省医学会检验专业委员会第九、十届青年委员，衡阳市医学会检验专业委员会委员。重庆医科大学临床检验诊断学硕士毕业，加拿大访问学者。主要从事临床生化检验工作。主持省部级科研课题一项，厅级课题 3 项。参与国家级及省级课题 5 项。以第一作者发表学术论文 6 篇，其中 SCI 收录论文 1 篇，核心期刊 3 篇。

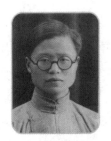

刘秉阳
(Liu Bingyang)

刘秉阳（1911—2002 年），男，湖南湘潭人，我国著名的医学微生物学家和医学教育家，湘雅医院检验科学科创始人。1935 年毕业于湘雅医学院（现中南大学湘雅医学院），同年获美国耶鲁大学医学博士学位。1935—1939 年在北京协和医学院细菌免疫学系师资进修班任研究员；1939 年赴美国哈佛大学医学院学习和工作，1942 年被该学院聘为微生物学教授；1943 年在湘雅医学院任微生物学教授及细菌科主任；1949 年兼任湘雅医院检验科首任主任；1955 年调至中央流行病学研究所（流研所）工作，业绩斐然。

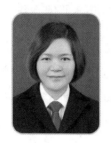

刘 芳
（Liu Fang）

刘芳，女，1974年6月出生，湖南洞口人，中共党员，大学本科，主任技师，湖南省怀化市中医院医学检验科主任、医技党支部书记。湖南省中医药和中西医结合学会检验医学专业委员会第三届委员、怀化市医疗卫生机构实验室生物安全管理委员会委员、2020年怀化市新冠肺炎核酸检测工作督导组医疗专家。中南大学本科毕业。从事临床检验专业工作28年，擅长骨髓细胞形态学检验、免疫检验、临床基因扩增技术检验。发表学术论文8篇；曾获医院"德技双馨"医务工作者、"创三甲先进个人"、优秀共产党员称号；医技支部于2018年获评市卫生计生系统先进基层党组织。

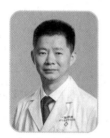

刘 刚
（Liu Gang）

刘刚，男，1973年7月出生，医学遗传学博士，副研究员，博士/硕士研究生导师，中信湘雅生殖与遗传专科医院副院长，分管影像科、检验科、精子库、男科学部实验室、资装部、后勤部、基建部工作。湖南省医学会检验专业委员会第十届委员、湖南省中医药和中西医结合学会检验医学专业委员会常务委员及免疫内分泌学组副组长、湖南省医师协会检验医师分会委员、湖南省健康服务业协会医卫检验分会理事、长沙市医学会检验专业委员会委员；国家科技专家库专家、教育部科技评价与评审信息系统评审专家、教育部学位中心专家信息库专家、国家自然科学基金评审专家库专家、湖南省及北京市等省市自然科学基金评审专家库专家、广东省科技咨询专家库专家。1999年9月至2004年6月于中南大学生殖与干细胞工程研究所硕博连读，获医学遗传学博士学位；2006年作为访问学者于美国内华达大学生理系从事生精相关基因的功能研究。目前主要研究方向为男性生殖遗传学及临床检验诊断学。近年来以第一作者或通讯作者发表SCI、EI、CSCD收录论文20余篇，参与发表SCI、EI、CSCD收录论文20余篇；主持国家自然科学基金面上项目1项、湖南省自然科学基金重点项目1项、教育部博士学科点新教师基金项目1项、横向科研开发项目2项，参与国家自然科学基金项目4项、"973"课题1项。

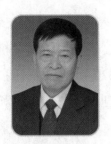

刘广汉
（Liu Guanghan）

刘广汉，男，1938年12月生，湖南邵阳市人，大学本科，主任技师，曾任怀化市第二人民医院检验科主任。曾兼任中西南九省医学检验联合委员会副主任委员、湖南省医学会检验专业委员会委员、怀化市医学会检验专业委员会主任委员、怀化地区医院分级管理评审委员会评委及医技组组长、《中南医学检验杂志》编委等职。1964年毕业于湖南医学院（现中南大学湘雅医学院）医学检验专业，同年分配到湖南省黔阳地区洪江人民医院（现怀化市第二人民医院）工作。1979年晋升主管技师，1987年晋升副主任技师，1992年晋升主任技师。一直从事医学检验和科研工作。在《科学通报》《中国科学》《中华内科杂志》《中国寄生虫学与寄生虫病杂志》等期刊发表学术论文7篇，在学术会议宣读论文多篇。1973年与北京友谊医院钟惠澜院士等一起，发现了世界上第29种肺吸虫——会同肺吸虫，并开展对此病的防治研究，曾两次获得湖南省重大科研成果奖四等奖；对粪类圆线虫病的研究取得佳绩，发表学术论文3篇，研究成果被称为怀化地区20世纪80年代三大新发现之一，已收录于1991年湖南卫生年鉴。1992年被评为怀化市劳动模范。

柳果哉
（Liu Guozai）

柳果哉，男，1930年代中期毕业于湘雅医学院化验技术员培训班。1949—1957年担任湘雅医院检验科副主任，具体负责检验科的行政和业务领导，为检验科的建设、发展及检验技术人员培养等作出较大贡献。1951年编撰《检验学》（中南军政委员会卫生部卫生教材编制委员会出版）。

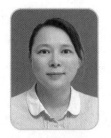

刘快梅
（Liu Kuaimei）

刘快梅，女，1977年10月出生，湖南新邵人，本科学历，主任技师。1996年起，在湖南省新邵县人民医院工作至今；曾在中南大学湘雅医院进修细胞形态学检验；现主要负责科室临床生化检验和带教工作，协助血库日常工作。在专业期刊发表学术论文3篇（独著）。

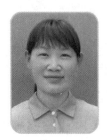

刘　莉
(Liu Li)

刘莉，女，1977年出生于湖南桃江，中共党员，大学本科，主任技师。曾任湖南省桃江县肿瘤医院检验科主任，现任益阳医学高等专科学校附属医院检验科副主任。1995年参加工作，2020年晋升主任技师。从事医学检验工作，同时承担益阳医专学生的理论教学、实习和见习带教任务；担任检验专业"检验仪器学"主讲教师；在专业期刊上发表了学术论文4篇；参与湖南省教育厅科研课题1项；曾多次被评为"先进工作者""优秀共产党员"和"优秀党务工作者"。

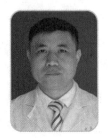

刘　敏
(Liu Min)

刘敏，男，1966年8月出生，湖南岳阳人，大学本科，副主任技师，现任湖南省中医药研究院附属医院(湖南省中西医结合医院)检验科主任。中华中医药学会检验医学分会委员、中国中医药信息学会专科专病治疗分会常务理事、湖南省医学会检验专业委员会第十届委员、湖南省医师协会检验医师分会委员、湖南省中医药和中西医结合学会检验医学专业委员会委员、湖南省输血协会常务理事。长期从事免疫学及中医药的临床药理、毒理研究，在专业期刊发表学术论文10余篇。

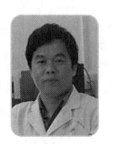

刘巧突
(Liu Qiaotu)

刘巧突，男，1965年11月出生于湖南安仁，大学本科，主任技师，湖南省郴州市第一人民医院精准医学中心主任。郴州市医学会检验专业委员名誉主任委员、原主任委员，湖南省中医药和中西医结合学会检验医学专业委员会副主任委员、中国微生物学会临床微生物专业委员会湖南学组副主任委员、中国中西医结合学会内分泌代谢专业委员会委员、湖南省卫生系列专业技术高级职称评委、中国合格评定国家认可委员会(CNAS)医学实验室认可技术评审员。2006年以来当选郴州市第三届、第四届政协委员，2018年2月当选湖南省第十二届政协委员。荣记二等功4次。被授予"郴州市专业技术拔尖人才""郴州市十佳创新能手""湖南青年五四奖章"，享受国务院政府特殊津贴专家。2018年获郴州市第一人民医院建院100周年10名突出贡献人物奖章。发表学术论文40余篇，2篇论文在中日、中美等国际性学术大会交流并获二等奖。获卫生部招标课题1项(合作)，主持省、市(厅)科研课题8项；获郴州市科技进步奖一等奖4项、二等奖1项，获中国预防医学科学院成果奖二等奖1项、中华医学科技成果奖三等奖1项，湖南省科技进步奖三等奖3项。

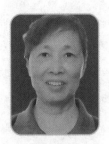

刘秋云
(Liu Qiuyun)

刘秋云，女，1945年10月出生，湖南安乡人，副主任技师，曾任湖南中医学院(现湖南中医药大学)第一附属医院检验科主任。湖南省医学会检验专业委员会第六届副主任委员。1965—1970年在湖南医学院(现中南大学湘雅医学院)医学检验专业本科学习，毕业后分配到湖南省安乡县人民医院检验科工作，1981年调入湖南中医学院第一附属医院检验科。从事临床检验工作30余年。

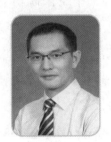

刘双全
(Liu Shuangquan)

刘双全，男，1978年4月出生，湖南衡阳县人，中共党员，医学博士，主任技师，教授，硕士研究生导师，南华大学附属第一医院检验医学中心主任、检验学教研室主任。留学归国人员，2014年赴美国匹兹堡大学医学中心做访问学者。南华大学医学检验技术专业学科负责人，湖南省首批高层次医学"225工程"骨干人才。中华医学会检验医学分会第十届委员会临床免疫学组委员，中华中医药学会检验分会委员，中国医学装备协会现场快速检测(POCT)装备技术分会委员，中国医疗保健国际交流促进会基层检验技术标准化委员会委员，中国微生物学会临床微生物学专业委员会委员，中国微生物学会医学微生物学与免疫学专业委员会委员，湖南省医师协会检验医师协会常务委员，湖南省医学会检验专业委员会第十届委员，湖南省医学教育科技学会生物安全专业委员会委员等。《中华检验医学杂志》《中南医学科学杂志》《检验医学与临床》等杂志编委。主要从事临床检验、教学和科研工作，主要研究方向为梅毒螺旋体的诊断、预防和致病机制研究。近年来主持或参与梅毒研究相关课题20余项，其中主持国家自然科学基金、省自然科学基金课题各1项，省市级其他课题4项，主要参与各级科研课题10余项。近年来在国内外专业期刊发表学术论文50余篇，其中SCI收录论文10余篇。主持研究项目获衡阳市科技进步奖三等奖1项，参编专著和教材5部。

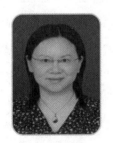

刘文恩
(Liu Wenen)

刘文恩，女，1962年5月出生，湖南南县人。医学博士，一级主任医师/二级教授，博士/硕士研究生导师。曾任中南大学湘雅医院检验科暨临床检验学教研室主任、检验病理党支部书记。兼任中国医师协会理事、中国医师协会检验医师分会副会长、感染性疾病快速诊断专家委员会主任委员、中华医学会中华检验医学教育学院副院长、湖南省医师协会检验医师分会会长、湖南省健康服务业协会医卫检验分会理事长；中华医学会检验医学分会第六至九届委员，第八、九届临床微生物学组副组长、第十届管理学组委员；中国医院协会临床检验专业委员会常务委员、中国医院协会临床微生物管理专业委员会常务委员、中国研究型医院学会检验医学专业委员会常务委员、欧洲临床微生物和感染病学会药敏委员会 ChiCAST 分会常务委员、世界华人检验与病理医师协会常务委员、全球华人临床微生物学与感染病学会常务理事、中国医学装备协会微生物检测装备与应用学组委员、中华微生物与免疫学会临床微生物学组委员；湖南省医学会检验专业委员会第七、八届主任委员，湖南省临床检验质量控制中心副主任、湖南省医院协会临床检验管理专业委员会副主任委员、湖南省医学教育科技学会生物安全专业委员会副主任委员。多本国外 SCI 收录期刊的审稿专家，《中华检验医学杂志》《中国感染控制杂志》《临床检验杂志》编委。曾荣获"湖南省芙蓉百岗明星"称号。

1987 年 7 月毕业于湖南医科大学临床医疗系，1987 年 7 月至 1989 年 8 月在湖南省益阳市中心医院任内科住院医师，1989 年 9 月调到湘雅医院感染科/感染病学教研室，从事感染病学临床医疗、教学及科研工作。1999 年 7 月于湖南医科大学(硕博连读)获临床医学(传染病学)博士学位。1999 年 9 月从感染科调至本院检验科，主要从事临床微生物检验。2003 年 10 月—2004 年 10 月由教育部国家留学基金委资助赴英国伯明翰大学医学院作为访问学者学习 1 年，主要从事临床微生物革兰阴性细菌耐药机制研究。回国至今一直从事微生物学检验临床与科研工作，包括临床微生物检验、医院感染控制、细菌耐药机制及病原微生物致病机理等方面的研究。

承担临床医学八年制实验诊断学、检验医学本科生、硕士及博士研究生理论授课。已培养毕业硕士生 30 余人，在培硕士生 6 人，培养毕业博士生 6 人，在培博士生 6 人。

主攻临床检验诊断学/临床微生物学；主持国家科技部重点课题 2 项、国家自然基金 1 项、国家"863 计划"子课题 1 项、国家"十一五"重大传染病专项子课题 1 项，指导大学生获得国家级大学生创新创业项目 1 项，先后承担湖南省自然基金、湖南省科技厅重点项目等省厅级课题 20 项；以第一作者或通讯作者发表学术论文 180 余篇，其中 SCI 收录论文 30 篇；在国际学术会议上论文交流 10 篇，作学术报告 2 次；获湖南省科技进步奖三等奖 3 项；获湖南省医学科技奖二等奖 3 项；主编中国医药科技出版社《临床微生物学检验》(第 3 版及第 4 版)，参编原卫生部"十一五""十二五""十三五"规划统编教材《临床微生物学与检验》《中英双语医学诊断学》，参编《全国临床检验操作规程》（第 4 版）等著作 20 部；在国内首次研究发现 ESBLs 的产生与第三代头孢菌素的使用密切相关、产 ESBLs 菌株感染者的预后与使用有效酶抑制剂等治疗有关；首次在英国发现了超广谱 β-内酰胺酶 SHV-28 型耐药基因；首次在国际上发现斯氏普罗威登菌携带 CTX-M-14 型超广谱酶耐药基因；首次在国际上发现 OXA-128，129 型超广谱酶耐药基因；首次在国际上发现 IMP-38 型金属酶基因，这些新发现的耐药基因均已注册到 GenBank，为细菌耐药机制研究打下了良好的理论基础。近 5 年来与临床科室合作开展了多项临床药物试验研究。

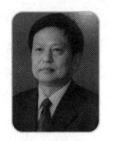

刘湘林

（Liu Xianglin）

刘湘林，男，1958 年 8 月出生，湖南华容人，大学本科，主任技师，曾任岳阳市一人民医院检验科主任。曾任湖南省医学会检验专业委员会第八届委员、湖南省健康服务业协会医卫检验分会常务理事、岳阳市临床检验质量控制中心主任、岳阳市医学会检验专业委员会副主任委员、名誉主任委员，岳阳市医院评审专家组成员、岳阳市临床检验首席专家。从事临床检验工作 40 年，擅长于临床免疫学检验技术和内分泌实验技术。曾于 20 世纪 80 年代在西藏支边期间主持组建了集医疗、防疫、妇幼一体的综合性实验室。90 年代主持建立本院内分泌实验室，新开展激素检测 20 余项。2002 年任检验科主任后，建立了检验科质量管理体系，编写了《检验质量手册》《临床标本采集作业指导书》等，检验科连续 7 年获湖南省临床实验室室间质量评价先进单位称号。在专业杂志发表学术论文 20 余篇，主持和参与科研课题多项；获省、市级科技成果进步奖二、三等奖 5 项。曾被聘为南华大学兼职副教授、岳阳职业技术学院药检系专家，带教、指导来院实习生和进修生。

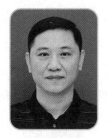

刘晓年

（Liu Xiaonian）

刘晓年，男，1972 年 10 月出生，湖南衡东人，中共党员，本科学历，主任技师，湖南省衡东县人民医院检验科主任。1991 年至今在衡东县人民医院检验科工作，其间，在中南大学湘雅二医院进修一年半，2007 年起担任科主任至今。熟练掌握临床检验、血液细胞学检验、微生物学、免疫学、PCR 等相关检验技术。多次被评为优秀个人，特别是在新冠肺炎疫情防控工作中参与核酸检测 13 万余人次，为衡东县的新冠肺炎疫情防控工作做出积极贡献。

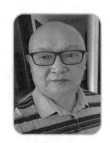

柳永和
（Liu Yonghe）

柳永和，男，1945 年 7 月出生，湖南长沙人，中共党员，中南大学湘雅医学院医学检验系教授，临床检验诊断学硕士研究生导师，曾任中南大学医学检验系副主任。曾兼任《中华检验医学杂志》第六届编委、全国高等医学院校微生物专业委员会委员、中南大学及湖南省卫生厅高级职称评审委员、长沙医学院外聘教授、艾迪康公司顾问等社会兼职。1970 年本科毕业于湖南医学院（现中南大学湘雅医学院）医学检验专业，先后就职于《湖南医科大学学报》（现《中南大学学报医学版》）编辑部、中南大学湘雅医院检验科和中南大学湘雅医学院医学检验系。长期从事临床微生物学与免疫学教学和科研工作，主要开展自身免疫性疾病和病毒免疫学的研究。主持、参与省级、厅级科研课题多项，主持、参与校级教改课题多项；曾获湖南医学科技奖三等奖，中宣部全国优秀科技期刊三等奖，中南大学教学改革二等奖等奖项；发表论文 40 余篇，副主编原卫生部 5 年制本科规划教材《临床免疫学和免疫检验》（第 3 版），参编《临床免疫学和免疫检验实习指导》《乡村医师大全》《乡镇卫生院长及业务骨干培训教材》，主编《疾病的自我诊断与防治》等教材与专著。

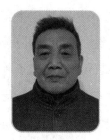

刘友生
（Liu Yousheng）

刘友生，男，1955 年 2 月出生，湖南邵阳市人，中共党员，主任技师，曾任湖南省邵阳市中心医院检验科主任。曾任湖南省医学会检验专业委员会第七、八届委员，邵阳市医学会理事、检验专业委员会主任委员，中华医学会临床微生物学专家委员会委员。1977 年毕业邵阳卫校检验专业后留校任教，1981 年调邵阳市中心医院检验科工作至 2015 年退休。2006 年破格晋升为主任技师。曾获邵阳市专业技术人员突出贡献奖，邵阳市百佳医务工作者荣誉称号，两次被评为邵阳市卫生系统优秀共产党员。曾受新邵县人民医院院长之邀，担任该院检验科临床检验技术指导，通过几年的努力，使该科室的临床检验技术水平和能力等显著提升，促进了新邵县人民医院临床诊疗的发展。在专业期刊和学术会议发表或宣读学术论文 20 篇；主持、参与或指导完成科研课题 9 项；分别荣获湖南省医药卫生科技进步奖二等奖和三等奖各 1 次，获邵阳市科技进步奖一等奖、二等奖、三等奖和四等奖共 7 次；申请国家专利 1 项。

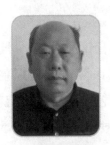

刘远新
(Liu Yuanxin)

刘远新，男，1958年9月出生，湖南临湘人，大学本科，副主任技师，曾任湖南省妇幼保健院检验科主任。湖南省医学会检验专业委员会第七、八届委员。1980年12月起在湖南省妇幼保健院检验科工作，1993—2007年任湖南省妇幼保健院检验科主任，2008—2014年任湖南省妇幼保健院科教部主任，2014—2018年任湖南省小儿遗传代谢性疾病临床研究中心办公室主任。承担湖南省科技厅科研课题1项、省卫生厅科研课题1项；专业期刊发表学术论文15篇；荣获国家中医药管理局科技成果奖三等奖1次，湖南省中医药管理局科技成果奖二等奖1次。

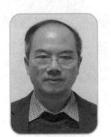

刘跃曾
(Liu Yuezeng)

刘跃曾，男，1955年12月出生，湖南桃江人，中共党员，大专学历，主管技师，曾任湖南省长沙市第九医院(原长沙市精神病医院)检验科主任、名誉主任。湖南省医学会检验专业委员会第五届委员兼秘书。1987年4月前在湖南省桃江县人民医院检验科工作，1987年4月起在长沙市第九医院检验科工作至退休。1979年在湖南医科大学湘雅医院血液病研究室进修8个月，1995年在湖南医科大学肿瘤研究所细胞中心进修3个月，1996年晋升主管技师。1982年获桃江县科技成果奖三等奖；在1984年益阳地区卫生局组织医学检验技术竞赛中，负责培训的桃江县代表队获集体总分第一名，本人获个人总分第一名及血细胞辨认单项第一名，获桃江县人民政府批准记功1次。1988年在长沙晚报发表杂文《功在怨磨》获湖南省报纸副刊好作品二等奖。参与国家民政部科研课题1项；在《中国药物滥用防治杂志》《中国临床心理学杂志》等期刊发表学术论文数篇，1篇论文获湖南省第八届自然科学优秀论文三等奖；主持研究两个项目《单克隆抗体免疫层析一步法半定量检测吗啡的方法及试纸》；《色带递减式免疫层析法半定量检测毒品/药物的方法及试纸》获得国家发明专利。1999年获评长沙市劳动模范。

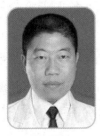

刘志贤
(Liu Zhixian)

刘志贤，男，1972年出生，湖南攸县人，中共党员，主任技师，教授，南华大学硕士研究生导师，湖南省湘潭市第一人民医院分子实验室主任。湘潭市优秀专家、湖南省第三批"121"工程人选、湖南省卫健委"225"工程学科骨干人才、中国中西医结合学会检验医学专业委员会临床实验室智能信息化专家委员会常务委员和肿瘤免疫实验诊断专家委员会常务委员、湖南省免疫学会免疫诊断分会委员、湖南省医学教育科技学会医学科研管理专业委员会委员、湘潭市科技创新智库专家。荣获湖南省优秀共产党员，湖南省抗击新冠肺炎疫情先进个人，湘潭市第六届青年科技奖，湘潭市第八届"十大杰出青年"提名奖，湘潭市第六届卫生系统"十佳"青年，湘潭市第一人民医院优秀科副主任，湘潭市第一人民医院"十佳"医务人员和"共产党员示范岗"。获国家专利2项；获湖南省医学科技奖2项，湘潭市科技进步奖5项；承担科研课题5项；发表学术论文19篇、科普文章11篇。工作业绩多次被湖南日报、湘潭日报、湘潭电视台和企业家天地杂志等媒体采访报道。

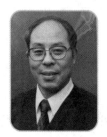

刘钟毓
(Liu Zhongyu)

刘钟毓，男，1933年5月出生，江苏镇江市人，中共党员，主任医师、教授。毕业于浙江医学院内科学系，曾任湖南省人民医院副院长、党委委员。1989—1995年担任湖南省临床检验中心主任，为湖南省临床检验中心的建立、建设和发展，为加强全省临床检验质量控制、评价、管理工作做出积极贡献。

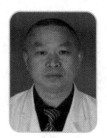

刘卓然
(Liu Zhuoran)

刘卓然，男，1962年6月出生，湖南衡南人，主任技师，硕士研究生导师，南华大学附属第二医院检验科主任。湖南省医学会检验专业委员会委员、湖南省医师协会检验医师分会委员、湖南省医院协会临床检验管理专业委员会委员、衡阳市医学会检验专业委员会主任委员。主持省部级科研课题2项、厅级课题2项；参与国家级课题3项。以第一作者或通讯作者发表论文10余篇；参编专著2部。

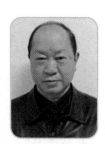

龙国文
(Long Guowen)

龙国文，男，1953年8月出生于湖南茶陵县，中共党员，本科学历，主任技师，曾任湖南省湘潭市中心医院检验科主任。曾任湖南省医学会检验专业委员会第七、八届委员，湖南省医院协会临床检验管理专业委员会首届委员、湖南省中医药和中西医结合学会检验医学专业委员会首届委员、湘潭市医学会第六、七届常务理事，检验专业委员会第一、二届主任委员；湖南省政府采购评审专家。1971年6月湘潭卫校毕业分配到湖南省湘潭地区人民医院(现湘潭市中心医院)检验科工作。1972年参加省血防医疗队到农村开展血吸虫病防治工作，1977—1979年参加湖南省第三批援藏(墨脱县)医疗队。1988年晋升为主管技师，2001 年晋升为副主任技师，2007 年晋升为主任技师。在 1975—2002 年作为科室负责人间断主持检验科工作，2003 年任检验科主任，2004 年聘为中南大学湘雅医学院副教授，2010 年 5 月任检验科技术主任。任检验科主任期间，成功举办 1 期省级《检验医学新技术应用》的继续教育学习班。兼任湘潭市医学会检验专业委员会主任委员期间，举办 30 余次全市性检验学术活动，学会连续 5 年被市医学会评为一类专业委员会。从事检验医学近 50 年，擅长临床化学、质量控制技术、电泳技术、免疫化学技术、发光技术、血气分析、流式细胞术、血液细胞形态学及微生物学等技术。2013 年 9 月退休后，兼任医院实验室统一管理小组和 POCT 管理小组检验质量协调技术专干，继续专职实验室质量管理和全院各临床科室 POCT 检测的质量监管。在《中华检验医学杂志》《中华流行病学杂志》《国际检验医学杂志》《中国医师杂志》等专业期刊上发表学术论文 65 篇；获湘潭市科技成果奖一等奖 1 项、三等奖 2 项；多次获市政府记功、嘉奖。

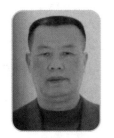

卢敬军
（Lu Jingjun）

卢敬军，男，1951 年 7 月出生于湖南华容县，曾任湖南省岳阳市一人民医院检验科主任、门诊部党支部书记。曾任湖南省医学会检验专业委员会委员、湖南省临床检验质量控制中心委员、岳阳市医学会检验专业委员会主任委员。从事临床检验工作 40 年，任检验科主任近 30 年。对岳阳市一人民医院检验科的基础建设、质量管理奠定了扎实的基础，为医院的医学临床检验的发展作出了较大的贡献。发表学术论文 5 篇，参与临床科室多项科研课题的研究。

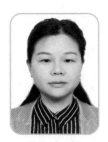

鲁君艳
（Lu Junyan）

鲁君艳，女，1977 年 7 月出生，湖南永州市零陵区人，硕士，主任技师，执业检验、病理医师，湖南省永州市中心医院零陵院区检验科教学秘书。白求恩精神研究会医学检验分会湖南省专业委员会委员，永州市医学会检验专业委员会第六、八届秘书，永州市临床检验质量控制中心秘书，湖南省卫生系列高级职称面试评委。2000 年在卫生部北京医院检验科进修。擅长分子生物学及临床免疫学检验。主持永州市指导性科技计划项目 1 项，参与湖南省科技厅科研条件创新专项 1 项、湖南省教育厅重点项目 1 项；在专业期刊发表学术论文 20 余篇；获国家实用新型专利 1 项。

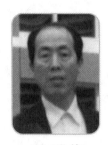

陆世华
(Lu Shihua)

陆世华，男，1949年12月出生，湖南龙山人，副主任技师，曾任湖南省湘西土家族苗族自治州人民医院检验科主任。曾任湖南省医学会检验专业委员会第二至七届委员、湖南省医院协会临床检验管理专业委员会委员、湖南省临床检验中心技术专家委员会委员，湘西自治州医学会常务理事、检验专业委员会主任委员。1973—2009年，历任湘西自治州人民医院检验科负责人、副主任、主任。擅长生化、微生物、免疫、临床检验，特别是在临床生化检验技术、血液细胞学诊断等方面有一定的造诣。发表学术论文数篇。

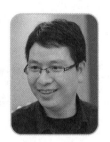

罗迪贤
(Luo Dixian)

罗迪贤，男，1977年出生，湖南沅江市人，医学博士，研究员(正高二级)，主任技师，南方医科大学临床检验诊断学博士生导师，现任华中科技大学协和深圳医院(南山医院)检验科主任、南华大学转化医学研究所执行所长、高通量分子诊断技术国家地方联合工程实验室主任、医学分子诊断技术湖南省工程实验室执行主任。兼任中国抗癌协会肿瘤标志专业委员会青委会副主任委员、中国抗癌协会肿瘤标志专委会鼻咽癌专家委员会副主任委员、湖南省医学会检验专业委员会第九届青年委员、郴州市医学会检验专业委员会主任委员等学术任职。留美归国学者，享受国务院政府特殊津贴专家，2018年湖南省121创新人才培养工程人选，湖南省杰出青年基金获得者。主要从事肿瘤分子诊断转化医学和临床检验诊断学研究。发表学术论文60余篇，其中SCI收录论文39篇；主持国家自然科学基金面上项目、湖南省杰出青年基金等科研课题20余项；出版专著6部(其中主编2部，副主编3部)；申请专利24项；获得湖南省科技进步奖三等奖2项和湖南省医学科技奖三等奖1项。

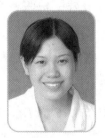

罗甫花
(Luo Fuhua)

罗甫花，女，1978年5月出生，湖南新邵人，中共党员，硕士，主任技师，执业医师，湖南省邵阳学院附属第一医院(邵阳市第一人民医院)检验科主任。湖南省医师协会检验医师分会第二届委员、邵阳市生物安全专家委员会副主任委员、湖南省卫生系列高级职称评审专家，湖南省综合评标专家库专家。毕业于中南大学临床检验诊断学专业，获医学硕士学位。主持省、市级科研课题3项；2011年以第一完成人获邵阳市科技成果奖二等奖1项；在《中国感染控制杂志》《实用预防医学》《国际检验医学杂志》等期刊发表学术论文近10篇。2015年被医院评为"优秀共产党员"和"十佳青年岗位能手"。2017年取得执业医师资格证，2019年被医院评为"最美医师"。

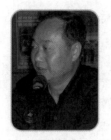

罗识奇
(Luo Shiqi)

罗识奇，男，1949年生于长沙市，副主任医师，教授，曾任湖南省临床检验中心主任。曾兼任湖南省医学会检验专业委员会第六、七届副主任委员，湖南省临床实验室质量管理委员会主任委员，中国医院协会临床检验管理专业委员会委员，中国医师协会检验医师分会委员，临床检验杂志编委。1968年毕业于湖南省卫生学校医疗专业，分配至湘西自治州化肥厂医院任内科医生，1975—1978年就读于湖南医学院医疗系。1985年任湖南省医学会副秘书长，1995年任湖南省临床检验中心主任，1998年任国家临床实验室认可委评审员，2005年2009年任湖南省脑科医院业务副院长兼湖南省临床检验中心主任。在专业期刊发表学术论文10余篇。

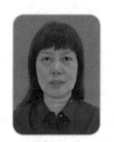

罗秀菊
(Luo Xiuju)

罗秀菊，女，1970年9月出生，湖南临武人，博士，教授，临床检验诊断学博士、硕士研究生导师，中南大学湘雅医学院医学检验系实验中心主任。湖南省药理学会理事，湖南省药理学会中药与天然药物药理毒理学专业委员会委员。2003年毕业于中南大学病原生物学，获硕士学位；2004—2006年在美国华盛顿州立大学任助理研究员；2006—2007年在美国华盛顿州立大学进行博士课程学习；2008—2011年在中南大学湘雅药学院攻读博士学位；2012年至今为湘雅医学院医学检验系临床检验基础和血液学检验教师。担任 *Journal of Clinical Neurology* 等编委。主要研究方向为心脑血管疾病（如脑卒中、心肌缺血等）、肿瘤的发病机制及分子诊断。主持国家自然科学基金面上项目2项，湖南省自然科学基金面上项目1项，长沙市自然科学基金面上项目1项；参与重大研究计划培育项目、国家自然科学基金、教育部博士点基金和湖南省自然科学基金重点项目等多项。在国外专业期刊发表SCI收录论文40余篇，其中以第一（或并列）通讯作者发表SCI收录论文30余篇，其中一篇第一作者论文为ESI高被引用论文，2012年以来被引用次数达300余次。授权专利3项（第一发明人），专利转化项目1项。参编教材1部，参与翻译论著1部。获得中南大学西南铝及比亚迪奖励金"优秀教师奖"、Research Assistant Scholarship（美国 Washington State University）等多项奖励。

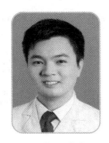

罗　振
（Luo Zhen）

罗振，男，1984年10月出生，江西抚州人，医学博士，主管技师。湖南省医学会检验专业委员会第十届青年委员。本科毕业于中南大学湘雅医学院检验系，2013年中南大学生殖与干细胞工程研究所博士毕业。在中南大学湘雅三医院检验科从事临床分子诊断相关工作，研究方向为病原微生物及感染免疫。主持国家自然科学基金青年基金和湖南省自然科学基金青年基金课题各1项；在国内外专业期刊发表学术论文10余篇，其中SCI收录论文5篇（JCR一区1篇）。

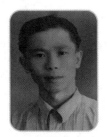

吕靖南
（Lü Jingnan）

吕靖南（1926—2013年），男，农工民主党员，副主任技师，曾任湖南省邵阳市第一人民医院（现邵阳学院附属第一医院）检验科主任。湖南省医学会检验专业委员会首届委员。1951年毕业于汉口私立博医技术专科学校临床检验系；1984年任湖南省邵阳市第一人民医院检验科主任。1979年被选为邵阳市总工会第九届委员会委员，1984年当选为邵阳市桥头区人大代表、区第二届人大常务委员。

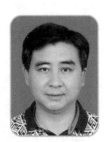

吕青松
（Lü Qingsong）

吕青松，男，1974年10月出生，湖南零陵人，中共党员，大学本科，主任技师，现任湖南省永州市中心医院冷水滩院区检验科副主任、门诊第四党支部书记。永州市病原微生物实验室生物安全评审专家委员会副主任委员、永州市医学会检验专业委员会委员、永州市临床检验质量控制中心委员。1999年毕业于湖南医科大学医学检验系，至今在永州市中心医院检验科工作。在专业期刊发表学术论文多篇；获湖南省检验医学学术大会"优秀壁报奖"1次；一项科技成果获永州市科技进步奖二等奖。

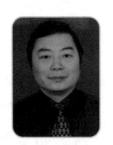

吕岳峰
（Lü Yuefeng）

吕岳峰，男，1957年4月出生，北京市人，教授，主任技师，硕士研究生导师，曾任湖南省临床检验中心常务副主任，湖南中医药大学临床医学院检验系首任主任。曾任湖南省医学会检验专业委员会第九届副主任委员、第十届顾问、第八届委员；湖南省医院协会临床检验管理专业委员会主任委员、湖南省临床检验质量控制中心主任、中国医院协会临床检验管理专业委员会委员、中国医学装备协会检验医学分会委员、湖南省健康服务业协会医卫检验分会副会长、中国合格评定国家认可委员会医学实验室认可技术评审员、白求恩公益基金会中国糖化血红蛋白教育计划专家委员会委员、湖南省食品药品监督管理局医疗器械技术专家。从事临床检验及其质量评价和管理及教学工作 40 余年。多次承担省、市级科研项目，其中主持湖南省科技厅课题 3 项（含重点课题 1 项）和湖南中医药大学课题 1 项；获湖南省预防医学科技成果奖 1 项；专业期刊发表学术论文 70 余篇；主编专著 3 部，参编多部。

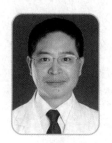

马建平
（Ma Jianping）

马建平，男，1968 年出生，湖南湘潭人，主任技师，湖南省湘潭市第一人民医院检验科副主任。湘潭市医学会检验专业委员会委员、湘潭市临床检验质量控制中心委员、湘潭市结核病防治专家组成员。毕业于湖南师范大学医学检验专业，从事临床检验专业 30 多年，擅长分子生物学、免疫学和生化检验。主持湖南省科技厅科研课题 1 项，湘潭市科技局、医学会科研课题 4 项；发表学术论文数篇。

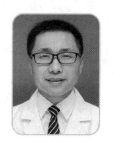

马 勇
（Ma Yong）

马勇，男，1972 年 5 月出生于湖南省邵阳市，大学本科，主任技师，湖南省邵阳市中心医院东院检验科主任。兼任湖南省抗癌协会肿瘤标志专业委员会委员、邵阳市临床检验质量控制中心委员、湖南省综合评标专家库专家等。1990 至 2018 年在邵阳市中心医院检验科工作，任临床生化专业组长，2018 年任邵阳市中心医院东院检验科主任。长期从事临床检验、生化检验工作，经验丰富，擅长检验质量控制、检验流程规划管理、LIS 网络、仪器设备的维修/保养等。在《实用预防医学》《医学临床研究》《中国医学工程》等学术刊物发表学术论文近 10 篇。

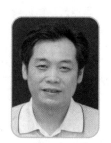

毛福青
（Mao Fuqing）

毛福青，1966 年 7 月出生，湖南长沙县人，中共党员，大学本科，主任技师，兼职教授，湖南省湘潭市中心医院检验科主任。兼任湖南省医学会检验专业委员会委员、湖南省中医药和中西医学会检验医学专业委员会委员、湖南省医院协会临床检验管理专业委员会委员、湖南省医学教育科技学会医学检验教育专业委员会委员，湘潭市医学会理事、检验专业委员会主任委员，湘潭市临床检验质量控制中心副主任委员、湘潭市医学鉴定专家组成员、湘潭惠景司法鉴定所毒物鉴定专家。1988 年 7 月起在湘潭市中心医院检验科工作；2005 年晋升为副主任技师；2008 年 5 月任检验科副主任，是年获聘中南大学湘雅医学院兼职副教授；2010 年 5 月任检验科主任；2013 年晋升为主任技师；

2015 年任住院医师生规范化培训检验医学专科培训基地负责人，2016 年任住院医生规范化培训技能结业考试考官，2018 年获聘湘潭医卫职业技术学院兼职教授。擅长微量元素分析、分子诊断、毒物分析及生物化学分析。先后承担中南大学湘雅医学院、南华大学等院校检验系学生诊断学的理论授课和实验带教任务。先后主持开展血红蛋白电泳、抗凝血酶Ⅲ、降钙素原、FDP、人附睾蛋白 4、胃泌素释放肽前体、白介素 6、降钙素、前白蛋白、胱抑素 C、血氨等检测项目。与惠景司法鉴定所合作开展酒精检测项目，接受湘潭市范围内的酒驾检测任务。参与科研项目 2 项；分别获得湘潭市科技进步奖二、三等奖；发表学术论文 20 余篇；获评市医学会"先进个人"，多次获嘉奖。

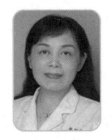

莫丽亚

(Mo Liya)

莫丽亚，女，1963 年 8 月出生，广州市人，主任技师，南华大学兼职教授，湖南省儿童医院检验中心主任。中华医学会检验医学分会实验室管理学组委员、中华医学会儿科分会临床检验学组委员、中国妇幼保健协会临床诊断与实验医学分会常务委员、中国医师协会检验医师分会儿科疾病检验医学专家委员会委员、湖南省医学会临床输血专业委员会副主任委员、湖南省中医药与中西医结合学会检验医学专业委员会副主任委员、湖南省医院协会临床检验管理专业委员会副主任委员、湖南省医学会检验专业委员会委员、《实用预防医学》编委、《中华检验医学杂志》审稿专家。从事临床检验工作 30 多年，主攻临床免疫及临床血液学检验，尤其擅长小儿良、恶性血液病及感染性疾病的实验室诊断。主持国家及省、厅级科研课题 8 项；获湖南省医学科技进步奖 1 项；在专业期刊发表学术论文 120 余篇，其中第一作者 50 余篇，科普文章 30 余篇。

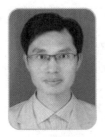

莫喜明

(Mo Ximing)

莫喜明，男，1977 年 1 月出生于湖南邵阳县，医学博士，副主任技师，中南大学湘雅二医院检验医学科临床血液学检验专业组长。湖南省医学会检验专业委员会第九届青年委员，湖南省高层次卫生人才"225"工程骨干人才培养对象。1999 年原湖南医科大学(现中南大学湘雅医学院)医学检验系本科毕业，分配至湖南医科大学附属第二医院(现中南大学湘雅二医院)检验科工作，擅长"临床检验基础学"检验与质量管理。2005 年获中南大学临床检验诊断学硕士学位，2014 年晋升为副主任技师。主持、参与完成国家、省级科研课题多项；以第一/通讯作者在国内外专业期刊发表学术论文 20 多篇，其中 SCI 收录论文

6篇；以第二完成人获湖南省科技进步奖二等奖1项，参与获中南大学实验技术成果一等奖1项、中南大学医疗新技术成果三等奖1项，第一完成人获湘雅二医院医疗新技术成果三等奖1项。

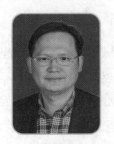

聂新民
（Nie Xinmin）

聂新民，男，1974年5月出生，湖南浏阳人，医学博士，中共党员，一级主任技师，教授，临床检验诊断学博士/硕士研究生导师，现任中南大学湘雅三医院检验科主任。湖南省高层次卫生人才"225"人才，中南大学"531"人才。临床检验诊断学学科长江学者通讯评审专家，国家自然科学基金、国家博士点科学基金、湖南省自然科学基金评审专家。湖南省高级职称评审专家库成员、湖南省科普作家协会理事、湖南省病理生理学会肿瘤专业委员会副主任委员、湖南省医师协会检验医师分会常务理事、中国微生物学会临床微生物专业委员会病毒学组委员、中华医学装备协会基因检测分会委员、湖南省光电健康检测工程技术研究中心学术带头人。2000年硕士毕业于中南大学湘雅医院检验科，2003年博士毕业于中南大学肿瘤研究所，公派于加拿大麦吉尔大学维多利亚皇家医院留学1年。2006年率先在国内发现中国人群器官移植免疫抑制剂用药剂量相关基因位点的科研成果被人民日报社新闻中心、新华网、三湘都市报等26家媒体报道，现在该成果已开发成试剂盒在临床应用，为器官移植病人个体化用药提供了分子水平参考依据，相关成果获得2011年度中南大学医疗新技术成果奖，2015年获湖南省科技进步奖二等奖。主持国家自然科学基金3项，主持湖南省自然科学基金、中国博士后科学基金、教育部回国人员科研启动基金和中南大学首批国家杰青培育专项基金等课题10多项。以第一发明人获国家授权专利6项，1项专利已转化。2篇论文获湖南省自然科学优秀论文一等奖，2篇论文获湖南省医学会优秀论文一等奖，1篇获复旦大学谈家桢基金生命科学九源奖学金；3篇获湖南省医学会检验专业委员会优秀论文一等奖。指导学生获得湖南省优秀硕士论文和中南大学优秀博士论文各1篇。发表论文110篇，其中第一/通讯作者发表SCI收录论文46篇，单篇论文最高影响因子10.25。主编、参编著作3部。

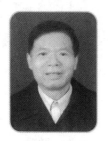

欧阳显楚
（OuYang Xianchu）

欧阳显楚，男，1939年8月出生，湖南醴陵人，副主任技师。1971年起担任湖南省人民医院检验科主任20余年。参与筹备创建湖南省医学会检验专业委员会，兼任湖南省医学会检验专业委员会第一至三届委员，第四、第五届副主任委员。1986年负责创建湖南省临床检验中心，任常务副主任主持中心工作（1989年11月以前，缺主任）。编写"医院评审标准：医技部分"。参加省内10多家三甲医院医技科室的评审工作。1994年任湖南省卫生厅血液管理办公室负责人，负责制定血站评审标准及培训工作，组建14个市（地、州）中心血站，实现了全省血液的统一管理。主要著作有《性病诊治》《湖南省医务人员培训考试习题集》《医务人员培训指南医技分册》。在《临床检验杂志》《中国现代医学杂志》《湖南医学》等专业期刊发表学术论文多篇。

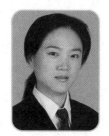

潘建华
（Pan Jianhua）

潘建华，女，1970年7月生于四川省攀枝花市，硕士，主任技师，长沙市中心医院（南华大学附属长沙中心医院）检验科副主任。中华医学会结核病分会基础研究委员会委员、中国防痨协会结核病基础专业分会委员、中国老年医学会检验医学分会第二届委员、湖南省医学教育科技学会检验教育专业委员会常务委员、湖南省防痨协会检验专业委员会委员、长沙市医学检验专业委员会委员兼秘书、长沙市临床检验质量控制中心副主任、中国合格评定国家认可委员会医学实验室认可技术评审员等。意大利托斯卡纳基金会医院访问学者。主持省、市科研课题多项；在专业期刊发表学术论文30余篇；获湖南省医学科技奖三等奖1次。

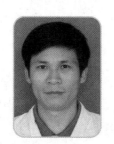

潘武宏
（Pan Wuhong）

潘武宏，男，1965年5月出生，湖南华容人，中共党员，大学本科，副主任技师，曾任湖南省岳阳市二人民医院（现岳阳市人民医院）检验科主任。1984年7月参加工作。曾任湖南省医学会检验专业委员会第七届委员、岳阳市医学会检验专业委员会主任委员。历任湖南省岳阳市二人民医院检验科主任、医院设备科长、医院医疗急救中心主任，现任岳阳市人民医院人事科科长。在《医学临床研究》《实用预防医学》《实用医技杂志》等期刊发表学术论文近10篇。

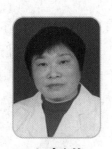

彭怀燕

(Peng Huaiyan)

彭怀燕，女，1945年11月出生，湖南长沙市人，中共党员，主任技师，临床检验诊断学硕士研究生导师，曾任中南大学湘雅三医院检验科暨临床检验学教研室主任，湖南省邵阳地区人民医院（现邵阳市中心医院）检验科副主任。湖南省医学会检验专业委员会第六届委员、湖南省输血协会理事、湖南省医院协会临床检验管理专业委员会副主任委员、湖南省临床检验中心技术指导委员会委员、湖南省临床检验质量控制中心委员、湖南师范大学医学院专业教学改革指导委员会委员、中南大学湘雅三医院医疗质量督导组成员、湖南省和长沙市医学会医疗事故技术鉴定专家、国家及湖南省政府采购评审专家。1969年毕业于湖南医科大学（现中南大学湘雅医学院）医学检验系本科，先后在湖南省邵阳地区人民医院检验科和中南大学湘雅三医院检验科从事临床检验工作40多年，积累了丰富的临床检验工作经验，具有高水平的业务能力，擅长临床生物化学和分子生物学及临床免疫学。在方法学的改进、新技术的引进、新项目的开展和质量控制等方面取得一定成就。主持筹备和建设了现代化和规范化管理的中南大学湘雅三医院检验科。担任不同层次（专科、本科和硕士）的教学任务，包括"临床生化检验技术""临床基础检验学""临床检验仪器学"和"医学实验室质量管理""临床实验室管理学"课程的教学，培养了一大批临床检验技术骨干。主编湘雅医学院检验系本科教材《临床基础检验学实习指导》、《医学实验室质量管理习题集》、《临床医学检验学与检验技术试题解析》（人民军医出版社）、《临床医学检验与技术全真模拟试卷》（人民军医出版社）等。参编《中南大学住院医师规范培训细则》《实用医学装备手册》等。在《中华检验医学杂志》《中华医院感染学杂志》《中华医学遗传学杂志》《中南大学学报（医学版）》等期刊发表学术论文30多篇。培养毕业硕士研究生8人。

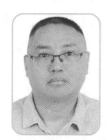

彭咏麟

(Peng Yonglin)

彭咏麟，男，1977年11月出生，湖南衡阳县人，硕士，主任技师，湖南省衡阳市中心医院检验科副主任、教学主任。衡阳市临床检验质量控制中心副主任、衡阳市医学会检验专业委员会委员、南方医科大学兼职副教授。研究方向为微生物耐药机制。在国内专业期刊发表学术论文5篇；主持省级课题和市级课题各1项，参与省级课题3项。

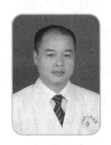

祁新雷
（Qi Xinlei）

祁新雷，男，1976 年 3 月出生，湖南益阳人，大学本科，副主任医师，湖南省益阳市人民医院检验科主任、病理科主任。曾任湖南省医学会检验专业委员会第八、九届青年委员。现兼任中国抗癌协会肿瘤标志物专业委员会委员、益阳市医学会检验专业委员会副主任委员、益阳市医学会病理专业委员会副主任委员、益阳市前进司法鉴定所司法鉴定人兼负责人等职。南华大学衡阳医学院临床医学本科毕业，长期从事临床肿瘤组织病理形态学诊断，主要研究方向为肿瘤标志物检测及肿瘤组织病理与分子病理联合应用在肿瘤诊断及疗效评估方面的应用。在专业期刊发表学术论文 6 篇；2015 年承担国家科技支撑计划"两种免疫检测技术平台及相关产品研发"课题组项目一项。

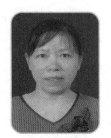

覃艳玲
（Qin Yanling）

覃艳玲，女，1962 年 12 月出生，湖南邵阳市人，主任技师，湖南省邵阳市中心医院检验科副主任。兼任湖南省医师协会检验医师分会第一届委员、邵阳市医学会检验专业委员会委员、邵阳市临床检验质量控制中心副主任、邵阳市检验专业学科带头人、邵阳市中心医院医疗集团医院综合指派专家、邵阳市专家服务组成员。曾被聘为湖南省招投标委员会专家库成员、邵阳市医疗事故鉴定专家库成员。曾荣获邵阳市"芙蓉杯"百岗明星称号、优秀带教老师、邵阳市中心医院优秀共产党员。在《中国麻风皮肤病杂志》《中国医学工程》《国际检验医学杂志》《医学临床研究》《实用预防医学》等期刊发表医学专业学术论文 16 篇；承担、参与科研课题多项；曾分别获得邵阳市科学技术进步奖一、二、三等奖。

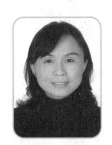

卿文衡
（Qing Wenheng）

卿文衡，女，1966 年 10 月出生，湖南东安人，大学本科，主任技师，湖南省衡阳市中心医院检验科主任。兼任衡阳市临床检验质量控制中心主任、湖南省医学会检验专业委员会第十届委员、衡阳市医学会检验专业委员会副主任委员、湖南省医院协会临床检验管理专业委员会第三届委员。擅长临床分子生物学及免疫学检验、临床输血检验技术。在国内专业期刊发表学术论文 9 篇；参与省级科研课题 2 项。

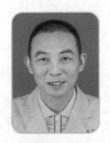

卿之驹
（Qing Zhiju）

卿之驹，男，1963年10月出生于湖南邵阳市，硕士，主任技师，硕士生导师，曾任中南大学湘雅二医院检验科暨临床检验学教研室副主任。曾兼任湖南省中医药和中西医结合学会检验专业委员会副主任委员、国际检验医学杂志常务编委。1983年7月于原湖南医学院附设卫校毕业，分配至湖南医学院第二附属医院（现中南大学湘雅二医院）中心实验室从事细胞免疫分析研究工作；1993年湖南医科大学生物化学硕士研究生毕业，分配至现中南大学湘雅二医院检验科工作。1999年晋升副主任技师，2005年晋升主任技师。1998年至2019年担任检验科暨临床检验学教研室副主任。从事检验医学的医疗、教学、科研和管理工作30多年。主要研究方向为"自身免疫性疾病的检验与临床应用"。在专业期刊发表学术论文40多篇；承担、参与省、厅级科研课题多项；获省级科技成果奖3项。

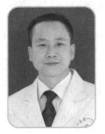

邱 坚
（Qiu Jian）

邱坚，男，1971年9月出生，湖南平江人，中共党员，大学本科，主任技师，湖南省平江县第一人民医院检验科主任。岳阳市医学会检验专业委员会副主任委员。1993年7月至今在平江县第一人民医院检验科工作；2013年晋升主任技师。在《中国实验诊断学》《实用预防医学》《湖南师范大学学报（医学版）》等期刊发表学术论文近10篇。在2006年至2017年连续12年获得平江县卫生系统"先进工作者"称号，2010年、2013年、2016年被平江县人民政府记"三等功"3次。

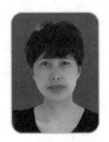

邱 奇
（Qiu Qi）

邱奇，女，1963年11月出生，湖南望城人，大学本科，副主任技师。湖南省医学会检验专业委员会第九届委员，湖南省健康服务业协会医卫检验分会第一届理事会常务理事。学校毕业后一直在湖南省中医药研究院附属医院检验科工作。擅长临床生化检验、免疫学检验和分子生物学检验及诊断等。参与湖南省自然科学基金、湖南省科技厅及湖南省中医药管理局课题共3项；在专业期刊发表学术论文10余篇。

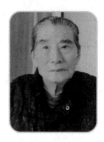

屈忠廉
(Qu Zhonglian)

屈忠廉(1927—2019)，男，中共党员，大专学历，曾任湖南省益阳市中心医院检验科主任，享受正处级干部待遇。曾兼任湖南省医学会检验专业委员会委员，益阳市医学会检验专业委员会副主任委员、主任委员等。1949年参军入伍，在部队卫生队、师部医院从事临床检验工作。1978年转业到湖南省益阳市中心医院检验科工作，1979年担任检验科主任，1988年退休。退休后从事过胆红素提取研究工作和各种微生物基础培养基的制作。在专业期刊发表学术论文多篇。

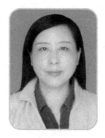

任碧琼
(Ren Biqiong)

任碧琼，女，1964年3月出生，湖南慈利人，医学博士，一级主任技师(正高二级)，博士/硕士研究生导师，现任湖南省第二人民医院(湖南省脑科医院)医学检验中心大科主任，湖南中医药大学《医学检验技术》专业负责人及教研室主任，湖南省第二人民医院"151"人才工程领军人才，湖南省高层次卫生人才"225"工程学科带头人。兼任中国免疫学会理事、湖南省免疫学会副理事长及免疫学诊断分会主任委员、中国中西医结合学会检验医学专业委员会常务委员、免疫性疾病诊断专委会副主任委员、湖南省中医药和中西医结合学会检验医学专业委员会副主任委员、中华医学会检验医学分会免疫学组委员、中国研究型医院学会检验医学专业委员会委员，湖南医学会检验专业委员会第八、九、十届委员，湖南省医学教育科技学会医学检验教育专业委员会副主任委员等。《中华检验医学杂志》《国际检验医学杂志》等编委，*Oncology Reports*、*Cell Stress and Chaperones* 等杂志审稿专家。研究方向为免疫分子调控与疾病的关系。曾赴意大利锡耶纳大学医院以及美国霍普金斯大学医院访问研究。副主编全国普通高校临床医学专业及医学检验专业规划教材5部；承担省部级科研课题15项；在专业期刊发表学术论文70余篇，其中SCI收录论文近20篇；获国家专利4项；研究成果获厅级科技进步奖2项、省级科技进步奖1项。

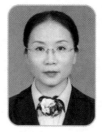

任　林
(Ren Lin)

任林，女，1972年6月出生，湖南汨罗人，中共党员，硕士，主任技师，南华大学附属第一医院检验学教研室副主任。2020年被聘为南华大学附属第一医院教学督导，2020年被评为"南华大学优质课程"教师。主要从事微生物和免疫学检验，曾于2012年11月—2013年5月在美国得州大学圣安东尼奥健康科学中心(UTHSCSA)微生物学和免疫学系实验室进修学习半年。主持省级科研课题2项；专业期刊发表学术论文10余篇。

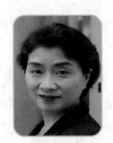

佘 鸥
(She Ou)

　　佘鸥，女，1963年12月出生，湖南邵东人，硕士，二级主任技师（三级正高），湖南省中医药大学教授，湖南省临床检验质量控制中心副主任。湖南省医院协会临床检验管理专业委员会副主任委员、中国合格评定国家认可委员会医学实验室认可技术评审员、湖南省科技厅自然科学基金同行评议专家库专家、湖南省卫生系列高级职称评审专家库专家、湖南省人社厅医疗保障局专家库专家、浙江省和江西省科技厅自然科学基金同行评议专家库专家、商务部国际招投标评审专家库专家、湖南省发改委综合评标专家库专家、湖南省财政厅政府采购评审专家库专家、长沙市养老机构等级评审专家库专家、长沙市人民法院人民陪审员。《现代检验医学杂志》常务编委。1986年学校毕业后分配到湖南省临床检验中心工作至今。1986—1991年参与湖南省人民医院检验科的临床检验工作，2007—2009年担任湖南省第二人民医院输血科主任和检验科副主任，2005年至今担任湖南省临床检验质量控制中心副主任。从事过临床生物化学、临床血液学、临床体液学和临床免疫学检验的室间质量评价工作。负责建立了湖南省的临床血液学和临床体液学质量评价体系；并于2002年负责建立起了湖南省第一个医学校准实验室——全血细胞计数标准实验室；曾担任临床血液体液室主任、临床免疫室主任、业务科副科长、质量监督管理科科长等职。作为项目负责人获得并成功举办了18期国家Ⅰ类医学继续教育培训班；负责和参与举办了60多期省级的继续教育培训班。申请发明专利2个，实用新型专利1个；主持和参与国家及省级科技课题多项；发表论文20余篇。参与湖南省第一批新冠肺炎疫情科技课题的评审及新冠病毒核酸检测实验室的督导及评审；参加湖南省医疗机构人员"三基"教材和湖南省临床实验室管理及督导检查办法的编写。

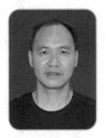

史文元
(Shi Wenyuan)

　　史文元，男，1973年9月出生，湖南桂阳人，硕士，主任技师，医师，临床检验诊断学硕士研究生导师。中国妇幼保健协会临床诊断与实验医学分会青年委员、郴州市医学会检验专业委员会副主任委员。擅长分子生物学诊断技术及血液学实验室诊断等。重点开展血栓与止血实验室诊断技术及临床应用研究、肺炎支原体肺炎的致病机制研究等。主持省级科研课题2项，市级等课题及技术项目10项。发表学术论文20余篇，其中SCI收录论文2篇，获郴州市自然科学优秀学术论文奖2次，参编专著2部。

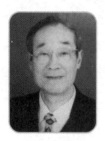

石自明
（Shi Ziming）

石自明（1929—2010），男，湖南湘潭人，主任技师，曾任中南大学湘雅医院检验科暨临床检验学教研室主任、中心实验室主任。1992年起享受国务院政府特殊津贴。曾兼任湖南省医学会检验专业委员会第一、二届主任委员，第三、四届副主任委员，中华医学检验医学分会第一、二届委员，中华医学检验杂志第一届编委；中国输血协会第一、二届理事，湖南省输血协会第一、二届副理事长，湖南省麻风防治协会第二届常务理事，卫生部医院等级评审委员会委员，湖南省卫生厅医院等级评审委员会委员、医技组组长，湖南省临床检验中心技术指导委员会主任委员，湖南省医院协会老专家咨询委员会委员等。主（副）编、参编教材、专著20余部，包括全国检验专业本科及专科教材、检验本科实验教材、医院管理"三基"训练教材、中国农村医生全书、医院感染学、医师资格实践技能应试指南等。在《中华医学杂志》《中华医学检验杂志》《中华血液学杂志》《湖南医科大学学报》等专业期刊发表学术论文20多篇，在《老年人》等期刊发表科普文章10多篇。

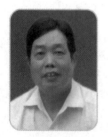

宋平和
（Song Pinghe）

宋平和，男，1956年2月出生，湖南双峰人，副主任技师，曾任湖南省娄底市中心医院检验科主任。湖南省医学会检验专业委员会第七届委员，娄底市医学会检验专业委员会第二届主任委员。1995年起担任检验科副主任，2001年起担任检验科主任；2006年晋升副主任技师。

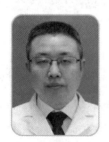

粟爱平
（Su Aiping）

粟爱平，男，1975年10月生，湖南邵阳县人，大学本科，主任技师，湖南省邵阳县人民医院检验科副主任。邵阳县生物安全管理专家委员会副主任委员、县医疗卫生行业医技类专家库成员。1998年8月至今在邵阳县人民医院检验科工作，2009年9月—2010年3月在中南大学湘雅医院检验科进修。在专业期刊发表论文6篇。

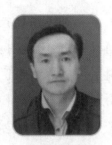

孙圣明
（Sun Shengming）

孙圣明，男，1975年出生，湖南石门人，大学本科，主任技师，现任湖南省常德市妇幼保健院检验科主任、输血科主任。中国妇幼保健协会临床诊断与实验医学分会委员、常德市医学会检验专业委员会委员、常德市输血质量控制中心委员、常德市科技项目评审专家、常德市武陵区医联体特聘专家。1993年7月—2016年12月常德职业技术学院附一医院检验科、输血科工作，2017年1月至今在常德市妇幼保健院检验科、输血科工作。从事医学检验、教学、科研工作20多年，曾先后到中南大学湘雅医院、湖南省人民医院进修学习。在检验医学方面具有丰富临床经验，先后主持和参与多项新技术项目的引进和开展；获常德市科技进步奖1项；在专业期刊发表学术论文数篇。

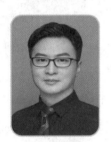

谭超超
（Tan Chaochao）

谭超超，男，1982年3月出生，湖南衡阳人，医学博士，硕士研究生导师，湖南省人民医院检验科副主任技师。湖南省"225"高层次卫生人才骨干人才，美国加州大学戴维斯医学中心（Uc Davis）医疗中心访问学者。中国生物化学与分子生物学会临床医学专业分会委员、湖南省医学会检验专业委员会第十届青年委员、湖南省中医药和中西医结合学会检验医学专业委员会委员。目前主持国家自然科学基金，湖南省科技厅、湖南省卫健委、湖南省教育厅科研课题多项，两次获湖南医学科技奖二等奖（第一完成人及第三完成人），在 *Cell Death & Disease* 等国内外专业期刊发表学术论文30余篇。

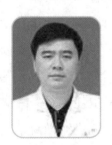

谭　浩
（Tan Hao）

谭浩，男，1972年5月出生，广东新会人，中共党员，硕士，主任技师，湖南省妇幼保健院检验科主任。现兼任湖南省妇幼保健与优生优育协会妇产儿临床检验专业委员会主任委员、湖南省免疫学会副理事长、中国妇幼保健协会临床诊断与实验医学分会委员、湖南省医学会检验专业委员会委员、湖南省中医药和中西医结合学会检验医学专业委员会常务委员。1995年6月—2000年8月在湖南省妇幼保健院检验科工作；2000年9月—2003年7月中南大学湘雅医学院医学检验系研究生，获硕士学位；2003年7月至今在湖南省妇幼保健院检验科工作，2003年10月—2007年3月任检验科副主任，2007年3月至今检验科主任。主要研究方向为临床生物化学以及凝血机制的研究。发表学术论文10余篇，主持及参与省级科研课题多项。

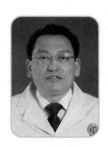

谭黎明
(Tan Liming)

谭黎明，男，1966年6月出生，湖南衡阳人，大学本科，主任技师，教授，硕士研究生导师，现任湖南省人民医院检验科副主任(主持工作)，湖南师范大学临床医学院医学检验教研室副主任。湖南省医学会检验专业委员会第十届委员、湖南省中医药和中西医结合学会检验医学专业委员会副主任委员、湖南省医院协会临床检验管理专业委员会委员、湖南省健康服务业协会医卫检验分会常务理事、湖南省政府采购专家库专家。培养毕业硕士研究生数名。在《中华医院感染学杂志》《国际检验医学杂志》《实用预防医学》《湖南师范大学学报(医学版)》等期刊发表学术论文30余篇。

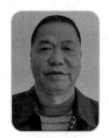

谭亮南
(Tan Liangnan)

谭亮南，男，1952年出生，湖南益阳赫山区人，中共党员，大专学历，副主任技师，曾任湖南省益阳市中心医院检验科主任。曾任湖南医学会检验专业委员会第五、六、七届委员，湖南省医院协会临床检验管理专业委员会委员等，益阳市医学会常务理事、检验专业委员会主任委员。1971年8月在湖南省益阳市中心医院参加工作至2012年退休，1999年晋升副主任技师，1996年至2008年担任益阳市中心医院检验科主任。在专业期刊发表学术论文10多篇；获湖南省科技进步奖三等奖1项、益阳市科学进步奖一等奖1项。

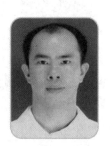

谭　潭
(Tan Tan)

谭潭，男，1980年1月出生，湖南祁阳人，医学硕士，博士在读，副主任技师，临床检验诊断学硕士研究生导师，湖南省郴州市第一人民医院精准医学中心副主任。兼任中国抗癌协会肿瘤标志专业委员会青年委员、中国抗癌协会肿瘤标志专业委员会鼻咽癌专家委员会委员兼副秘书长、湖南省医学会检验专业委员会第十届青年委员、湖南省免疫学会青年委员、郴州市医学会检验专业委员会副主任委员。主要研究方向为肿瘤发病机制，肿瘤标志物及肿瘤放疗抵抗机制研究。主持包括1项国家自然科学基金在内的各级课题8项；获省科技进步三等奖1项、市科技进步二等奖1项，获评省级学术优秀论文多篇。获郴州市第一人民医院优秀带教老师荣誉奖和郴州市优秀技术人员嘉奖各1项，在国内外专业期刊发表学术论文30余篇，其中SCI收录论文10余篇。

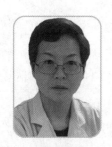

谭云洪
（Tan Yunhong）

　　谭云洪，女，1970年9月2出生，湖南茶陵人，中共党员，硕士，主任技师，现任湖南省胸科医院医学检验部主任。兼任中国防痨协会结核病感染控制专业委员会副主任委员、中国防痨协会结核病基础专业委员会副主任委员、中华医学会结核病学分会临床检验委员会委员、白求恩精神研究会检验医学分会湖南省专业委员会主任委员，湖南省医学会检验专业委员会第九及十届委员、湖南省医院协会临床检验管理专业委员会委员、湖南省防痨协会检验专业委员会主任委员等。2019年入选为湖南省高层次卫生人才"225"工程医学学科带头人。2008年3月毕业于中国疾病预防控制中心MPH，获硕士学位。1992年至今从事临床检验工作，具有扎实的专业理论基础和丰富的临床检验经验。2011年科室被省总工会评为模范职工小家，多次被单位评为先进科室。个人荣立省卫生厅三等功3次，2011年被省卫生厅评为"湖南省卫生系统女职工学习成才先进个人"，2016年被省总工会授予"芙蓉百岗明星"荣誉称号，多次被单位评为"先进个人"和"优秀共产党员"。曾先后赴韩国、德国、美国参观学习，赴法国、吉尔吉斯斯坦、马来西亚参加国际学术会议并作大会交流。近年来主持WHO、湖南省科技厅、湖南省卫生厅、"十二五"重大专项子课题共10余项，作为课题负责人2014年和2016年获湖南省预防医学科学技术三等奖。参编专业教材多部、"专家共识"多项。

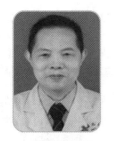

唐爱国
（Tang Aiguo）

　　唐爱国，男，1954年3月出生，湖南华容人，中共党员，一级主任技师（正高二级），临床检验诊断学博士/硕士研究生导师，曾任中南大学湘雅二医院检验科暨临床检验教研室主任。湖南省医学会检验专业委员会第七届副主任委员、第八届候任主任委员、第九届主任委员、第十届名誉主任委员。曾任湖南省医学会暨医师协会理事、湖南省医学教育科技学会医学检验教育专业委员会副主任委员。现任中国医师协会检验医师分会常务委员、中国医学装备协会检验医学分会常务委员、中国老年保健医学研究会检验医学分会常务委员、湖南省医师协会检验医师分会顾问、湖南省医院管理协会临床检验管理专业委员会副主任委员、湖南省临床检验质量控制中心副主任、湖南省生物化学与分子生物学学会理事；《医学临床研究》编委，《实用检验医师杂志》第一、二届编委。国家自然科学基金课题评审专家、教育部学位中心论文评审专家、国家卫生健康委能力建设和继续教育检验医学专家委员会委员，省级科研课题、科技成果、高级职称评审专家，中南大学学位与研究生教育督查督导专家。1971年7月起至今在中南大学湘雅二医院从事临床检验工作。1979—1980年，参加上海瑞金医院和华山医院共同举办的"第二届全国内分泌进修班"脱产学习一年；1985年10月，赴Waters日本公司研修高效液相色谱分析技术。1994年晋升副主任技师，2000年破格晋升主任技师，2007年聘为二级主任技师，2013年聘为一级主任技师。1999年遴选为生物化学与分子生物学硕士研究生导师，2003年遴选为临床检验诊断学硕士研究生导师，2009年遴选为临床检验诊断学博士研究生导师。1995年1月—2014年3月，先后担任中南大学湘雅二医院检验科暨临床检验学教研室副主任、主任。承担/参加国家、省、厅级等科研课题10多项。获省级科技进步奖和医学卫生科技奖5次，其中主持完成的"芳香族氨基酸及其代谢产物快速检测与应用"2013年获湖南省科技进步奖二等奖；荣获大学和医院教学、实验技术和医疗新技术成果奖10多项次，其中主持完成的"色氨酸及其代谢物检测的新技术"2009年获中南大学实验技术成果一等奖。获评大学及医院"优秀共产党员""先进工作者"等20多次。培养毕业硕士/博士研究生近40名，多名研究生获评省、学校"优秀毕业生"，4篇研究生毕业论文获湖南省优秀硕士学位论文，多篇获中南大学优秀硕士学位论文。在国内外专业期刊发表学术论文180多篇，其中SCI收录论文40多篇；参编专著10多部。

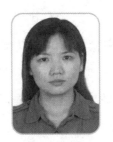

唐翠莲
(Tang Cuilian)

唐翠莲，女，1978年9月出生，湖南邵阳人，硕士，主任技师，邵阳学院附属第二医院检验科主任。湖南省免疫学会免疫学诊断分会常务委员、邵阳市医学会临床输血专业委员会副主任委员、邵阳市生物安全委员会副主任委员。从事临床检验诊断工作20余年，2011年至2012年在中南大学湘雅医院检验科、血液科血液细胞形态室进修学习。曾主持和参与湖南省及市(厅)级科研课题多项。先后在专业期刊上发表学术论文数篇。

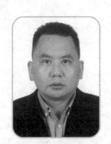

唐德国
（Tang Deguo）

　　唐德国，男，1975年9月出生，中共党员，大学本科，主任技师，临床执业医师（注册医学检验、病理专业），三级健康管理师，现任湖南省永州市妇幼保健院遗传实验室主任、技术保障部党支部书记，永州市新生儿疾病筛查中心主任。湖南省妇幼保健与优生优育协会妇产儿临床检验专业委员会委员、白求恩精神研究会检验医学分会湖南省检验医学专业委员会委员、永州市病原微生物实验室生物安全评审专家委员会副主任委员、永州市医学会检验专业委员会第八届常务委员、永州市医学会临床输血专业委员会第一届委员、永州市预防医学会出生缺陷防控专业委员会第一届委员。自1992年7月至今一直在永州市妇幼保健院从事检验工作，其间，2002年10月—2003年9月在湖南省妇幼保健院遗传科和病理科进修细胞遗传和病理学专业；2003年10月—12月在湖南省肿瘤医院进修细胞学专业；2004年1月—2015年6月任医院检验科主任；2015年6月至今任医院遗传实验室主任、永州市新生儿疾病筛查中心主任，承担全市新生儿疾病筛查、地中海贫血筛查和基因检测、细胞遗传、产前筛查和产前诊断的实验室检测和质量管理工作。第一作者或通信作者发表论文4篇；主持湖南省卫生计生委科研计划课题1项，参与市级科研课题3项。参与的两个科研项目分别获永州市科学技术进步奖三等奖和湖南预防医学科学技术奖三等奖；获得2016—2017年度全国无偿献血奉献奖银奖。

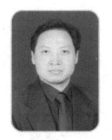

唐发清
（Tang Faqing）

　　唐发清，男，1966年3月出生，湖南耒阳人，医学博士，博士/硕士研究生导师，一级主任技师（正高二级），研究员，湖南省肿瘤医院/中南大学湘雅医学院附属肿瘤医院临床检验中心主任，肿瘤靶向基因湖南省重点实验室主任。湖南省医学"225"人才计划医学领军人才。湖南省医学会检验专业委员会第十届副主任委员、湖南省中医药和中西医结合学会检验医学专业委员会副主任委员等。中国共产党珠海市第七次代表大会代表。美国AACR杰出青年学者、美国NIH&NCI肿瘤研究青年学者计划获得者、教育部优秀人才、中山大学"百人计划"人才、中国合格评定国家认可委员会医学实验室认可技术评审员。长期从事临床检验诊断学工作，研究方向为肿瘤诊断分子标志物和治疗靶分子研究。主持国家自然科学基金项目、科技部"863计划"项目和国家卫计委科研项目等国家级科研项目20余项；以第一作者或通讯作者发表学术论文100多篇，SCI收录论文30余篇（单篇IF>10）；国际专

业期刊 *Molecular Cancer*、*BMCCancer* 等杂志编委或审稿人；荣获部、省科技成果奖多项。

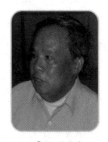

唐国梁
(Tang Guoliang)

唐国梁（1937—2010），男，湖南邵阳县人，曾任湖南省株洲市二医院检验科主任。曾兼任湖南省医学会检验专业委员会第四届委员、株洲市医学会检验专业委员会主任委员。1950 年代末卫生学校医学检验专业毕业，在湖南省株洲市二医院检验科工作至退休，曾在湖南医学院第二附属医院（现中南大学湘雅二医院）检验科进修学习。于 1979 年主持编写《医学检验问答 500 题》，在湖南省株洲市卫生局的领导和支持下，由株洲市二医院邀请湘江机器厂工人医院（现株洲市三三一医院）和湖南省人民医院等医院检验科专家，对本书进行修改、补充后，在全国发行约 6.8 万册。1985 年 10 月—1987 年 11 月参加支援非洲医疗队，撰写的论文《2255 例非洲黑人镰变试验结果观察》，1989 年在《临床检验杂志》发表。

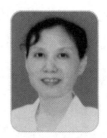

汤建华
(Tang Jianhua)

汤建华，女，1955 年 5 月出生，湖南长沙人，大专学历，主任技师，1998—2001 年担任湖南省益阳市中心医院检验科副主任，主持输血工作。曾任益阳市医学会检验专业委员会副主任委员兼秘书。1977 年益阳卫校毕业分配到益阳市中心医院（原益阳地区医院）检验科，从事临床检验工作 30 多年。1978 年参加"湖南省血防人员化验班"学习 1 年；1987—1988 年参加由卫生部委托湖南医学院第二附属医院（现中南大学湘雅二医院）检验科举办的"全国临床生化检验班"学习一年；1990—1992 年参加首届"全国检验岗位培训班"学习；1996 年于湖南省广播电视大学医学检验大专班毕业。2002 年晋升副主任技师；2007 年晋升主任技师。参与科研课题 3 项；获湖南省科技进步奖三等奖 1 项、益阳市科学进步奖一等奖 1 项；在专业期刊发表学术论文 10 余篇。

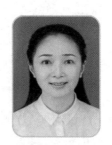

唐玲丽
(Tang Lingli)

唐玲丽，女，1971 年 11 月出生，湖南浏阳人，医学博士，主任技师，临床检验诊断学硕士研究生导师，中南大学湘雅二医院检验医学科暨临床检验学教研室副主任，曾任湖南省临床分子诊断中心副主任。兼任中华医学会检验医学分会第九届青年委员、中华医学会检验医学分会第九届免疫学组委员、中国微生物学会医学微生物学与免疫学专业委员会四体学组副组长、中国分析测试协会标记免疫分析专业委员会分子诊断学组副组长、湖南省医学会检验专业委员会第十届委员、湖南省健康服务业协会医卫检验分会常务理事、湖南省免疫学会免疫学诊断分会副主任委员。1993年毕业分配至中南大学湘雅二医院检验科工作。2005年获中南大学免疫学硕士学位，2008年获中南大学内科学博士学位，2007年晋升为副主任技师，2019年晋升主任技师。2011年2月—2013年6月，在美国德克萨斯大学圣安东尼奥健康科学中心微生物免疫系从事衣原体的致病机理及疫苗研制的博士后研究工作。现主要从事感染性疾病的诊断和相关致病机理研究，着重致力于衣原体的致病机理和疫苗的开发研究以及妇女生殖道感染病原体及其致病机理研究。主持湖南省科技厅和卫生厅科研课题各2项，参与国家级课题多项；在国内外专业期刊发表学术论文80余篇，其中SCI收录论文30多篇。

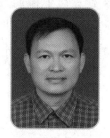

唐孝亮
(Tang Xiaoliang)

　　唐孝亮，男，1965年11月出生，湖南溆浦人，大学本科，内科执业医师，主任技师，现任湖南妇女儿童医院检验病理中心主任。中国合格评定国家认可委员会医学实验室认可技术评审员。曾兼任怀化市医学会检验专业委员会副主任委员、郴州市医学会检验专业委员会副主任委员和名誉主任委员、郴州市医学会微生物专业委员会副主任委员、湖南省中医药和中西医结合学会检验专业委员会常务委员等。1987年7月—1994年8月在溆浦县人民医院检验科工作。1994年9月—2009年12月在怀化市第一人民医院工作，任输血科主任，检验科秘书；2008年晋升主任技师。2010年1月—2020年4月，在郴州第三人民医院工作，任检验科主任，带领科室成为湖南省最早获得ISO15189认可的医学实验室。2020年5月起，在湖南妇女儿童医院工作，任检验病理中心主任。发表学术论文近20篇；获怀化市科技进步奖3项；获评郴州市卫生系统"先进个人"和荣立三等功。

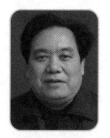

唐　银
(Tang Yin)

　　唐银，男，1945年出生于湖南邵阳市，中共党员，大专，主任技师，硕士生导师，曾任中南大学湘雅医院检验科主任暨临床检验学教研室主任。曾任湖南省医学检验专业委员会副主任委员（1992—2010年），中华预防医学会微生态学分会常务委员。从事医学检验工作40年，1975—1977年参加卫生部第二批援藏医疗队。1997年开始招收培养硕士研究生5名。在《中华医院感染学杂志》《现代医学杂志》《湖南医科大学学报》等杂志发表学术论文近30篇；参与编写《最新检验项目手册》《临床医院感染学》等2部著作。与本院烧伤科合作中标国家自然科学基金2项，开展厌氧菌的致病机制研究。承担湖南省卫生厅的科研课题"L-型细菌与慢性肾炎的致病性研究"。研究成果"厌氧菌的临床与实验室研究"1991年分别获得湖南省科学技术进步奖三等奖和湖南省医药卫生科技进步奖三等奖。"L-型细菌培养基的研制"1993年获湖南省医药卫生科技进步奖三等奖。2001年荣获肝移植贡献奖。

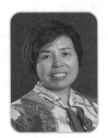

田亚玲
(Tian Yaling)

田亚玲,女,1969年8月出生,湖南东安人,民盟盟员,主任技师,湖南省永州市中心医院检验科主任,永州市中心医院住院医师规范化培训检验医学科专业基地负责人。湖南省医师协会检验医师分会委员、白求恩精神研究会医学检验分会湖南省专业委员会副主任委员,永州市医学会第三届理事会理事、永州市医学会检验专业委员会主任委员、永州市临床检验质量控制中心主任、永州市医学会临床输血专业委员会委员、湖南省卫生系列高级职称评审专家库成员。在专业期刊发表学术论文近20篇;主持省卫生健康委科研课题1项、永州市指导性科技计划项目1项,参与科技部国家重点研发项目2项。

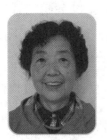

万水秀
(Wan Shuixiu)

万水秀,女,1945年8月出生,湖南湘乡人,大学本科,主任技师,曾任湖南省株洲市三三一医院(原株洲湘江机器厂工人医院)检验科主任。曾任湖南省医学会检验专业委员会第五届委员、株洲市医学会检验专业委员会主任委员。1964年考入湖南医学院(现中南大学湘雅医学院)医学检验专业本科,1969年毕业。先后在湖南省洞口县人民医院和株洲市三三一医院工作,从事临床检验工作37年。立足本职踏踏实实工作,严格遵守操作规程,努力学习新知识,积极推广新的检验技术和方法;认真总结自己的工作实践,撰写论文,在学术会议宣读或期刊发表。1998年晋升为主任技师,2000年退休,返聘工作5年后于2005年离开临床检验工作岗位。

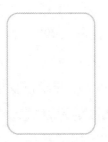

王昌赢
(Wang Changying)

王昌赢,男,曾任湖南省岳阳市岳化医院(原中国人民解放军总后2348医院)检验科主任。曾兼任湖南省医学会检验专业委员会委员、岳阳市医学会检验专业委员会副主任委员。

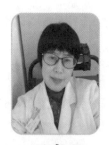

王春翠
(Wang Chuncui)

王春翠，女，1967年11月出生，湖南桑植人，大学本科，主任技师。1990年7月毕业于湖南医科大学医学检验系，1990年7月至1998年11月在湖南省湘西土家族苗族自治州人民医院检验科工作，1998年12月至今在张家界市人民医院检验科工作。长期从事临床生化及分子生物学等方面的临床检验和研究工作。在专业期刊发表学术论文10余篇；荣获市州级科技成果奖1项。多次获评先进工作者等。

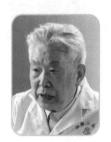

王继贵
(Wang Jigui)

王继贵，男，1937年9月出生于湖北省谷城县，中共党员，主任技师，曾任中南大学湘雅二医院检验医学科暨临床检验学教研室主任。曾任中华医学会第二十二届理事会理事，中华医学会检验分会第三至五届委员，湖南省医学会第九至十一届理事、第十一届常务理事，湖南省医学会检验专业委员会第二届副主任委员、第三至六届主任委员、第七和八届荣誉主任委员，《中华检验医学杂志》第三至五届编委，《中国医师杂志》、《医学临床研究》等多种学术期刊编委。曾担任湖南省医院评审委员会评审员、1991—1995年任湖南省科学技术进步奖特邀评审员。1957年7月武昌卫生学校检验专业毕业，分配到湖南医学院第二附属医院(现中南大学湘雅二医院)检验科工作，1988年10月—1989年10月以访问学者的身份到美国Yale大学医学院Laboratory Medicine进修一年。2002年9月退休，医院返聘工作至2007年9月。1965年晋升检验师，1975年晋升主管检验师，1985年晋升副主任技师、副教授，1993年晋升主任技师。1972—1977年任检验科副主任(主持工作，主任缺如)，1977年9月—2001年9月任检验科主任，1987—2001年兼任临床检验学教研室主任。曾任检验科党支部书记。在《中华检验医学杂志》等多种专业期刊上发表学术论著、综述和译文等近200篇，在《健康报》《大众卫生报》等报刊杂志发表科普文章20多篇。主编大型学术专著《临床生化检验》，参编(审)《全国临床检验操作规程》《生物化学检验技术》《实用全科医师手册》等专著、教材10多部。荣获湖南省医药卫生科技成果奖4项，湖南医科大学教学成果奖1项。1992年10月起享受国务院政府特殊津贴，1999年国家人事部、卫生部和中医药管理局共同授予"全国卫生系统先进工作者"称号。多次获评医院、大学和省直机关的先进工作者和优秀共产党员，医院优秀科主任。湖南省医学会检验专业委员会2008年1月授予终身成就奖，湖南省医学会2016年8月授予终身成就奖。2007年10月离开工作岗位后继续发挥余热，在学术期刊发表有关检验医学新技术、研究新进展的综述等 30 多篇。

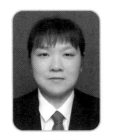

王炼红
（Wang Lianhong）

王炼红，女，1972 年 9 月出生，湖南双峰人，大学本科，主任技师，曾任湖南省怀化市第二人民医院检验科、输血科副主任，现任输血科主任。1991 年 6 月起分配至怀化市第二人民医院检验科工作。先后在临检室、免疫室、生化室、PCR 室、微生物室、血库等部门工作。2015—2018 年任检验科、输血科副主任，2019 年任输血科主任至今。2020 年晋升主任技师。在专业期刊发表学术论文 9 篇。

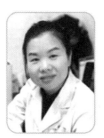

王　敏
（Wang Min）

王敏，女，1976 年 5 月出生于湖南龙山县，土家族，博士，主任技师，博士研究生导师，中南大学湘雅二医院临床检验学教研室主任、检验医学科副主任，曾任湖南省临床分子诊断中心副主任。湖南省卫生计生委高层次卫生人才“225”工程微生物学科骨干人才、湖南省临床检验质量控制中心委员、中国老年医学学会检验医学分会第二届委员会委员、湖南省医师协会检验医师分会第二届理事、中国医学装备协会基因检测分会第一届委员、湖南省免疫学会免疫学诊断分会常务委员。1997 年毕业于湖南医学高等专科学校（现湖南师范大学医学院）医学检验专业，分配至龙山县人民医院检验科工作。2002 年获中南大学病原生物学硕士学位，同年毕业分配至中南大学湘雅二医院检验科工作。2008 年获中南大学湘雅二医院内科学博士学位。2017 年晋升为主任技师，2015 年遴选为临床检验诊断学硕士研究生导师，2019 年遴选为临床检验诊断学博士研究生导师。主要从事临床微生物学及分子生物学的临床与科研工作。主攻方向为病原微生物耐药机制及其分子流行病学研究、宫颈癌的分子致癌机制研究、微生物与 T 细胞免疫互作机制等。主持国家自然科学基金 2 项、湖南省自然科学基金 2 项、湖南省科技计划项目资助 1 项、湖南省财政厅项目 2 项、湖南省临床医疗技术创新引导计划 1 项；以第一或通讯作者发表论文 98 篇，其中 SCI 收录论文 29 篇；参编教材或专著 4 部；招收培养博士/硕士研究生 10 多名。

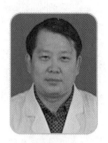

王铭初
（Wang Mingchu）

王铭初，男，1964 年 5 月出生于湖南桃源县，大学本科，主任技师，曾任湖南省常德市第一人民医院（中南大学湘雅医学院广德临床学院）检验科副主任、中心实验室主任、药检党支部书记。中南大学湘雅医学院、南华大学兼职副教授，常德市医学会检验专业委员会副主任委员、常德市临床检验质量控制中心副主任委员、常德市政府采购评审专家库成员。1986 年 7 月起在常德市第一人民医院检验科工作，先后分别在检验科门诊、急诊、生化、免疫、微生物及医院中心实验室等部门工作多年。在临床医学检验、临床医学实验室质量控制与管理方面具有丰富的经验，尤其擅长临床化学检验、体液检验、血液检验、免疫学检验、分子生物学检验、止血与血栓检查及实验室质量控制与管理等。引进、开展检验新技术新项目 10 余项，在专业期刊发表学术论文 10 余篇。

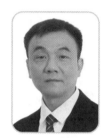

王明达
（Wang Mingda）

王明达，男，1963 年 9 月出生，湖南长沙人，大学本科，主任技师，曾任湖南省长沙市第三医院检验科主任。曾任湖南省医学会检验专业委员会委员、长沙市医学会检验专业委员会副主任委员。1980 年入职长沙市第三医院检验科工作至今，2008 年晋升主任技师。1999—2001 年任检验科副主任，2001—2015 年任检验科主任。2001—2016 年任长沙市医学会检验专业委员会副主任委员。在《中国真菌学杂志》《医学临床研究》《实用预防医学》等期刊发表学术论文近 10 篇。

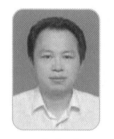

王启广
（Wang Qiguang）

王启广，男，1974 年 12 月出生，湖南洞口人，中共党员，硕士，主任技师。1999 年至今在湖南省人民医院检验一科从事临床医学检验工作，擅长于临床血（体）液检验、生化、免疫和分子生物等技术。获湖南省科技厅、湖南省卫健委及医院一般课题各 1 项，发表专业学术论文 8 篇，SCI 收录论文 1 篇。

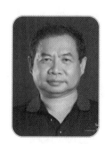

王庆林
（Wang Qinglin）

王庆林，男，1966 年 3 月出生，河北石家庄人，博士，教授，硕士研究生导师，湖南师范大学医学院医学检验系主任、寄生虫病研究室主任。国家科技进步奖和自然科学奖评审专家、国家自然科学基金评审专家，2005 年首批入选湖南省 121 人才工程。兼任湖南省医学教育科技学会医学检验教育专业委员会副主任委员、湖南省预防医学会寄生虫病专业委员会副主任委员、湖南省医学会检验专业委员会委员。

曾以负责人或主研人完成科技部"九五"攻关项目、世界卫生组织热带病特别计划(WHO/TDR)项目、国家自然科学基金项目、省自然科学基金项目等各类科研课题10余项,发现并在 NCBI GenBank 注册新基因3个(注册号分别为 AF282731、AF286702 和 AF300423),以第一作者或通讯作者在国内外学术期刊发表论文70余篇。

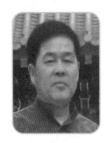

王松华

(Wang Songhua)

王松华,男,1952年9月出生,湖南邵东人,中共党员,大专学历,副主任技师,副教授,曾任湖南省脑科医院(湖南省第二人民医院)检验科主任、湖南省临床检验中心副主任。兼任湖南省医学会检验专业委员会第七届委员。从事医学检验工作36年,其中实验室管理工作20多年。1987—2004年历任湖南省脑科医院检验科副主任、主任,2005—2007年任湖南省临床检验中心副主任、办公室主任。2006—2012年兼任湖南省医院协会临床检验管理专业委员会秘书、湖南省临床检验质量控制中心秘书。2005—2012年兼任湖南中医药大学检验专业生化检验教研室主任,主讲分子生物学技术、分子诊断学等课程。在专业期刊发表学术论文20余篇;获厅级科研成果奖1项。

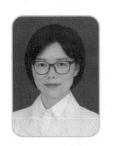

汪 维

(Wang Wei)

汪维,女,1983年12月出生,湖南龙山人,博士,主管技师,中南大学湘雅医院检验科免疫室副组长。中国中西医结合学会检验医学专业委员会免疫性疾病检验诊断学术委员会第一、二届青年委员,湖南省医学会检验专业委员会第十届委员会青年委员,湖南省免疫学会免疫学诊断分会第一届青年副主任委员,湖南省中医药和中西医结合学会检验医学专业委员会免疫与内分泌学组副组长,湘雅医学期刊社中青年编委。2006年9月—2011年6月在北京协和医学院硕、博连读,获临床检验诊断学博士学位;2011年8月至今在中南大学湘雅医院检验科工作。主持国家自然科学基金青年基金1项、中央高校青年教师助推专项基金1项;发表论文20余篇,其中以第一作者或通讯作者发表SCI收录论文9篇;参编专著3部。2015年度被评为中南大学湘雅医院"五四青年岗位能手";2017年入选"湘雅好青年"系列人物;2018年被评为中南大学湘雅医院"十佳技术能手"。

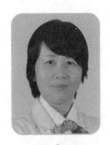

王小卫
（Wang Xiaowei）

王小卫，女，1963 年 10 月出生，湖南慈利人，主任技师，曾任湖南省肿瘤医院（湖南省湘雅医学院附属肿瘤医院）检验科副主任。中国合格评定国家认可委员会医学实验室认可技术评审员。从事临床检验、质量管理等工作近 40 年，熟悉检验科各专业组的业务和工作，具有较全面的临床检验专业基础知识和技能，能理论联系实际解决工作中的疑难问题，具有较强与患者和临床沟通的能力。主持湖南省科技厅科研课题 1 项，参与省级课题多项；在专业期刊发表学术论文 10 余篇，参编专著 2 部。

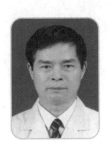

王新华
（Wang Xinhua）

王新华，男，1968 年 6 月出生，湖南益阳人，中共党员，大学本科，主任技师，现任湖南省益阳市中心医院检验科主任。湖南省医学会检验专业委员会第八、九、十届委员，益阳市医学会检验专业委员会主任委员，益阳市临床检验质量控制中心主任。1990 年 7 月学校毕业分配到益阳市中心医院检验科工作至今。主持省级科研课题两项、国家"863 计划"子课题 3 项；在专业期刊发表学术论文 18 篇；主编专著 2 部；获益阳市科技进步奖一等奖 1 项。

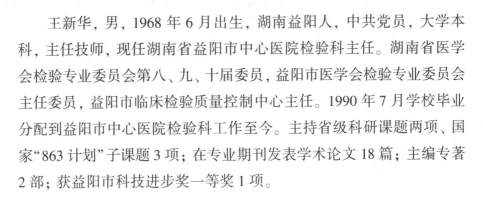

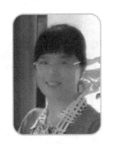

王晓春
（Wang Xiaochun）

王晓春，女，1956 年 1 月出生，湖南望城人。医学博士，教授，临床检验诊断学博士/硕士研究生导师，曾任中南大学湘雅医学院医学检验系党支部书记、教研室主任、实验中心主任。兼任第一、第二届教育部高等学校教育教学指导委员会医学技术类委员，全国高等医学院校医学检验技术专业院际协作会临床生物化学、临床分子生物学及实验室管理学学组常务理事，中华医学会检验医学分会教育学组顾问，中国高等教育学会医学教育专业委员会检验医学教育学组顾问，湖南省生化与分子生物学学会理事。1982 年 12 月—1988 年 12 月湖南医学院第二附属医院妇产科医生；1989 年 1 月—1995 年 6 月长沙卫生职业学院生物化学教研室教师讲师、教研室主任；1995 年 7 月—2002 年 1 月，湖南医科大学生物化学教研室副教授、教研室副主任、党支部书记；2002 年 1 月—2019 年 10 月，中南大学湘雅医学院医学检验系教授、党支部书记、教研室主任、实验中心主任。主持国家、省、市科研项目 20余项，教学改革项目 20 余项，发表教学科研论文 50 余篇。主编人民卫生出版社规划教材 4 部：《临床分子生物学检验技术实验指导》（2015 年）、《临床分子生物学检验技术》（2015 年）、《临床分子生物学》（2018 年）、《临床分子生物学实验指导》（2012 年）；参编教材/专著 2 部。承担本科生、研究生教学课程多门。获省科技进步奖 2 次、省医学科技奖 1 次；获教学成果奖 12 次。曾获评湖南省教育系统"芙蓉百岗明星"，中南大学"师德先进个人"、"师德标兵"和"优秀共产党员"等荣誉称号。

王振华
(Wang Zhenhua)

王振华，男，1920 年 10 月出生，福建福州人，教授，著名的心内科专家，医学教育家。上世纪 50 年代初期兼任湘雅医院检验科第三任主任。1946 年毕业于湘雅医学院后留校工作，1951 年晋升主治医师，任病室主任兼湘雅医院检验科主任。1954 年任湖南医学院内科学基础教研组主任。1980 年任湖南医学院第一附属医院(现中南大学湘雅医院)内科教研室主任。1981 年晋升为教授。1991 年起享受国务院政府特殊津贴。1997 年 12 月退休。

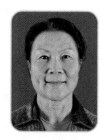

王智纯
(Wang Zhichun)

王智纯，女，1947 年 10 月出生，湖南长沙人，中国致公党党员，大学本科，主任技师，曾任中南大学湘雅医院检验科副主任、输血科主任。中国输血协会第二、三、四届理事，湖南省及长沙市医学会医疗事故技术鉴定专家，株洲等地市红十字会临床输血技术顾问。1970 年湖南医学院(现中南大学湘雅医学院)医学检验专业本科毕业，毕业后曾在湖南省桑植县人民医院检验科和湖南省结核病医院检验科从事临床检验工作。1980 年调入湖南医学院附属第一医院(现中南大学湘雅医院)，先后在医院中心实验室、检验科和输血科从事临床检验、临床输血、科研及科室管理工作。1995 年由湘雅医院检验科副主任调任刚在检验科血库的基础上组建成立的输血科主任，开创输血科并主持完善输血科的各项工作。在湖南省率先开展了血液成分制备、成分输血、分离收集外周血干细胞、单采冷冻血小板、自体输血及换血治疗等临床输血新技术，并保证输血安全。主持、参与省级科研课题多项；在专业期刊发表学术论文 20 余篇；参编《乡村医师大全》等教材和专著；获省科技进步奖、省医药卫生科技进步奖和湘雅医院医疗新技术成果奖等多项。

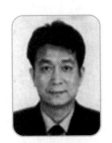

吴白平
(Wu Baiping)

吴白平，男，1958年5月出生，湖南浏阳人，硕士，一级主任技师（正高二级），曾任湖南省肿瘤医院检验科主任。曾任湖南省医学会检验专业委员会第七、八、九届副主任委员，湖南省医师协会检验医师分会副会长，中国医院协会临床检验管理专业委员会委员，中国医师协会检验医师分会委员。从事检验工作40余年、检验科管理工作30余年，熟练掌握各种临床检验技术和分子生物学技术，在临床检验方法学评价、建立和开展实验室质量控制方面具有丰富的经验。组织科室的室内质量控制和室间质量评价，负责各种临床检测及分子生物学新项目的引进和开展。拥有国家发明专利4项，主持科技部重点项目、国家"863计划"子项目、省科技厅项目和省发改委科研课题多项；发表论文20余篇；主持完成的"高通量肿瘤靶向药物个体化诊疗基因检测技术平台和标准化流程的建立"项目荣获湖南省科技进步奖三等奖。

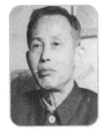

吴开春
(Wu Kaichun)

吴开春（1928—2008），男，曾任湖南省肿瘤医院检验科主任。曾任湖南省医学会检验专业委员会委员。先后在湖南医学院（现中南大学湘雅医学院）生化教研室、湘雅医院检验科和湖南省肿瘤医院检验科工作。在专业期刊发表学术论文6篇。

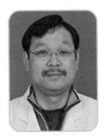

吴建华
(Wu Jianhua)

吴建华，男，1967年2月出生，湖南常德人，大学本科，主任技师，湖南省常德市第一人民医院（中南大学湘雅医学院广德临床学院）检验科主任，检验医学住院医师规范化培训专业基地负责人。兼任湖南省医学会检验专业委员会第十届委员、常德市医学会检验专业委员会主任委员、湖南省医师协会检验医师分会委员、湖南省医学教育科技学会医学检验教育专业委员会委员、湖南省健康服务业协会医卫检验分会理事、常德市临床实验室质量控制中心主任、市医疗事故技术鉴定专家库成员。1991年毕业于湖南医科大学医学检验系本科。先后主持和参与了多项新技术和新项目的引进开展，在专业期刊发表学术论文18篇；主持或参与获常德市科技进步奖二等奖2项。

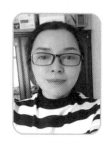

伍树芝
(Wu Shuzhi)

伍树芝，女，1963年2月出生，湖南长沙县人，主任技师，2002—2020年任湖南省人民医院检验二科(原湖南省马王堆医院检验科)主任。湖南省医学会检验专业委员会第九和十届委员、湖南省医院协会临床检验管理专业委员会委员、湖南省中医药和中西医结合学会检验医学专业委员会常务委员、湖南省医学教育科技学会医学检验教育专业委员会委员、中国中西医结合学会检验医学专业委员会心脑血管疾病实验诊断专家委员会委员。发表学术论文20多篇，1篇论文获湖南省医学优秀学术论文三等奖；主持和参与省、厅级科研课题10余项，其中湖南省自然科学基金2项；曾获2010年度湖南省直单位"芙蓉百岗明星"称号。

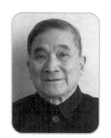

吴雅立
(Wu Yali)

吴雅立(1924—2014)，男，湖南南县人，中共党员，副主任技师，曾任湖南省常德市第一人民医院检验科主任。湖南省医学会检验专业委员会第一届委员。1949年9月至1986年1月在常德市第一人民医院工作。1950年从一位南下干部患者的穿刺液中检出利杜氏小体，确诊为黑热病。1954年自制采血器，并改进采用试管法进行细胞计数时的血色素吸管的刻度划线方法。撰写的《自制手用采血器的制作和使用以及试管法计数血球吸血管的刻线方法》，在《常德地区医院院刊》1959年第一期刊载。1955年，于中南卫生干部进修学校生物化学专业毕业返院后，以一台杜氏比色计为起点，开展血糖、非蛋白氮、总蛋白及A/G比值、CO_2结合力(量气法)等生化检验项目。1980年，首次检出常德地区第一例小儿急性间歇性血卟啉病，并进行家系调查。1983年，对引进丹麦生产的ABL-2型分析仪所用校正液的配制进行研制，获得成功，获得1985年度常德地区科学技术进步奖三等奖。

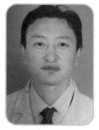

吴　意
(Wu Yi)

吴意，男，1968年3月出生，湖北广水市人，硕士，主任技师，湖南师范大学硕士研究生导师。科技部、湖南省、湖北省、江西省科技厅专家库在库专家。兼任中国研究型医院学会检验医学分会委员、中国中西医结合学会检验医学专业委员会心血管学组委员、湖南省中医药和中西医结合学会检验医学专业委员会委员；《中国感染控制杂志》《中国医学工程》编委、《检验医学与临床》英文编辑与编委、《国际检验医学》杂志审稿人与英文编辑。1995年至今在湖南省人民医院检验科工作。主持科研课题12项(省级科研课题3项，厅级2项，院级重点课题2项，院级一般课题5项)。参与科研课题22项，含国家自然基金1

项。作为主要研究者参与临床试验 160 多项。引进新技术项目 20 多项。获湖南省预防医学科技奖二等奖 1 次，获医院科技进步奖 5 次。获发明专利 2 项。在专业期刊发表学术论文 70 余篇，其中第一作者（通讯作者）40 余篇，SCI 收录论文 7 篇。主编专著一部，参编 2 部。曾荣获湖南省人民医院"优秀教师""十佳优秀教师""十大科技能手""优秀硕士研究生导师"称号。

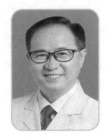

伍 勇
（Wu Yong）

伍勇，男，1967 年 12 月出生，湖南衡阳人，医学博士，主任技师（教授），临床检验诊断学博士/硕士研究生导师。曾任中南大学湘雅三医院检验科暨临床检验诊断学教研室主任、现任临床检验诊断学教研室主任。湖南省医学会检验医学专业委员会第十届主任委员、第七和八届副主任委员、第九届候任主任委员；中华医学会检验医学分会委员、临床微生物学组副组长，中国医师协会检验医师分会委员，湖南省医学会及医师协会理事会理事，中国检疫学会检验检疫分会副主任委员，世界华人检验病理医师协会常务委员；《中华检验医学杂志》《临床检验杂志》《实用预防医学》等编委、中国合格评定国家认可委员会医学实验室认可技术评审员。2000—2003 年，先后赴德国、美国以访问学者和博士后身份参与医学研究工作。先后在湘雅医院、湘雅三医院检验科从事临床检验工作，具有丰富的临床经验，主要研究方向为分子微生物学诊断、细菌耐药机制及抗菌药物的研究。主持或参与美国 NIH、德国 DFG、国家重点基础研究发展计划（973 计划）、国家自然科学基金、省自然科学基金等科研课题近 20 项；以排名第一获得湖南省自然科学奖三等奖、湖南省医学科技奖二等奖和三等奖各 1 次；主编或参编专著和教材 12 部；已发表包括 SCI 收录在内的学术论文 150 余篇；已毕业和正在培养的研究生 40 余名。

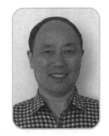

夏先考
（Xia Xiankao）

夏先考，男，1956 年 10 月出生，湖南澧县人，大学本科，主任技师，曾任湖南省常德市第一人民医院（中南大学湘雅医学院广德临床学院）检验科主任。湖南省医学会检验专业委员会第七、八、九届委员，湖南省医院协会临床检验管理专业委员会委员，常德市医学会理事、检验专业委员会主任委员。2004 年受聘为中南大学湘雅医学院兼职副教授、2005 年受聘为兼职教授。1981 年起在常德市第一人民医院检验科工作，多次在北京、上海、广州等地进修学习。2005 年晋升为主任技师。主持建立了常德市首家 PCR 基因诊断实验室、人类免疫缺陷病毒抗体检测初筛实验室。先后诊断出我省首例肝吸虫病、遗传性双白蛋白血病和无 γ 球蛋白血症，并对遗传性双白蛋白血病和无 γ 球蛋白血症的两个家系进行了调查研究。1993 年、1998 年、2000 年先后主持完成的"酶联免疫洗板器的研究""无 γ 球蛋白血症的研究及临床应用""烧伤患者葡萄球菌感染及其危险因素的研究"分别获常德市科技成果奖一等奖、二等奖、三等奖。特别是"酶联免疫洗板器的研究"成果收录于世界华人重大科学技术成果公报，并经世界华人重大科学技术成果评审委员会评为"世界华人重大科学技术成果"，并发证书。在《中华烧伤杂志》《中华检验医学杂志》《中华遗传学杂志》《中华医院感染学杂志》等杂志发表论文 40 余篇，在全国性、省级学术会议交流论文数篇。在检验医学工作中取得了丰硕成果，2005 年 4 月被湖南省人民政府授予"湖南省先进工作者"称号、"湖南省行业标兵十佳"称号；2003 年被常德市政府授予"常德市先进工作者"称号，1989 年、1998 年、2002 年三次荣立三等功；多次被医院评为"五好文明家庭""优秀共产党员""先进工作者"，优秀带教教师等。

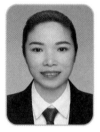

夏小梅
(Xia Xiaomei)

夏小梅，女，1974 年 9 月出生，湖南芷江人，中共党员，大学本科，主任技师，湖南省怀化市芷江侗族自治县人民医院检验科主任。怀化市医学会检验专业委员会委员。从事临床检验工作 20 余年，擅长临床检验及骨髓细胞形态学检验。曾在"湖南省医师协会检验医师分会 2018 年年会暨第三届检验与临床高峰论坛"中荣获优秀病例三等奖。近年来，主持及参与国家科技支撑计划子课题 2 项；发表学术论文多篇。

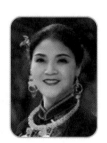

向　敏
(Xiang Min)

向敏，女，1964 年 1 月出生，湖南永顺人，土家族，大学本科，主任技师，湖南省湘西土家族苗族自治州人民医院检验科副主任。吉首大学医学院客座教授、湖南省中医药和中西医结合学会检验医学专业委员会委员。从事临床检验 30 多年，擅长生物化学检验、临床检验、免疫学检验、分子生物学检验、微生物学检验、血栓与止血检验、血流变学检验、优生优育检验、实验室室内质量控制及室间质评。获湘西自治州科技进步奖三等奖 1 次，发表学术论文 10 余篇。

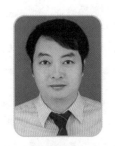

项忠元
（Xiang Zhongyuan）

项忠元，男，1982 年 12 月出生，贵州贞丰人，硕士，博士在读，副主任技师，临床检验诊断学硕士研究生导师，湖南省临床分子诊断中心副主任，中共中南大学湘雅二医院检验输血党支部书记。中国医疗器械行业协会 POCT 分会委员、湖南省医学会检验专业委员会第十届青年委员、湖南省医师协会检验医师分会青年委员。2006 年中南大学医学检验系本科毕业后到乡村支教 1 年，2010 年硕士毕业后在中南大学湘雅二医院检验科工作。在国内外专业期刊发表学术论文 40 余篇，其中 SCI 收录论文 20 余篇，硕士学位论文荣获湖南省优秀硕士学位论文。主持湖南省自然科学基金面上项目 1 项、湖南省科技计划项目 1 项、其他省和厅级课题 3 项，参与国家自然科学基金项目 4 项。荣获湖南省科技进步二等奖 1 项，中南大学湘雅二医院医疗新技术成果三等奖 2 项。多次获评优秀共产党员等。

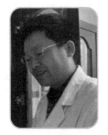

向延根
（Xiang Yangen）

向延根，男，1963 年 8 月出生，湖南辰溪人，主任技师，硕士研究生导师，长沙市中心医院检验科主任。国家卫生计生委病原微生物实验室生物安全评审专家委员会第一届委员、中国医师协会检验医师分会病原微生物感染检测与控制检验医学专业委员会第一届委员会委员、中国研究型医院学会检验医学专业委员会委员、中华医学会结核病学分会第十五及十六届委员会基础学组委员、中华医学会结核病学分会第十七届结核病临床检验专业委员会委员；湖南省医学会检验专业委员会第九及十届副主任委员、湖南省医院协会检验专业委员会第三届副主任委员、湖南省医师协会检验医师分会第一及二届常委，湖南省健康服务业协会医卫检验分会副理事长、中华检验医学教育学院湖南分院副院长、湖南省医学教育科技学会生物安全专业委员会第一及二届委员、长沙市医学会理事、长沙市医学会检验专业委员会第四及五届主任委员、长沙市临床检验质量控制中心第二任主任、中国合格评定国家认可委员会技术评审员。南华大学、湖南中医药大学硕士生导师。共计培养硕士研究生 11 人。主持国家"十二五"重大专项子课题 1 项，参与国家"十一五"重大专项课题 1 项，主持湖南省自然科学基金面上项目 1 项、湖南省卫健委科研课题 3 项；发表学术论文 50 余篇，其中 SCI 收录论文多篇；出版著作 2 部；以第一完成人获湖南医学科技奖三等奖 2 次。

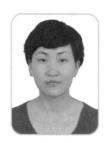

向跃芸
（Xiang Yueyun）

向跃芸，女，1984年12月出生，湖南武冈人，苗族，硕士，副主任技师，湖南省妇幼保健院检验科副主任。湖南省医学会检验专业委员会第十届青年委员、湖南省医师协会检验医师分会第一届青年委员、湖南省妇幼保健与优生优育协会妇产儿检验专业委员会委员兼秘书。2011年7月至今湖南省妇幼保健院检验科工作，2016年7月起担任湖南省妇幼保健院检验科副主任。参与课题多项；发表论文多篇；参编专著《临床生物化学检验》。

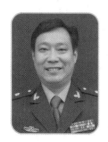

肖创清
（Xiao Chuangqing）

肖创清，男，1963年3月出生，湖南临湘人，1980年参军入伍，硕士，教授，主任医师，硕士研究生导师，专业技术四级，文职二级。曾任解放军第九二一医院(原解放军一六三医院)检验科主任。兼任湖南省医学会检验专业委员会第七至十届副主任委员、湖南省医院协会临床检验管理专业委员会副主任委员、湖南省医师协会检验医师分会常务委员、全军检验专业学术委员会委员。曾任中华医学会检验医学分会第七届青年委员、广州军区检验专业委员会副主任委员、中国医师协会检验医师分会病原微生物控制专业委员会委员、广州军区卫生技术专业系列高级专业技术资格评审委员会委员、湖南省药品器械鉴定评审委员会委员、湖南省政府采购评标专家，湖南省医学会医疗事故技术鉴定专家库成员。从事检验医学工作30多年，发表学术论文80余篇；参编专著5部；承担军地科研课题11项；获军队医疗成果奖3项、军队科技进步奖2项，湖南省科技进步奖1项；荣立三等功4次。

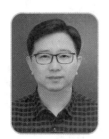

肖乐东
（Xiao Ledong）

肖乐东，男，1972年9月出生，湖南武岗人，中共党员，硕士，主任技师，曾任邵阳市第一人民医院检验科主任，现任邵阳学院附属第二医院党委委员、副院长。兼任湖南省医学会检验专业委员会第十届委员、湖南省医院协会临床检验管理专业委员会委员、湖南省免疫学会理事、邵阳市医学会检验专业委员会副主任委员、《国际检验医学杂志》第五届编委。中共邵阳市第十一次党代会代表。2009年任邵阳市第一人民医院检验科主任，2012年晋升主任技师，2019年任邵阳学院附属第二医院党委委员、副院长。先后在第二军医大学附属长海医院、中南大学湘雅医院、湖南省肿瘤医院进修学习两年。主持省科技厅科研课题、省教育厅课题各1项；在国内外专业期刊发表学术论文10余篇；参与"色氨酸及其代谢物检测的新技术"课题荣获2009年中南大学校级实验技术成果奖一等奖。

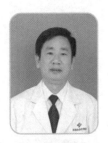

肖鹏程
(Xiao Pengcheng)

肖鹏程，男，1968年2月出生，湖南茶陵人，大学本科，主任技师，现任株洲市中心医院临床中心实验室主任。湖南中医药高等专科学校兼职教师。兼任湖南省医学会检验专业委员会第十届委员、中国中西医结合学会检验医学专业委员会委员、湖南省中医药和中西医结合学会检验医学专业委员会副主任委员、湖南省医院协会临床检验管理专业委员会委员、株洲市医学会检验专业委员会主任委员、株洲市医学会临床输血专业委员会委员。擅长生化检验、免疫学检验。善于解决实际工作的难点疑点。在专业期刊发表学术论文10余篇；作为副主编参编专著《现代临床医学免疫学检验技术》。

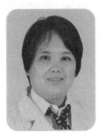

肖　平
(Xiao Ping)

肖平，女，1970年出生，湖南汉寿人，副主任技师。现任湖南省肿瘤医院（中南大学湘雅医学院附属肿瘤医院）检验科副主任。曾任湖南省医学会检验专业委员会第八届青年委员。从事医学检验工作29年，具有较全面理论知识和专业知识，能理论联系实际解决工作的疑难问题，参加科内程序文件编写，全面负责检验科质量管理、ISO15189技术要素部分的工作。在专业期刊发表学术论文12篇。

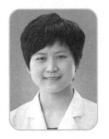

肖小琳
(Xiao Xiaolin)

肖小琳，女，1978年12月出生，湖南南县人，中共党员，大学本科，主任技师，湖南省益阳市第四人民医院检验科副主任，兼任内科党支部书记。白求恩精神研究会医学检验分会湖南省专业委员会委员，湖南省医疗保障基金监管工作业务骨干专家。1997年12月至2010年11月在湖南省南县人民医院检验科工作；2010年12月起在益阳市第四人民医院检验科工作，2012年12月任检验科副主任；2019年晋升主任技师，2020年新冠肺炎疫情期间担任医院新冠病毒检查组组长。曾在中南大学湘雅医院、湖南省人民医院等上级医院进修学习。擅长临床生化、免疫学检验和实验室质量管理工作。在专业期刊发表学术论文数篇。

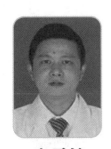

肖勇健
(Xiao Yongjian)

肖勇健，男，1972年12月出生，湖南衡阳人，九三学社社员，医学博士，主任技师，副教授，硕士研究生导师，南华大学附属第二医院检验科副主任兼东院检验科主任。兼任中国微生物学会人兽共患病病原学专业委员会委员、湖南省中医药和中西医结合学会检验医学专业委员会委员及微生物学组委员、衡阳市医学会检验专业委员会副主任委员。主要从事临床微生物检验工作。主持省级课题3项，参与国家自然科学基金课题 3 项；参与编写人民卫生出版社《性传播疾病》一书；以第一作者及通讯作者发表 SCI 收录论文 4 篇（IF>16）；参与获得湖南省科技进步奖一等奖 1 项。

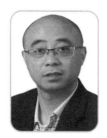

肖 志
(Xiao Zhi)

肖志，男，1970 年 4 月出生，湖南湘乡人，中共党员，大学本科，主任技师，湘潭市中心医院检验科副主任。湘潭市医保局医用耗材及检验试剂集中采购议价专家库成员，湘潭市公安干警吸毒检测执法资格培训专家。参加工作 30 余年，主要从事临床检验、实习带教、科室管理等工作。1990 年 7 月—1991 年 3 月，深圳市流花医院检验科；1991 年 3 月—2002 年 5 月，湘潭市中心医院传染病实验室；2012 年 5 月—2018 年 8 月，湘潭市中心医院检验科；2018 年 8 月—2020 年 1 月，新疆吐鲁番市高昌区人民医院检验科援疆专家；2020 年 1 月至今，湘潭市中心医院检验科。发表专业学术论文多篇；作为主要参与者获湖南省科学技术推广奖四等奖、湘潭市科学技术推广奖二等奖各 1 次。获湘潭市人民政府三等功一次，湖南省援疆前方指挥部"优秀共产党员"，吐鲁番市"优秀医疗援疆专家""吐鲁番市优秀援疆干部人才"，吐鲁番市人民政府"记功一次"等荣誉。

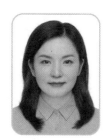

谢良伊
(Xie Liangyi)

谢良伊，女，1978 年 3 月，湖南涟源人，硕士，主任技师，检验医师（中级），硕士研究生导师，湖南省人民医院检验科临床微生物组组长。中国医院协会临床微生物实验室管理专业委员会、中国中西医结合学会检验医学专业委员会感染疾病实验诊断专家委员会委员等。湖南省高层次卫生人才"225"工程和湖南省人民医院"131"骨干人才培养对象。学校毕业后一直在湖南省人民医院检验科工作，先后在北京协和医院和台湾林口长庚医院进修。致力于感染性疾病诊疗能力提高和临床微生物学科发展，主要从事细菌耐药机制、毒力以及新属新种的研究。主持科研课题 6 项；国内外专业期刊发表学术论文 30 余篇；参编专著 4 部；以第一完成人获湖南医学科技奖三等奖 1 次。

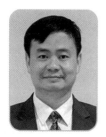

谢小兵
(Xie Xiaobing)

谢小兵，男，1968 年 7 月出生，湖南衡阳人，医学博士，主任技师，教授，硕士研究生导师。现任湖南中医药大学第一附属医院医学检验与病理中心主任。兼任中国中西医结合学会检验医学专业委员会副主任委员、中国医师协会检验医师分会委员、中华医学会微生物学与免疫学分会第九届委员会生物标志物学组委员、中华医学会检验医学分会第九届委员会临床生物化学学组委员、中华中医药学会检验医学专业委员会常务委员、中国分析测试协会标记免疫分析专业委员会常务委员、中国医疗保健国际交流促进会基层检验技术标准化分会常务委员、中国民族医药学会精准医学分会副会长、湖南省中医药和中西医结合学会常务理事及检验医学专业委员会主任委员、湖南省医学会检验专业委员会副主任委员、湖南省中医药学会医院感染管理专业委员会副主任委员、湖南省医师协会检验医师分会常务委员、湖南省医学教育科技学会检验教育专业委员会副主任委员、湖南省输血协会理事会常务理事、湖南省免疫学会第一届理事会常务理事、湖南省医院协会临床检验管理专业委员会第三届副主任委员。中国合格评定国家认可委员会医学实验室认可技术评审员、湖南省食品药品监督管理局医疗器械技术专家等。2014 年入选湖南省高层次卫生人才"225"工程培养对象。《中华临床实验室管理电子杂志》编委、《检验医学》《中华检验医学杂志》特约审稿人。承担湖南中医药大学检验医学专业全日制本科班《临床生物化学与检验》课程的教学任务。副主编/参编全国高等医药院校医学检验技术规划教材《临床生物化学检验》《中医临床"三基"训练(医技分册)》等教材、专著 5 部;发表学术论文 50 余篇,其中 SCI 收录论文 4 篇;主持并参与国家高技术研究发展计划("863"计划)、国家自然科学基金、湖南省自然科学基金、湖南省科技计划、湖南省教育厅等科研课题多项。获得湖南中医学院 2004 年度教学成果三等奖 1 项,中华医学会全国检验医学学术会议优秀论文二等奖和优秀壁报奖各 1 次;参与获得湖南省科学技术进步奖四等奖、湖南省教委科技进步奖二等奖、湖南省中医药科技进步奖三等奖各 1 项。获评湖南中医药大学"优秀共产党员"2 次。

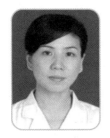

熊文琴

(Xiong Wenqin)

　　熊文琴,女,1973 年 8 月出生,湖南湘阴人,主任技师,湖南省常德市第一中医医院(湖南中医药大学附属常德医院)检验科主任。湖南省常德市第七届政协委员,九三学社常德市第一中医医院支社主任委员。湖南省医学会检验专业委员会第八届青年委员、湖南省中医药和中西医结合学会检验医学专业委员会常务委员、湖南省免疫学会理事、常德市医学会检验专业委员会副主任委员。曾在中南大学湘雅二医院进修微生物学、免疫学检验及骨髓血细胞形态分析。在专业期刊发表学术论文 10 余篇。

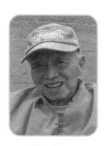

徐宠云
(Xu Chongyun)

徐宠云(1927—2018),男,湖南安化人,中共党员,副主任技师,曾任湖南省零陵地区人民医院(现永州市中心医院)检验科主任。曾兼任湖南省医学会检验专业委员会第一、二、三届委员,零陵地区(永州市)医学会委员、检验专业委员会主任委员。1945—1950年在湖南省零陵医院、零陵专区人民医院工作。1950年10月—1952年3月在湖南省卫生学校学习。1952年3月—1962年5月在湖南省卫生防疫站、南岳衡山省干部疗养院、醴陵湖南省干部疗养院工作,任技士。1962年5月—1979年在零陵专区(地区)人民医院化验室(检验科)工作,任技师、班长、科室主任。1979—1999年在零陵地区人民医院(永州市中心医院)检验科工作,任技师、副主任技师、检验科主任。

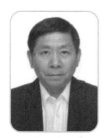

徐克前
(Xu Keqian)

徐克前,男,1965年5月出生,湖南桃源人,医学博士,教授,临床检验诊断学博士/硕士研究生导师,中南大学湘雅医学院医学检验系主任。兼任教育部高等学校医学技术类教学指导委员会委员、中国高等教育学会医学教育专业委员会医学检验教育学组组长、中华医学会检验医学分会教育学组副组长、湖南省医学教育科技学会医学检验教育专业委员会主任委员、湖南省生物化学与分子生物学学会副理事长兼秘书长等职。国家首批一流专业医学检验技术建设点负责人;国家首批一流课程"临床生物化学检验"负责人。《中南大学学报(医学版)》编委,*Clinica Chimica Acta*,*Cancer Science*等杂志审稿人。国家重点研发计划、国家自然科学基金项目评审专家。1986年华东理工大学生物化学工程专业本科毕业,1997年获湖南医科大学医学硕士学位,2009年获中南大学医学博士学位。1986年7月—1987年7月在湖南医学院附属第一医院(现中南大学湘雅医院)检验科工作,1987年7月—1988年7月在湖南医科大学(现中南大学湘雅医学院)生物化学教研室工作,1988年7月起在湖南医科大学医学检验系工作,1997年7月—2000年4月任副教授、系副主任,2006年9月—2007年10月任美国华盛顿州立大学分子生物学系访问教授,2000年4月至今任中南大学湘雅医学院医学检验系主任、教授。从事体外诊断教学和科研工作30多年,研究方向为分子诊断学、DNA损伤与修复。主持完成国家重大科学仪器专项、国家自然科学基金、湖南省自然科学基金等科研课题20多项,教学改革课题10多项;培养博士、硕士研究生70多名;发表学术论文100余篇;主、参编教材、专著40余部。获评"中南大学优秀教师",荣获"宝钢优秀教师奖"等。

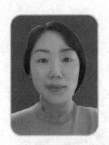

徐卫珍
(Xu Weizhen)

徐卫珍,女,1978年10月出生,湖南靖州苗族侗族自治县人,大学本科,主任技师,湖南省靖州苗族侗族自治县人民医院检验科主任。兼任怀化市医学会检验专业委员会委员。1997年毕业分配到靖州苗族侗族自治县人民医院检验科工作至今。先后在临检室、免疫室、生化室、微生物室等部门工作。2004年在中南大学湘雅医院血液科实验室进修后,负责医院血液细胞形态学诊断工作至2016年。2016年3月至2018年9月任检验科副主任,2018年9月起任检验科主任。在专业期刊发表学术论文2篇。

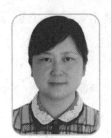

徐　霞
(Xu Xia)

徐霞,女,1976年3月出生,湖南澧县人,中共党员,博士,主任技师。1997年7月毕业于湖南医科大学(现中南大学湘雅医学院)临床医学系,2004年7月获得中南大学湘雅医学院生化与分子生物学专业硕士学位,2007年7月获得中南大学湘雅医学院生化与分子生物学专业博士学位。1997年7月—2001年7月在湖南医科大学生物化学教研室工作,2007年8月起在湖南旺旺医院检验科工作,2012年晋升副主任技师,2020年晋升主任技师。2013年取得国家临床医师资格证书,2015年取得临床执业医师证书,执业范围为医学检验、病理专业。2012年起担任湖南旺旺医院检验科微生物专业组长,2020年兼任检验科临床基因扩增实验室的组长。在国内外专业期刊发表学术论文17篇,其中SCI收录论文5篇。

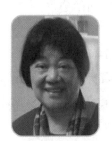

晏惠英
(Yan Huiying)

晏惠英,女,1946年出生,湖南岳阳市人,大学本科,主任技师,曾任湖南省株洲市一医院(现株洲市中心医院)检验科主任。曾任湖南省医学会检验专业委员会第二、三届委员,株洲市医学会检验专业委员会主任委员。1970年湖南医学院(现中南大学湘雅医学院)医学检验专业本科毕业,1998年晋升主任技师。1970—1976年在湖南省岳阳市卫生学校任教。1976—1993年在湖南省株洲市一医院检验科工作,1985—1993年担任检验科主任;1990年受湖南省医学会检验专业委员会委托,在株洲市成功承办全国检验学术交流会;1991年评为株洲市"三八红旗手"。1993—2002年在广东省血液中心工作,1994年担任血液中心副主任(副处级),在广东省卫生厅医政处领导下指导组建了19个地市级中心血站;2000—2002年受聘为第一军医大学研究生学位论文评阅人;2002年成功举办全国成分输血学习班。2002—2006年在韶关市医疗事故鉴定办公室工作至退休。在《中华检验医学杂志》等期刊发表学术论文多篇。

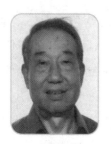

严基宽

(Yan Jikuan)

严基宽，男，1934年生于江苏省南京市，中共党员，副主任技师，曾任湖南省邵阳市中心医院检验科主任。曾任湖南省医学会检验专业委员会委员，1978年任邵阳市医学会理事、常务理事。1953年在空军直属机关门诊部检验科工作，两年后担任科室负责人；1966年转业到湖南省邵阳地区医院(今邵阳市中心医院)检验科工作，任科室负责人至65岁退休。曾多次参加湖南省及全国性的学术会议。

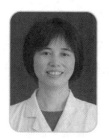

晏　群

(Yan Qun)

晏群，女，1974年出生于湖南省吉首市，博士，主任技师，湘雅医院检验科微生物室组长。兼任中国微生物学会医学微生物学与免疫学专业委员会细菌学组委员、中国医师协会检验医师分会感染性疾病快速诊断专家委员会第一届委员兼秘书、湖南省医师协会检验医师分会委员兼秘书。致力于临床微生物实验室流程优化，碳青霉烯类耐药革兰阴性杆菌的流行病学研究。主持湖南省自然科学基金项目1项，长沙市自然科学基金1项，参与国家自然科学基金4项；在国内外专业期刊发表学术论文50余篇，其中SCI收录论文10余篇；1篇论文获湖南省医学会检验专业委员会2016年学术年会优秀论文一等奖。参编《医学微生物概论》《临床微生物学检验》《临床微生物学检验实验指导》《诊断学实习指导》等4部教材。

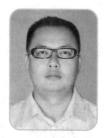

杨长顺

(Yang Changshun)

杨长顺，男，1978年9月出生，湖南洪江人，硕士，主任技师，湖南省怀化市第一人民医院检验科副主任(主持工作)。湖南省医学会检验专业委员会第九及十届青年委员、湖南省医师协会检验医师分会委员、怀化市医学会检验专业委员会主任委员、怀化市临床检验质控中心主任。主持怀化市科技局科研课题1项，参与国家自然基金课题1项，参与省、市级科研课题多项；发表学术论文20余篇，其中SCI收录论文1篇；以第一完成人荣获怀化市科技进步奖2项。

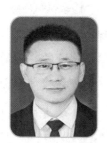

阳大庆

(Yang Daqing)

阳大庆，男，1976年9月出生，湖南湘潭人，博士，教授，副主任技师，现任湖南医药学院公共卫生与检验医学院院长。湖南省青年骨干教师。兼任中国医学和检验整合联盟常务理事、湖南省中医药和中西医结合学会检验医学专业委员会委员、湖南省医学教育科技学会医学检验教育专业委员会委员、怀化市医学会检验专业委员会副主任委员、怀化市临床检验质量控制中心副主任。主要从事抗感染免疫研究工作，主持湖南省自然科学基金项目、省教育厅优秀青年项目等10余项，在国内外发表学术论文30余篇。

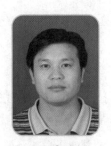

阳海红
（Yang Haihong）

阳海红，男，1972年12月出生，湖南邵阳县人，大学本科，主任技师，湖南省邵阳市中心医院检验科副主任。兼任邵阳市临床检验质量控制中心副主任、邵阳市医学会检验专业委员会委员、邵阳市病原微生物实验室生物安全管理专家委员会委员。2000年7月—2004年10月在湘南学院从事检验医学教学与临床检验工作，2004年11月至今在邵阳市中心医院检验科从事临床检验工作，曾在中南大学湘雅医学院进修学习。具有扎实的理论基础和较强的临床检验实践能力及丰富的临床实践经验，擅长临床免疫学、临床分子生物学等方面的检测与临床分析。主持和参与省、市级科研课题多项，在《中国医师杂志》《实用预防医学》等期刊发表学术论文20余篇。

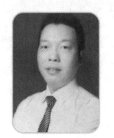

杨　昊
（Yang Hao）

杨昊，男，1972年4月出生，湖南平江人，中共党员，硕士，主任技师。岳阳市妇幼保健院检验中心主任。南华大学兼职教授，岳阳职业技术学院客座教授。湖南省医学会检验专业委员会第八、九、十届委员，湖南省中医药和中西医结合学会检验医学专业委员会第一、二、三届委员，湖南省免疫学会委员，中国医学装备协会检验医学分会创新技术与评估学组委员，中国微生物学会临床微生物学专业委员会委员，岳阳市医学会检验专业委员会第四、五、六届主任委员。岳阳市卫健委二甲医院评审专家，岳阳市医学会医疗事故鉴定专家库成员，岳阳市劳动局劳动能力鉴定专家库成员，岳阳市卫健委招评标专家库成员。2004年7月—2016年4月任湖南省岳阳市二人民医院检验科主任，2016年4月—2019年4月任岳阳市二人民医院检验中心主任兼精准医学检验中心主任（曾兼任医院三甲医院创建办公室副主任），2019年4月至今任岳阳市妇幼保健院检验中心（含检验、输血、遗传、生殖）主任。在《中国现代医学杂志》《中国误诊学杂志》《中国抗生素杂志》《实用预防医学》等期刊发表学术论文10余篇。

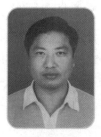

杨紧根
（Yang Jingen）

杨紧根，男，1971年3月出生，湖南新邵人，大学本科，副主任技师，曾任湖南省娄底市中心医院检验科主任。湖南省医学会检验专业委员会第七届、第八届委员，湖南省中医药和中西医结合学会检验医学专业委员会第一、第二届委员，娄底市医学会检验专业委员会第二届委员、第三届主任委员。1990年7月—2016年9月在娄底市中心医院检验科工作，其间，2005年12月—2007年12月任输血科副主任，2007年12月—2008年12月任检验科副主任兼输血科副主任，2008年

12 月—2011 年 4 月任检验科副主任(主持工作), 2011 年 4 月—2016 年 9 月任检验科主任。在专业期刊发表学术论文多篇。

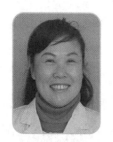

杨丽华
(Yang Lihua)

杨丽华, 女, 1975 年 7 月出生, 湖南常德人, 硕士, 主任技师, 湖南中医药大学教授, 硕士研究生导师, 湖南省临床检验中心质监科主任, 湖南中医药大学医学检验教研室"临床免疫学检验"课程负责人。湖南省脑科医院"151"人才工程培养体系学科带头人, 湖南省综合评标专家库专家, 湖南省卫生系统高级职称评审委员会专家库成员。兼任中国医学装备协会现场快速检测(POCT)装备技术分会常务委员、中国医学装备协会检验医学分会委员、全国卫生产业企业管理协会实验医学转化医学专家委员会委员、中国中西医结合学会检验医学专业委员会实验室管理专家委员会委员、中国中西医结合学会检验医学专业委员会免疫性疾病实验室诊断专家委员会委员、湖南省免疫学会理事及免疫学诊断分会常务理事、湖南省中医药和中西医结合学会检验医学专业委员会委员及免疫学组秘书。主持省卫健委科研课题 1 项, 参与国家及省级科研课题多项; 发表学术论文 10 余篇。

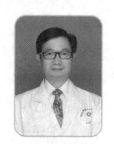

杨青和
(Yang Qinghe)

杨青和, 男, 1974 年 5 月出生, 湖南芷江人, 大学本科, 主任技师, 湖南省怀化市第二人民医院检验科主任。兼任怀化市医学会检验专业委员会副主任委员、怀化市正兴司法鉴定所鉴定人。1998 年 6 月毕业于南华大学预防医学系卫生检验专业, 曾先后赴南方医科大学、司法部司法技术科学研究所进修学习。现主要从事临床实验室管理、血细胞骨髓细胞形态学及法医毒理学技术工作。发表学术论文多篇。

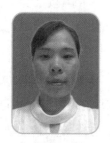

杨伟平
(Yang Weiping)

杨伟平, 女, 1976 年 4 月生, 湖南湘潭人, 大学本科, 主任技师。曾任怀化市临床检验质量控制中心委员。1995 年 7 月—2020 年 10 月在怀化市第一人民医院工作, 其中 2007 年 9 月到中南大学湘雅医院血液和骨髓细胞形态室进修学习半年, 后一直从事血液骨髓细胞形态学检查工作。2020 年 11 月起在长沙市妇幼保健院检验科工作。在专业期刊发表学术论文 10 余篇。

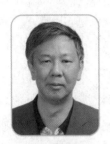

杨晓斌
(Yang Xiaobin)

杨晓斌，男，主任技师，教授，湖南省永州职业技术学院医学检验技术专业教研室主任。永州市医学会检验专业委员会委员。技术专长为诊断试剂开发、临床检验技术、计算机应用等，从 2002 年至今有细胞染色液、血细胞分析试剂、细胞保存液、血透机消毒液等 10 余种产品注册上市。获国家发明专利及实用新型专利 8 项；主持湖南省教育厅科研项目 1 项；参与市级科研项目，获永州市科学技术进步奖三等奖 1 项。主编卫生部规划教材《血液学检验》(第三、四、五版)，主编高等职业院校学生专业技能抽查标准与题库丛书中的《医学检验技术》，参编专著数部。在专业期刊发表学术论文 10 余篇。

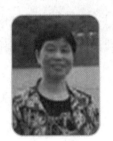

杨　新
(Yang Xin)

杨新，女，1946 年 10 月出生，湖南宁乡人，大学本科，主任技师，曾任湖南省益阳市中心医院检验科主任、湖南省人民医院检验科主任。曾兼任湖南省医学会检验专业委员会委员，湖南省益阳市医学会检验专业委员会主任委员，广东省医学会检验医学分会委员，广东省韶关市医学会检验专业委员会主任委员。1970 年湖南医科大学(现中南大学湘雅医学院)医学检验专业本科毕业，1994 年晋升主任技师。先后在湖南省益阳市中心医院、湖南省人民医院和广东省粤北人民医院从事临床检验工作，曾分别担任此三家医院检验科主任，分别担任湖南医科大学、广东医科大学医学检验专业兼职教授。在专业期刊发表学术论文 10 余篇；获市级职工创新成果奖 2 项，获韶关市科技进步奖二等奖 1 项。

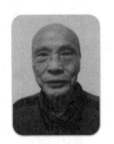

杨心谋
(Yang Xinmou)

杨心谋，男，1926 年出生，广西贵县人，中共党员，主任技师，曾任湖南省株洲市中心医院(原株洲市一医院)检验科主任。兼任湖南省医学会检验专业委员会首届委员。1947 年 7 月在广西省立医学院细菌学科学习检验工作。1950 年 1 月参加中国人民解放军，任中南铁道运输司令部后勤部休养所(后改为公安十九师后勤医院，后又改为内卫二师医院)化验员。1956 年授予少尉军医军衔。1958 年 12 月在福建省人民武装警察总队医院(后改为福建省军区 363 医院)任化验员。1962 年 5 月授予中尉军衔检验军医。1971 年 4 月转业到湖南省株洲市立一医院工作。1973 年 8 月参加湖南省第一批援西藏医疗队，在曲水县医院工作 2 年，为县医院培养初级化验员 1 人。1985 年 12 月退休。

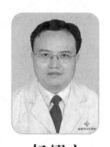

杨耀永
（Yang Yaoyong）

杨耀永，男，1970 年 5 月出生，湖南通道人，苗族，中共党员，吉林大学免疫学在读研究生，主任技师，现任湖南省株洲市中心医院(中南大学湘雅医学院附属株洲医院)检验医学中心副主任兼田心院区检验科主任。株洲市卫生"135"人才工程学科骨干培养对象。中国中西结合学会检验医学专业委员会形态学专家委员会委员，白求恩精神研究会检验医学分会常务理事、检验医学分会感染性疾病检验与临床专业委员会常务委员、检验医学分会湖南省专业委员会副主任委员，中国防痨协会结核病基础专业分会委员，中国研究型医院学会血栓与止血专业委员会委员，湖南省抗痨协会检验专业委员会委员，湖南省抗癌协会肿瘤标志专业委员会委员，株洲市医学会检验专业委员会委员。《白求恩检验医学杂志》常务编委，《医学检验与临床》《中外健康文摘》等杂志特约审稿专家。从事临床医学检验工作 20 多年，理论基础扎实，对临床基础、生化、免疫及微生物检验，尤其在新技术开展、质量控制、科室管理等方面积聚了丰富的工作经验。在专业期刊发表学术论文 50 余篇。"白求恩式检验科"负责人。"全国援外医疗先进集体"中国第 19 批援塞拉利昂医疗队成员、兼职党支部副书记，全国第三届"白求恩式好医生"，首届"全国十佳白求恩式检验人""湖南省防痨协会先进个人""湖南省援外医疗工作先进个人"，株洲市首届医师节"援非特殊奉献奖"获得者，获株洲市中心医院"援非优秀团队"奖，株洲市中心医院第二届"十佳科主任"。多次被评为优秀共产党员、优秀员工等。

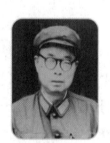

杨赞元
（Yang Zanyuan）

杨赞元(1913—2013)，男，1913 年 2 月出生，湖南长沙人，主任军医，曾任解放军一六三(现九二一)医院检验科主任。曾兼任湖南省医学会检验专业委员会第一、二届副主任委员，湖南省医学会理事，广州军区医学科学技术委员会委员，广州军区检验专业组副组长，湖南省政协委员。1935 年 7 月毕业于湘雅医学院化验技术班，留任该院技术员、技佐等职。1938 年起辗转西南地区诸医院。1946 年返回湖南，至新中国成立前担任原湖南省立长沙医院(现湖南省人民医院)检验室主任。1949 年 9 月加入中国人民解放军，历任湖南省军区医院检验科、中南军区第 62 医院检验科、第一六三(现九二一)医院检验科主任。获军队科技进步奖一等奖 1 项、三等奖 1 项，湖南省科技奖二等奖 1 项，荣立二等功 1 次、三等功 2 次。在《中华内科杂志》《中国寄生虫学与寄生虫病杂志》《解放军医学杂志》《人民军医》等专业期刊发表《尿蛋白快速测定法》《间接血凝试验诊断血吸虫病》《致敏冻干血球微量间接血凝试验诊断血吸虫病的研究》等学术论文10余篇。

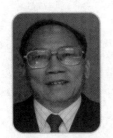

杨祚升
(Yang Zuosheng)

杨祚升，男，1944年8月出生，广西桂平人，中共党员，大学本科，主任技师，教授，硕士研究生导师，曾担任南华大学附属第一医院检验科主任兼输血科主任、南华大学医学院医学检验专业教研室首届主任。曾兼任湖南省医学会检验专业委员会委员、湖南省输血协会理事、湖南省医院协会理事、省临床检验中心技术指导委员会委员、省医院评审委员会委员、省科技进步奖评审委员会评审专家、省硕士学位论文评议专家、衡阳市医学会理事及检验专业委员会主任委员、衡阳市血液质量管理委员会副主任、衡阳市医疗事故鉴定专家库成员、衡阳市政府采购项目评标委员会评审专家。《南华大学学报》编委，全国高等医药院校本科教材《临床检验基础》(第3版)编委等。多次荣获"先进工作者""优秀教师""优秀教育工作者""优秀共产党员""优秀党务工作者""授课名星""十佳优质服务名星"等荣誉称号。主持及参与国家、省、厅、大学、院级科研课题10多项；获省自然科学优秀论文奖1项、优秀教学成果奖3项、优秀教学课程奖2项；在国内外专业杂志发表学术论文30多篇。2006年退休后，曾在长沙医学院衡阳分校、衡东县博爱医院等单位从事教学及检验医学工作，发表了钩虫病类关节炎相关个案病例报告及论文。现在衡阳市祺康健康体检中心工作。

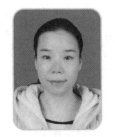

姚 辉
(Yao Hui)

姚辉，女1978年4月出生，湖南邵阳人，中共党员，硕士，主任技师，执业医师，湖南省邵阳学院附属第二医院检验科副主任。从事临床检验工作20余年，先后在中南大学湘雅医院和湘雅二医院进修学习，有较丰富的临床和教学经验。在专业刊物上发表学术论文数篇。

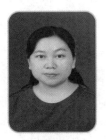

叶春枚
(Ye Chunmei)

叶春枚，女，1973年8月出生，湖南澧县人，硕士，主任技师，湖南省长沙市中医医院(长沙市第八医院)检验科主任。兼任中华中医药学会检验医学分会第二届委员、湖南省医师协会检验医师分会委员、湖南省中医药和中西医结合学会检验医学专业委员会委员、湖南省健康服务业协会医卫检验分会委员、长沙市医学会检验专业委员会委员、长沙市医学会临床输血专业委员会第二届委员。主要从事临床医学检验、临床实验室管理等方面工作，在细菌耐药分子机制研究方面有较丰富的经验。在《中华医院感染学杂志》《中国感染控制杂志》《实用预防医学》等期刊发表学术论文 10 余篇。

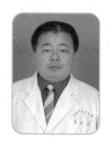

叶剑荣
（Ye Jianrong）

叶剑荣，男，1963 年 12 月出生，湖南石门人，大学本科，主任技师，现任湖南省人民医院检验一科临床基因诊断组组长。学校毕业后一直从事临床医学检验工作。1993 年到上海市内分泌研究所进修学习；2005 年赴湖南凤凰县人民医院帮扶；2017 年 2 月至 2018 年 7 月支援新疆。主持/参与科研课题、药物临床研究等多项；主编《现代检验技术与应用》（2020 年 5 月第 1 版），参编"十三五"规划本科教材《临床输血检验技术》（2020 年 1 月第 1 版），参编人民卫生出版社出版的全国高等医药院校医学检验技术专业特色教材《医学检验基本技术与设备实验》；在专业期刊发表学术论文 20 余篇。

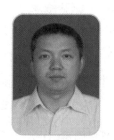

叶祖峰
（Ye Zufeng）

叶祖峰，男，1978 年元月出生，湖南宁乡人，中国农工民主党党员，硕士，主任技师，南华大学附属南华医院检验科副主任。兼任衡阳市医学会检验专业委员会委员。2000 年 7 月—2005 年 8 月在南华大学附属南华医院南岳分院检验科工作。2005 年 9 月至今在南华大学附属南华医院检验科工作，先后任临床检验专业组长、临床生化检验专业组长、检验科副主任。2020 年晋升主任技师。从事临床检验工作 20 余年，擅长临床化学检验、临床血液体液检验、实验室质量管理及检验仪器应用。主持省级科研课题和市级课题各 1 项，参与省级课题 1 项；在专业期刊发表学术论文 10 余篇，其中第一作者论文 7 篇。2020 年荣获中国农工民主党中央委员会颁发的"农工党抗击新冠肺炎疫情先进个人"称号。

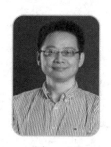

易 斌
（Yi Bin）

易斌，男，1969 年 10 月出生，湖南汨罗人，医学博士，主任技师，教授，临床检验诊断学博士/硕士研究生导师，现任中南大学湘雅医院临床检验学教研室主任兼检验科主任。兼任国家卫生健康标准委员会医疗服务标准专业委员会委员、中华医学会检验医学分会临床生化检验学组委员、中国抗癌协会肿瘤标志专业委员会鼻咽癌标志专家委员会常务委员、湖南省医学会检验专业委员会第十届副主任委员、湖南省医师协会检验医师分会副会长、湖南省中医药和中西医结合学会检验医学专业委员会副主任委员、湖南省医院协会临床检验管理专业委员会委员、湖南省健康服务业协会医卫检验分会常务理事、湖南省医学教育科技学会医学检验教育专业委员会常务委员等。"十一五""十二五"卫生部规划教材《临床检验仪器》编委，湖南省卫生系统高级职称评委，政府采购评标专家，中国合格评定国家认可委员会医学实验室认可技术评审员。《中华检验医学杂志》《中华预防医学杂志》《中国医师》等杂志审稿专家等。主持国家自然科学基金2项，湖南省自然科学基金1项等多个项目；在国内外专业期刊发表学术论文90余篇。

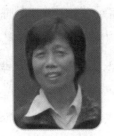

易季莲
(Yi Jilian)

易季莲，女，1945年8月出生，湖南涟源人，大学本科，主任技师，曾任湖南省娄底市中心医院检验科主任。曾任湖南省医学会检验专业委员会委员、娄底市医学会检验专业委员会第一届主任委员。1970年毕业于湖南医学院医学检验专业本科，1977年娄底市中心医院建院成立检验科，任检验科主任直至2005年退休。在专业期刊发表学术论文数篇。

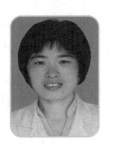

尹铁球
(Yin Tieqiu)

尹铁球，女，1978年6月出生，湖南邵东人，博士，副教授，硕士研究生导师，湖南省第二人民医院（湖南省脑科医院）检验科医院"151"人才工程学科带头人。兼任中国中西结合学会检验医学专业委员会感染疾病实验诊断专家委员会委员、湖南省免疫学会理事、湖南省免疫学免疫诊断分会常务委员、湖南省医学会检验专业委员会第十届青年委员、湖南省医师协会检验医师分会青年委员等。主攻研究方向为分子微生物，从事细菌耐药机制研究。主持科研课题多项；在国内外专业期刊发表学术论文10余篇。参编全国高等医药院校医学检验技术专业规划教材等多部。2019年调任桂林医学院医学检验学院副院长。

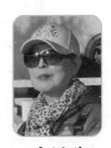

余凤珠
(Yu Fengzhu)

余凤珠，女，1945年12月出生于湖北武汉，中共党员，副主任技师，曾任湖南省株洲市一医院（现株洲市中心医院）检验科主任。曾兼任湖南省医学会检验专业委员会第六届委员、株洲市医学会检验专业委员会主任委员。1964—1976年在湖北中医学院附属医院检验科工作；1976—2005年在湖南省株洲市一医院（现株洲市中心医院）检验科工作，曾任科室副主任、主任。在专业期刊发表学术论文多篇。

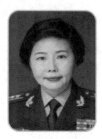

喻红波
(Yu Hongbo)

喻红波，女，1966年10出生，湖南宁乡人，中共党员，副主任技师，武警湖南总队医院检验病理科主任。湖南省医学会检验专业委员会委员、武警部队检验医学专业委员会委员、湖南省输血协会常务理事。从事医学检验工作30余年，在临床血液、生化、免疫、微生物和输血检验等方面有丰富的基础理论知识和熟练的操作技术。在专业期刊发表学术论文20余篇。获武警部队医疗成果三等奖2项、科技进步三等奖1项，主持省级课题1项。

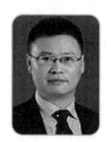

袁　浩
(Yuan Hao)

袁浩，男，1972年10月出生，湖南醴陵人，医学博士，主任技师，硕士研究生导师，湖南省人民医院检验三科主任。中国中西医结合学会检验医学专业委员会肿瘤分子诊断专家委员会常务委员、中国中西结合学会检验医学专业委员会生殖医学实验室诊断专家委员会委员、湖南省中医药和中西结合学会检验医学专业委员会委员；湖南省政府采购评标专家、湖南省卫健委食品安全和风险评估专家、湖南省科技厅项目评审专家、湖南省综合评标专家库成员、湖南省卫生系列高级职称评审专家、《湖南师范大学学报(医学版)》杂志编委等学术兼职。学校毕业后至今在湖南省人民医院检验科工作，擅长生化、免疫、病原生物学和分子诊断等。近年来主持国家发改委重点课题子课题1项，湖南省教育厅重点课题1项，省、市其他科研课题10余项；发表相关专业论文近40篇；参编专著2部；获湖南省医学科技奖三等奖2次(分别排名第一、第三)。获评湖南省人民医院首届十大科技能手。

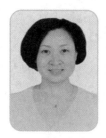

袁红霞
(Yuan Hongxia)

袁红霞，女，1972年7月出生，湖南新化人，大学本科，九三学社社员，主任技师，郴州市第一人民医院检验科副主任。兼任中国医疗器械行业协会医用质谱创新发展分会委员、湖南省医师协会检验医师分会常务理事、湖南省预防医学会医院感染控制专业委员会委员、郴州市医学会检验专业委员会常务委员。1990年7月至2005年12月在湖南省资兴市疾病预防控制中心工作，2006年1月至今在郴州市第一人民医院工作。主攻方向为临床微生物学检验及耐药监测。主持科研课题5项；参与完成课题获市级科技进步奖三等奖1项；获国家专利1项；在专业期刊发表学术论文20余篇。

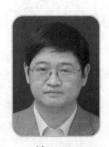

曾国强
(Zeng Guoqiang)

曾国强，男，1965 年 3 月出生，湖南韶山人，中共党员，大学本科，主任技师，中南大学湘雅学院兼职教授，湖南省湘潭市中心医院检验科副主任。湖南省中医药和中西医结合学会检验医学专业委员会第二、三届委员，湘潭市医学会检验专业委员会副主任委员，湖南省毕业后医学教育委员会考官，湘潭市惠景司法鉴定所内审员、司法鉴定人，医学细胞平台特聘专家。1985 年 6 月分配到湘潭市中心医院血液科血液室工作，2003 年 3 月调任检验科副主任，2017 年晋升为主任技师。擅长血液病、寄生虫病等的检验和诊断。承担检验专业《诊断学》"实验室检查"部分中的"临床血液学检验"的教学与见习带教工作。参与科研项目 5 项；获湖南省医学科技奖三等奖 1 项，湘潭市科技进步奖二、三等奖各 1 项。在专业期刊发表学术论文 10 余篇。多次获嘉奖，获医院记三等功 1 次。

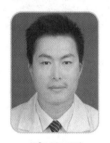

张毕明
(Zhang Biming)

张毕明，男，1979 年 12 月出生，湖南冷水江人，中共党员，大学本科，主任技师，湖南省长沙市第四医院(长沙市中西医结合医院；湖南师范大学附属长沙医院)检验科副主任、输血科主任。兼任湖南省医学会检验专业委员会第九届青年委员、湖南省中医药和中西医结合学会检验医学专业委员会委员、长沙市医学会临床输血专业委员会副主任委员、长沙市医学会检验专业委员会委员、长沙市临床检验质控中心委员、长沙市临床输血质控中心委员。主攻临床微生物感染诊断与药敏检测，临床输血治疗与检验技术，临床检验质量控制与管理。承担省、市级科研课题各 1 项；在专业期刊发表学术论文 10 余篇，获省、市级专业学术会议优秀论文奖各 1 次；参编专著 1 部；获省医学科技成果奖 1 项；获实用新型专刊 2 项。

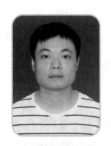

张　华
(Zhang Hua)

张华，男，1981 年 1 月出生，湖南安化人，中共党员，硕士，主任技师，湖南省益阳市中心医院检验科副主任，益阳市临床检验质控中心副主任。湖南省医学会检验专业委员会第十届青年委员、益阳市医学会检验专业委员会委员兼秘书。2018 年 8 月至 2020 年 2 月，担任益阳市第二批援疆(新疆生产建设兵团 12 师 221 团)工作队宣传委员兼医疗组组长。在专业期刊发表学术论文 11 篇；参与国家"863 计划"子课题 2 项。

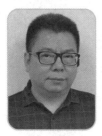

张进军
(Zhang Jinjun)

张进军，男，1972年9月出生，湖南桑植人，大学本科，主任技师，湖南省张家界市人民医院检验科主任。湖南省医学会检验专业委员会第七、八、九、十届委员，湖南省医师协会检验医师分会委员，湖南省中医药和中西医结合学会检验医学专业委员会委员，湖南省医院协会临床检验管理专业委员会委员，张家界市医学会检验专业委员会主任委员。1992年7月起在张家界市人民医院检验科工作，2001年起任检验科主任。承担、参与省、市级科研课题多项；在专业期刊发表学术论文数篇。荣获市政府嘉奖、三等功、"优秀共产党员"、"优秀党支部书记"等。

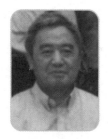

张抗生
(Zhang Kangsheng)

张抗生(1937—2017)，男，副主任技师。学校毕业后先后在湖南省人民医院检验科和湖南省临床检验中心工作，曾任湖南省人民医院检验科负责人。退休后曾受聘于长沙医学院医学检验系担任教学工作。在专业期刊发表学术论文数篇。

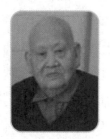

张绵恕
(Zhang Mianshu)

张绵恕，男，1932年出生，江西省樟树人，中共党员，主管技师，曾任湖南省长沙市第一医院检验科副主任，医院经济改革办公室主任，长沙市医学会副秘书长。曾兼任湖南省医学会检验专业委员会第三、四、五届副主任委员和第一、二、三、四、六届秘书。1951年结业于湘雅医学院医学检验技术培训班，同年入职长沙市第一医院从事检验工作，1958—1985年先后任检验科负责人、副主任。

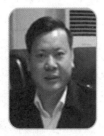

张秋桂
(Zhang Qiugui)

张秋桂，男，汉族，中共党员，1958年8月出生，湖南常宁人，大学本科，主任技师，副教授，硕士生导师，曾任南华大学附属第一医院检验科主任，南华大学附属第一医院医技支部书记，南华大学医学院医学检验系副主任，临床检验学教研室主任。曾兼任湖南省医学会检验专业委员会委员、中国微生物学会临床微生物学专业委员会湖南省学组副主任委员、湖南省中医药和中西医结合学会检验医学专业委员会委员、湖南省临床检验质量控制中心委员、衡阳市医学会检验专业委员会主任委员、衡阳市临床检验质量控制中心副主任委员。主要研究方向为细菌的耐药机制研究，擅长临床血液病的实验室诊断，主持和参与省、市科研课题10余项，以第一作者在国内外专业期刊发表学术论文30余篇。

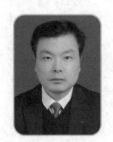

章 伟
（Zhang Wei）

章伟，男，1970年出生，湖南湘潭县人，中共党员，大学本科，主任技师。任湘潭县人民检验科主任兼输血科主任15年，湘潭县中心储血点主任12年，中共医技支部书记12年。兼任湘潭市医学会检验专业委员会副主任委员、湘潭市临床检验质量控制中心副主任委员、湘潭县临床检验及临床用血质量控制委员会主任。一直在湘潭县人民医院从事检验科临床，教学，科研工作。多次获得县卫生系统、医院先进工作者，优秀科主任，优秀共产党员，优秀党务工作者，十佳医生等称号。以课题组成员获湘潭市医学科技成果三等奖1项。在专业期刊上发表学术论文近10篇。

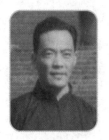

张维德
（Zhang Weide）

张维德（1929—1984），男，武汉博医学校临床检验专业毕业，大专学历，曾任湖南省肿瘤医院检验科主任。曾兼任湖南省医学会检验专业委员会第一、二届副主任委员。20世纪50年代末—60年代末在湖南省人民医院检验科工作，曾任科室负责人，1968—1972年下放湖南黔阳地区（现怀化市）农村，1973年调入新成立的湖南省肿瘤医院，担任检验科主任。

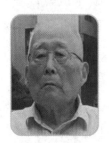

张文彩
（Zhang Wencai）

张文彩，原名张约翰，1926年5月出生，山东临沂人，中共党员，大专学历，曾兼任湖南省湘潭市中心医院（原湘潭地区人民医院）检验科主任。曾任湖南省医学会检验专业委员会委员。1950年任湘潭惠景医院检验师，1958年任医院检验科主任。1970年任湘潭地区防疫站检验科主任，1979年任业务副站长。1980年任湘潭市中心医院检验科主任，1992年退休。发表学术论文数篇。

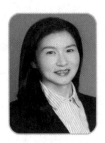

张文玲
（Zhang Wenling）

张文玲，女，1973年9月出生，湖南永州人，医学博士，教授，临床检验诊断学博士/硕士研究生导师，中南大学湘雅医学院医学检验系副主任。兼任中国高等教育学会医学教育专业委员会医学检验教育学组秘书、中国中西医结合学会检验医学专业委员会肿瘤免疫实验诊断专家委员会副主任委员、湖南省免疫学会免疫学诊断分会副主任委员、湖南省医学教育科技学会医学检验教育专业委员会秘书长。美国密歇根大学医学院医学教育研修学者，美国阿拉巴马大学访问学者，湖南省高层次卫生人才"225"工程医学学科带头人，中南大学"531"人才。中南大学精品示范课程"临床微生物学检验技术""临床免疫学检验技术"课程主讲教师。1997年毕业于原湖南医科大学医学检验专业，毕业后一直留在中南大学湘雅医学院医学检验系从事教学和科研工作，其间硕博连读获得医学博士学位。主持国家自然科学基金面上项目、国际合作交流项目和省自然科学基金项目6项，中南大学教改课题3项；授权专利5项；以第一作者和通讯作者发表SCI收录论文20余篇；发表教学论文10篇；主编和副主编、参编教材8本；获湖南省自然科学奖二等奖2项，中南大学教学成果二等奖1项，获鑫恒教育优秀教师奖、中南大学工会优秀女职工及优秀班导师。指导本科生和研究生获得国家级创新创业训练项目、自由探索项目、米塔尔创新项目等多项。

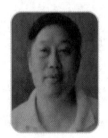

张有容
（Zhang Yourong）

张有容，男，1945年7月出生，湖南华容人，中共党员，大学本科，主任技师，曾任湖南省华容县人民医院检验科主任兼医技支部书记，医院副院长兼纪检书记。曾兼任湖南省医院协会临床检验管理专业委员会委员、岳阳市医学会副会长、岳阳市医学会医疗事故技术鉴定专家库成员、岳阳市医院等级评审检查组评审委员，《中国医学理论与实践》杂志第一、二届编委。1970年毕业于湖南医学院（现中南大学湘雅医学院）医学检验专业本科，是年分配到华容县人民医院检验科工作，在科内先后建立了生化室、免疫室、细菌室、HIV抗体初筛室、血液室、血库、病理室等。在《中华血液学杂志》等10多种刊物上发表论文30余篇；2篇论文在国际学术大会评为优秀论文。

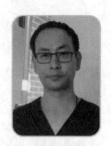

张跃军
(Zhang Yuejun)

张跃军，男，1979年7月出生，湖南沅江人，硕士，副主任技师，湖南省株洲市中心医院医技教研室教学秘书。湖南省医学会检验专业委员会第十届青年委员。主持湖南省医药卫生科研计划项目课题1项；参与获株洲市科技进步奖二等奖1项。在2020年的新冠肺炎疫情爆发时，积极参与本院核酸实验室的检测工作。2020年6月主动报名作为湖南省支援北京新冠肺炎核酸检测一队成员，2020年7月又主动报名成为湖南省支援新疆乌鲁木齐市及喀什市新冠肺炎核酸检测一队成员，在艰苦又高风险的环境中高质量地完成了大量的检测工作。

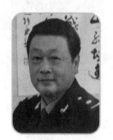

赵绪忠
(Zhao Xuzhong)

赵绪忠（1949—2017），男，湖南湘乡人，大学本科，副主任医师，曾任解放军第一六三（现九二一）医院检验科主任。曾兼任湖南省医学会检验专业委员会第六届副主任委员、广州军区检验专业委员会副主任委员。中国书法家协会会员，湖南省省直书法家协会会员，军旅书法家，国际硬笔书法家协会会员。1966年8月参军入伍，1973年11月毕业于湖南医科大学医疗系。历任解放军第一六三（现九二一）医院检验科医师、主治医师，副主任医师，科主任。参编专著2部；在专业期刊发表学术论文10余篇；获军队科技进步奖二等奖2项、三等奖2项，国家卫生部科技成果推广应用奖1项。荣立三等功2次，被评为全军血防先进个人1次。

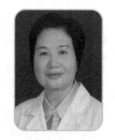

郑兰香
(Zheng Lanxiang)

郑兰香，女，1947年12月出生，湖南祁阳人，中共党员，大学本科，主任技师，教授，硕士研究生导师，曾任中南大学湘雅三医院党委书记、中南大学湘雅三医院检验科副主任。曾兼任卫生部、国家中医药管理局所属医院思想政治工作研究会理事，湖南省医院协会医院文化专业委员会副主任委员，湖南省女医师协会常务理事，湖南省高等学校学生思想政治教育研究会副理事长，湖南医科大学科学技术协会委员，湖南省长沙市岳麓区第一届及长沙市第十二届人民代表大会代表。1970年湖南医学院（现中南大学湘雅医学院）检验专业本科毕业后留校工作，先后从事过教学、共青团、学生管理、医院管理等各项工作，出色地完成各项工作任务。曾先后脱产参加省委党校、中央团校、中央党校国家机关分校、国家教委高校管理干部进修班及全国卫生系统高级管理人员培训班学习、培训。具有较丰富的高校管理工作经验，有较高的理论素养和政策水平，有较强的组织、宣传工作能力。2000

年 10 月被评为全国卫生系统优秀党委书记、湖南省直属工委优秀党务工作者。先后两次被评为湖南省优秀教育工作者,多次被评为校级优秀党员、优秀党务工作者、先进工作者,曾先后主持承担省科委、省教委、省卫生厅等各级科研课题 11 项,其中主持研究的学生管理课题及参与研究的教学管理课题荣获省科委、省教委的科技进步成果奖。在《中华血液学杂志》《中国动脉硬化杂志》《实用预防医学》《中国卫生政策》《中国高等医学教育》《高等教育杂志》等各专业期刊上发表学术论文 40 余篇,其中有近 10 篇论文分别获卫生部部属医院思想政治工作研究会、中国管理科学研究院人文科学研究所等优秀论文奖,有 1 篇被收录《中国二十一世纪发展优秀文库》。

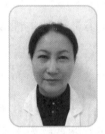

郑江花
(Zheng Jianghua)

郑江花,女,1968 年 4 月出生,湖南湘潭市人,医学博士,主任技师,教授,博士研究生导师,曾任南华大学附属第二医院检验科副主任,湖南省医学会检验专业委员会第八届青年委员。主持湖南省自然科学基金、卫生厅科研课题各 1 项;参与获湖南省自然科学奖二等奖 1 项。后到上海学习和工作。现任上海市浦东新区周浦医院医学检验科主任。博士毕业于上海交通大学医学院生化与细胞分子生物学系;美国德克萨斯大学博士后和高级访问学者。长期从事大学附属医院医学检验科临床、教学、科研和管理工作,以肿瘤和临床微生物的诊断、致病机制和防治研究为主攻方向。近年以第一责任人主持并结题完成国家自然科学基金面上项目、上海市自然科学基金面上项目、上海市科技创新重点项目、上海市科委引导类项目等基金共 11 项。以第一作者或通讯作者在国际国内期刊上发表论文近 30 篇,其中 SCI 收录论文 10 余篇,总影响因子 IF 值 43.5 分。先后担任国际、国家级和上海市级检验医学和相关专业委员会委员 10 余个;担任多本核心期刊编委,以主编、副主编、编委编写专著和书籍多部;获上海市金山区优秀卫生人才学科骨干 A 类。参与获浙江省科技进步奖一等奖 1 次。

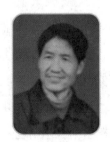

郑 云
(Zheng Yun)

郑云(1942—2004 年),男,副主任技师,1979—2000 年任湖南省郴州市第一人民医院检验科主任。曾兼任湖南省医学会检验专业委员会委员、郴州市医学会检验专业委员会主任委员、湖南省临床检验中心技术指导委员会委员。一直从事医学检验工作,主攻临床生化检验与临床实验室质量管理等。1984 年参加湖南医学院第二附属医院(现中南大学湘雅二医院)检验科举办、为期一年的"全国临床生化检验学习班"学习。在专业期刊发表学术论文数篇。

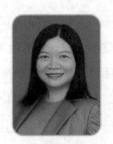

钟白云
(Zhong Baiyun)

　　钟白云，女，1970 年 12 月出生于湖南新邵县，医学博士，主任技师，教授，硕士研究生导师，中南大学湘雅医院检验科副主任。兼任中华医学会健康管理学分会检验学组委员、中国医师协会检验医师分会甲状腺疾病检验医学专家委员会委员、中国医药质量管理协会医学检验质量管理专业委员会委员、中国生物化学与分子生物学会临床医学专业分会委员、湖南省医师协会检验医师分会常务委员、湖南省康复医学会心理康复专业委员会常务委员、湖南省健康管理学会理事、湖南省健康服务业协会医卫检验分会副理事长。中国合格评定国家认可委员会医学实验室认可技术评审员、湖南省政府采购评标专家、湖南省卫生系列高级职称评审专家，多个省份自然科学基金评审专家。《中国现代医学杂志》《中山大学学报（医学科学版）》《中国内镜杂志》等期刊审稿专家。2015—2016 年作为访问学者赴美国阿拉巴马大学伯明翰医学院学习。主要研究方向为疾病的临床生化与分子免疫早期诊断。担任中南大学湘雅医学院检验医学本科生、研究生、博士生及医疗系八年制博士生理论和实验课教学。曾应邀在中华医学会检验医学学术大会上作专题报告。主持和参与国家"863 计划"、国家自然科学基金及省自然科学基金等课题 6 项；专业期刊发表学术论文 40 余篇，其中 SCI 收录论文 5 篇；参与编写《中英双语医学诊断学》《临床生物化学检验》等专著 3 部；获湖南省科技进步奖二等奖 1 项。

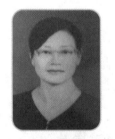

钟海燕
(Zhong Haiyan)

　　钟海燕，女，1973 年 8 月出生，湖南邵阳市人，大学本科，主任技师，湖南省邵阳市中西医结合医院检验科副主任、输血科主任。1992 年参加工作，于 2008 年为主创建了检验科微生物室，负责微生物检验和带教工作至今，帮助临床诊断治疗了不少疑难病例；2014 年创建了输血科，使临床输血工作规范化。

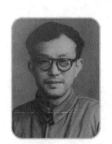

周令任
(Zhou Lingren)

　　周令任（1922—2015 年），男，湖南浏阳人。1957—1968 年担任湖南医学院第二附属医院（现中南大学湘雅二医院）检验科负责人、副主任，全面主持科室工作（科室主任空缺）。1946—1949 在湘雅医学院医学检验培训班学习，1949—1957 年在湖南医学院附属湘雅医院（现中南大学湘雅医院）检验科工作，1957 年调到新成立的湖南医学院第二附属医院（现中南大学湘雅二医院）工作，带领科室员工，克服困难，艰苦创业，奋斗 10 年使科室的医疗、教学、科研、管理和学科建设初具规模。1959 年检验科就在《湖南医学院学报》上发表了《血糖超微量法测定》《用比浊法测定血清中白蛋白与球蛋白含量之微量快速测定》等两篇学术论文，向中华人民共和国建国十周年及湖南医学院第二附属医院成立一周年献礼。1969—1971 年下放到湖南黔阳地区(现怀化市)靖县(现靖州苗族侗族自治县)大堡子公社岩湾公社，再调到靖县人民医院工作；1971 年 6 月调到国家三机部 013 系统第一职工医院任检验科主任；三线单位搬迁后，随 013 系统 51 厂职工医院到望城县，在中南传动机械厂职工医院工作至退休，为基层医疗卫生工作贡献力量。

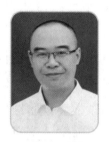

周　秦
(Zhou Qin)

周秦，男，1974 年 5 月出生，湖南蓝山人，中共党员，大学本科，副主任技师，曾任湖南省永州职业技术学院附属医院检验科主任，现任永州职业技术学院附属医院副院长。兼任湖南省医学会检验专业委员会第十届委员、永州市医学会检验专业委员会副主任委员、永州市临床检验质量控制中心委员、永州市输血协会副主任委员、永州市输血质量控制中心副主任委员。1999 年毕业于湖南医科大学医学检验系，先后在永州市中心医院和永州职业技术学院附属医院检验科工作。在专业期刊发表学术论文多篇，参编人民卫生出版社教材 1 部，参与科研项目多项，获市级科技成果奖三等奖 3 次。

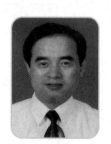

周铁明
(Zhou Tieming)

周铁明，男，1965 年 4 月出生，湖南汨罗人，主任技师，教授，湖南中医药大学第二附属医院检验科主任、输血科主任、门诊党支部书记。兼任中国医学装备协会现场快速检测(POCT)装备技术分会常务委员、中国生物医学工程学会临床血液流变学专业委员会委员、湖南省中医药和中西医结合学会检验医学专业委员会副主任委员、湖南省医学会检验专业委员会委员、湖南省医院协会临床检验管理专业委员会委员、湖南省中医医院感染管理质量控制中心委员会委员、湖南省综合评标专家库专家、湖南省临床检验中心室间质量评价顾问小组专家、湖南省卫生系列高级职称评委、长沙医疗器械评审委员会委员。从事临床检验、科研、教学工作 30 多年，撰写相关专业医学论文 20 余篇。在《长沙晚报》《大众卫生报》《老年人》等报刊杂志上发表科普文章 10 余篇。

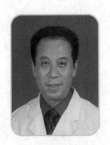

周维新
(Zhou Weixin)

周维新，男，1953 年出生于湖南宁远县，中共党员，大专学历，副主任医师，高级健康管理师，曾任湖南省永州市中心医院检验科主任、门诊党支部书记。兼任湖南省医学会检验专业委员会第五至八届委员、连任五届湖南省医学会核医学专业委员会委员、连任三届湖南省核学会理事、连任两届湖南省医院协会临床检验管理专业委员会委员、永州市医学会理事、连任五届永州市医学会检验专业委员会主任委员、连任两届永州市临床检验质量控制中心主任。湖南省评标专家，永州市评标专家。1969 年作为知青下放插队到宁远县天堂乡晓石杨家村务农，任赤脚医生。1976 年 9 月学校毕业分配到永州市人民医院（现永州市中心医院）检验科工作。1979 年 3 月在湖南医学院附二院（现中南大学湘雅二医院）检验科微生物室进修学习半年。1988 年 10 月于湖南医学院附二院核医学核科进修学习半年，回医院成立核医学科，任核医学科副主任。2003 年 3 月—2013 年 4 月任检验科主任，主管检验科和核医学科工作。2013 年 4 月退休。至 2017 年 12 月兼任永州星旺医院院长、永州潇湘慢性病医院院长、永州江华民康医院院长。1997 年度评为永州市卫生系统优质服务"先进个人"；2000 年被评为永州市医药卫生学会"先进个人"；2004—2009 年度评为优秀党员及党务工作者；2010 年评为永州市劳动模范。在专业期刊发表学术论文 10 余篇；编写专著 2 部；荣获湖南省科技进步奖三等奖 1 项，获永州市科技进步奖二等奖 2 项、三等奖 2 项。

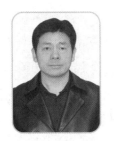

周细国
(Zhou Xiguo)

周细国，男，1975 年 8 月出生，湖南醴陵人，硕士，主任技师，现任职于湖南省临床检验中心，负责全省临床实验室质量管理工作。兼任湖南省医学会检验专业委员会第八、九、十届委员，湖南省医师协会检验医师分会委员，湖南省中医药和中西医结合学会检验医学专业委员会常务委员。1998 年 7 月—2019 年 11 月，在怀化市第一人民医院检验科工作；2003 年 4 月—2006 年 12 月，怀化市第一人民医院检验科副主任；2007 年 1 月—2010 年 2 月，怀化市第一人民医院检验科副主任（主持工作）；2010 年 3 月—2019 年 11 月，怀化市第一人民医院检验科主任。2015 年 1 月—2019 年 11 月，怀化市第一人民医院医技支部书记。2010 年 10 月—2020 年 11 月，怀化市临床检验质量控制中心主任。2012 年 10 月—2020 年 11 月，怀化市医学会检验专业委员会主任委员。2019 年 12 月起，任职于湖南省临床检验中心。长期从事临床检验工作，经验丰富，理论知识深厚，主要擅长临床生化检验、临床微生物免疫检验、临床检验等。在专业期刊发表学术论文40余篇；获怀化市科技进步奖2项。

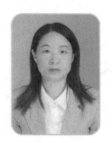

周艳红
(Zhou Yanhong)

周艳红，女，1977年11月出生，湖南醴陵市人，中共党员，大学本科，主任技师。1995年10月毕业分配到湖南省醴陵市中医医院检验科工作至今。2002年10月—2003年9月在中南大学湘雅二医院检验科和血液内科实验室进修一年，2003年10月起从事微生物检验及骨髓细胞学检验工作。2020年取得临床医学检验技术主任技师职称。曾担任科室宣传员、教学秘书等职务。多次被医院评为"好医生""优秀宣传员""优秀带教老师""优秀共产党员""学习达人"，曾荣获"主人翁"征文大赛二等奖、"寻找最温暖的你"摄影大赛一等奖、株洲市卫生系统岗位技能竞赛二等奖等荣誉称号。在专业期刊发表学术论文4篇。

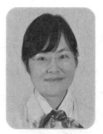

周燕玲
(Zhou Yanling)

周燕玲，女，1975年6月出生，湖南澧县人，大学本科，主任技师。中南大学湘雅医学院医学检验专业本科毕业，在湖南省肿瘤医院(中南大学湘雅医学院附属肿瘤医院)检验科从事医学检验工作近20年，具有丰富的临床检验理论知识和各种专业技能。在专业期刊上发表学术论文10余篇。

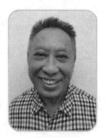

周泽美
(Zhou Zemei)

周泽美，男，1948年8月出生，湖南宜章人，中共党员，主任技师，曾任湘南学院医学检验系主任。湖南省医学会检验专业委员会学会第五、六届委员，担任郴州市医学会检验专业委员会副主任委员、秘书长20余年。1975年开始，在郴州地区传染病医院任检验科主任，并兼任院科研小组副组长；筹建郴州地区卫生局2号病(霍乱)机动队，任副队长；筹建郴州卫生学校医学检验专业(中专)并担任临床检验学讲师。1992年开始筹建郴州地区中心血站，任中心血站业务站长。1995年开始，筹建郴州医学高等专科学校(现湘南学院)医学检验系，担任系主任，2004年8月湘南学院任命为正处级干部。主要从事医学检验专业的临床和教学工作。在临床和教学中密切关注本专业发展动态，注重科学研究。共发表科研论文和教学论文30余篇，参编《常见内科疾病检查诊断指南》《实验诊断学》教材。

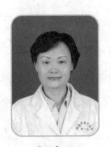

朱惠斌
（Zhu Huibin）

朱惠斌，女，1968年12月出生，湖南双峰人，大学本科，主任技师，硕士研究生导师，湖南中医药大学第一附属医院医学检验中心副主任。先后从事临床检验、生化检验、免疫检验，尤其擅长微生物检验，在感染性疾病方面具有较丰富的临床经验。在专业期刊发表学术论文30余篇，主持及参与国家自然科学基金、湖南省自然科学基金、湖南省教育厅等科研课题多项。

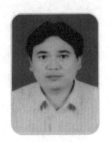

朱建军
（Zhu Jianjun）

朱建军，男，1955年2月生，湖南邵阳县人，大专学历，副主任技师，曾任湖南省邵阳市中心医院检验科副主任、主任。曾兼任湖南省医学会检验专业委员会第六届委员、湖南省医院协会临床检验管理专业委员会副主任委员、邵阳市医学会检验专业委员会主任委员、邵阳市医学会血液病专业委员会副主任委员、邵阳市医学鉴定委员会成员。于1977年9月分配到邵阳市中心医院工作至退休。在临床生化检验和骨髓血细胞形态学诊断方面具有坚实的理论基础和出色的实际工作能力。以第一完成人荣获湖南省科技进步奖三等奖、四等奖，邵阳市科技进步奖一等奖、二等奖各1次。在《中国医师杂志》《医学临床研究》等期刊发表学术论文8篇。

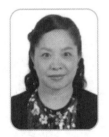

朱剑君
（Zhu Jianjun）

朱剑君，女，1962年11月出生，湖南邵阳人，大学本科，主任技师，曾任湖南省血吸虫病防治研究所湘岳医院检验科主任。1981年12月—1986年6月在湖南邵东县人民医院从事检验工作；1986年6月—1988年10月在湖南邵东县妇幼保健院从事检验工作；1988年10月—2017年11月在湖南省血吸虫病防治研究所湘岳医院检验科从事检验工作，其间担任检验科主任5年，于2017年11月退休。1990—2013年，先后到国家（上海）寄生虫病研究所、华中科技大学同济医学院附属同济医院、中南大学湘雅医院等进修学习。承担国家、省、厅级科研课题5项，参与中美、中法合作科研课题各1项。在《中国血吸虫病防治杂志》《热带病与寄生虫学》《实用预防医学》发表学术论文10余篇。参编人民卫生出版社出版的医学专著3本，负责编写实验室诊断部分，编写《临床检验手册》。多次获得医院检验新项目引进创新奖。

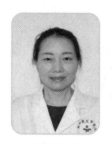

祝兴元
(Zhu Xingyuan)

祝兴元,女,1972年12月出生于湖南安乡,大学本科,主任技师,湖南省儿童医院检验中心副主任。兼任湖南省免疫学会免疫学诊断分会委员。从事本专业工作20多年,曾在北京医院进修半年。具备一定的医学基础和专业知识水平,能全面掌握实验室各项操作技能,具备丰富的临床实验室工作经验。现主要从事免疫学临床体外实验室研究工作。研究方向为儿童内分泌疾病、自身免疫性疾病以及过敏原的实验室诊断。在专业期刊上发表学术论文10余篇。获湖南省医学科技奖三等奖1次。

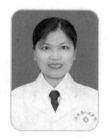

朱 燕
(Zhu Yan)

朱燕,女,1979年6月出生,湖南双峰人,大学本科,主任技师,湖南省江华瑶族自治县人民医院检验科生化专业组长。从事临床检验工作24年,具有丰富的临床检验专业理论知识及实际工作经验。现主要从事临床生化及免疫检验工作,能解决临床上的疑难问题。在医学期刊上发表论文数篇。

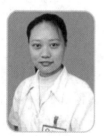

邹国英
(Zou Guoying)

邹国英,女,1975年4月生,湖南祁东人,博士,主任技师,教授,执业医师,硕士研究生导师,湖南省第二人民医院(湖南省脑科医院)检验科主任,医院"151人才"工程学科带头人,"临床分子生物学检验"课程负责人。兼任中国中西医结合学会检验医学专业委员会肿瘤分子诊断专家委员会常务委员,中国生物化学与分子生物学会临床医学专业分会委员,中华中医药学会检验医学分会委员,中华中医药学会免疫学分会委员,湖南省免疫学会理事及免疫学诊断分会常务委员、湖南免疫学会肿瘤免疫分会青年委员会委员,湖南省病理生理学会肿瘤专业委员会常务委员,湖南省中医药和中西医结合学会检验医学专业委员会委员,湖南省医师协会检验医师分会委员,湖南省抗癌协会肿瘤标志专业委员会委员。《检验医学与临床》审稿专家。发表学术论文近40篇,其中SCI收录论文10余篇;主持、参与国家及省部级科研课题近10项;获得厅级科学技术奖二等奖及三等奖各1项、省级科学技术奖三等奖1项(第二完成人);参编教材2部。

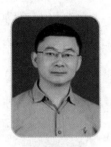

邹明祥
（Zou Mingxiang）

邹明祥，男，1971年5月出生于湖南宁乡，医学博士，主任技师，硕士研究生导师，现任中南大学湘雅医院检验科副主任。兼任中华医学会细菌感染与耐药防治分会委员，中国防痨协会结核病与肝病专业分会副主任委员，中国微生物学会临床微生物学专业委员会委员兼临床标本处理学组副组长，中国中西医结合学会检验医学专业委员会感染疾病实验诊断专家委员会常务委员，中国医师协会检验医师分会微生物检验质量管理专业委员会第一届委员，湖南省医学会感染病学专业委员会细菌真菌感染学组第一届委员，湖南省临床用药质量控制中心委员，湖南省防痨协会检验专业委员会首届副主任委员，湖南省中医药和中西医结合学会检验医学专业委员会第三届常务委员、第二届微生物学组组长，湖南省健康服务业协会医卫检验分会第一届常务理事，湖南省医学会检验专业委员会第九届青年委员。国家卫生计生委合理用药专家委员会专家，湖南省临床用药质量控制中心及湖南省细菌耐药监测网的培训专家，湖南省医疗器械技术专家，政府采购评标专家，湖南省卫生系统高级职称评委。《中南大学学报（医学版）》《中华临床医师杂志（电子版）》、《中国当代儿科杂志》等多个杂志的审稿专家。承担中南大学湘雅医学院5年制检验专业以及8年制临床医学专业博士生和进修学员的理论及实验教学工作。主要从事临床微生物学检验和研究工作，在细菌耐药监测、耐药机制和感染性疾病的循证诊疗方面积累了丰富的经验。主要研究方向为"细菌耐药监测和耐药机制""病原菌感染的实验诊断、分子流行病学和抗菌药物合理应用"等。以第一作者或通讯作者在国内外志业期刊发表学术论文60余篇；首次证实中国地区出现了产NDM-1酶肺炎克雷伯菌（GenBank注册）；主持或参与国家及省部级以上科研课题10余项；作为主要完成者获湖南省科学技术进步奖1项、湖南医学科技奖1项、中南大学湘雅医院医疗新技术成果奖1项以及中南大学医疗成果奖1项；主要参编著作有《临床微生物检验图谱与案例》《实用医院感染监测方法与技术》《临床微生物学检验与图谱》等。

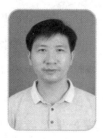

左学礼
(Zuo Xueli)

左学礼，男，1978年9月出生，湖南武冈人，中共党员，大学本科，主任技师，现任湖南省武冈市人民医院检验科主任。兼任邵阳市临床检验质量控制中心委员、武冈市临床检验质量控制中心主任。1997年起在武冈市人民医院检验科与输血科工作，重视检验科的质量管理，科室多次获湖南省临床实验室室间质评优秀单位，为首批三级医院结果互认单位，得到上级领导和社会群众的高度认可。发表学术论文3篇。先后多次获武冈市政府嘉奖，获评武冈市卫生系统"优秀共产党员"、医院"优秀共产党员"。

第四部分

学术(会)活动剪影

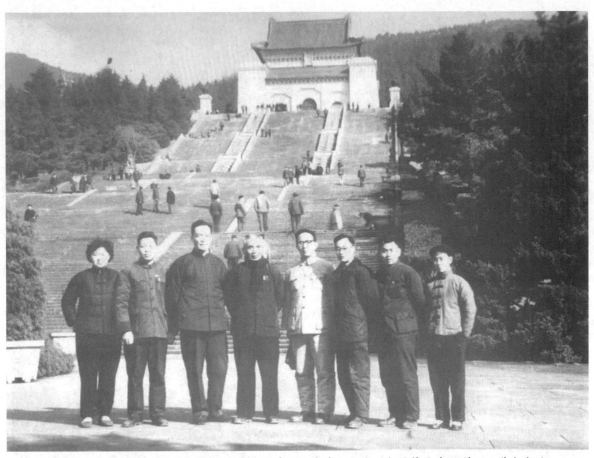

20世纪50年代末，湖南组织检验专家赴武汉、南京、上海、南昌等地参观学习、学术交流

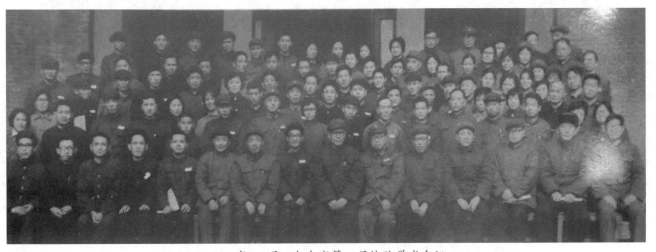

1979年12月，湖南省第一届检验学术会议

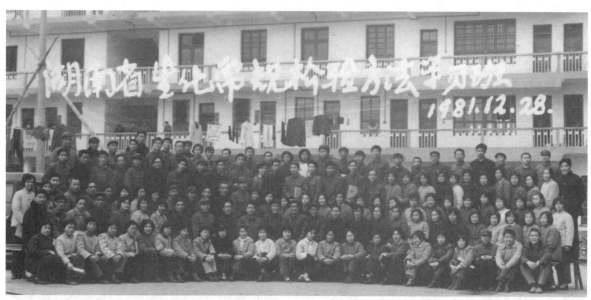

1981 年 12 月，湖南省生化常规检验方法学习班

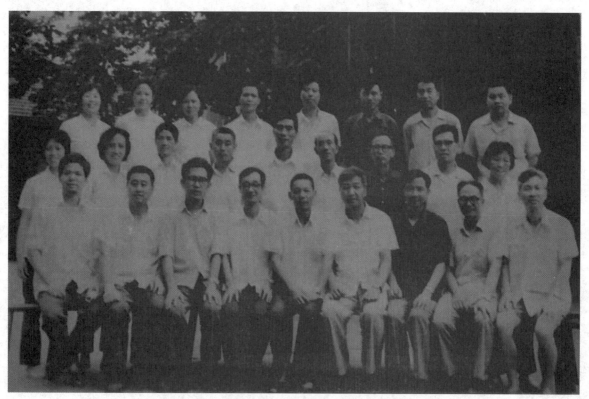

1983 年 7 月 8 日—14 日，湖南省"临床检验操作规程"审定稿会议

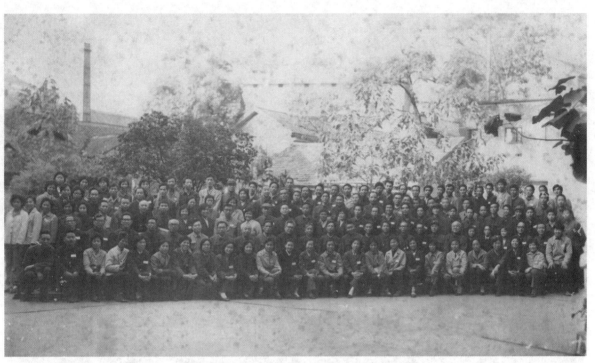

1984 年 10 月，湖南省医院检验工作交流会

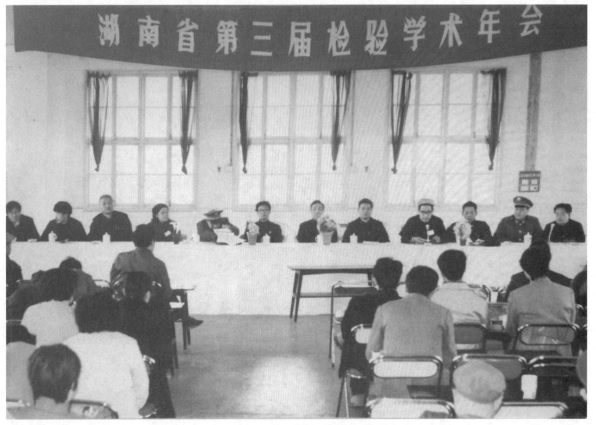

1985 年 6 月，湖南省第三届检验学术年会

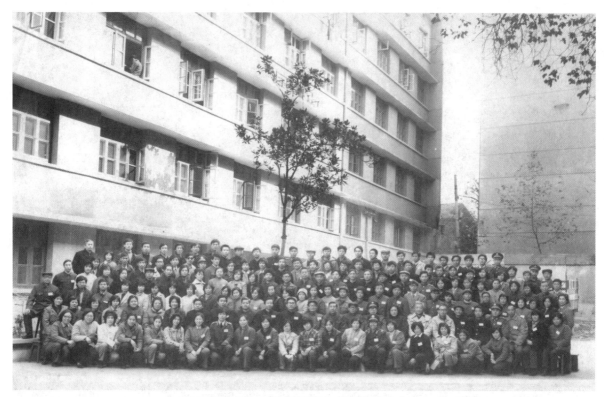

1986 年 12 月，湖南省第三次检验学术会议

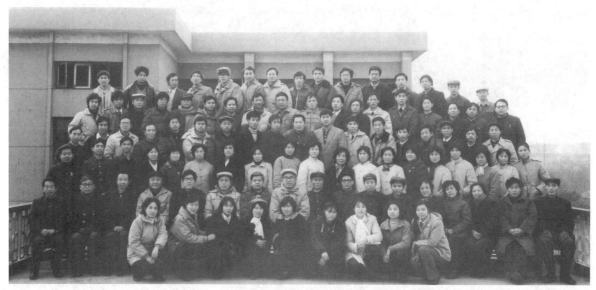

1988 年 1 月，湖南省首届中青年检验学术会议

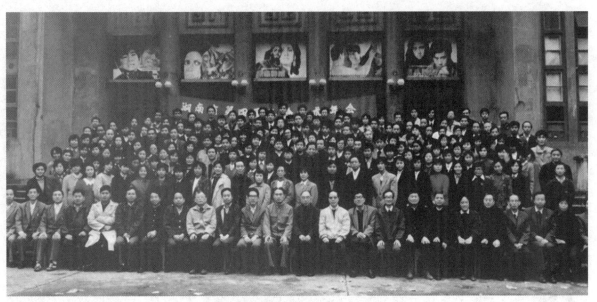

1990年，湖南省第四届检验学术年会

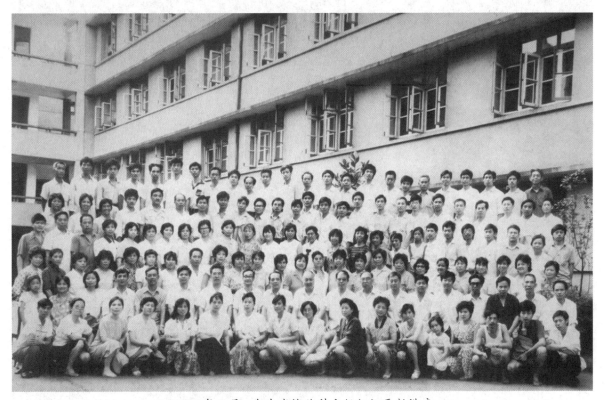

1990年7月，湖南省检验科主任知识更新讲座

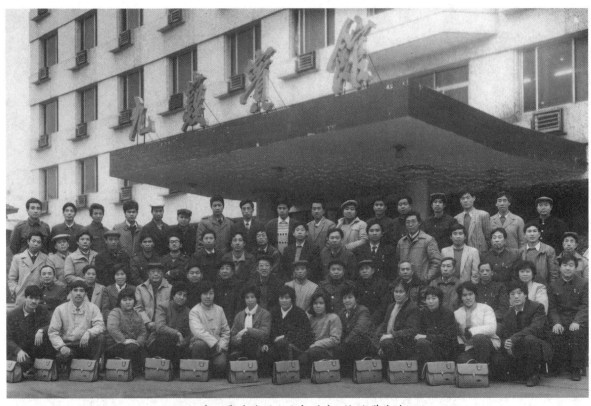

1991 年，零陵地区(现永州市)检验学术会议

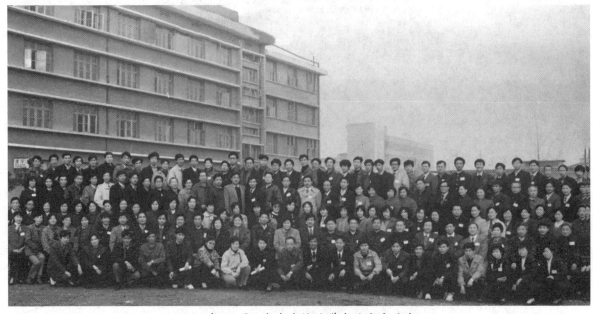

1991 年 11 月，湖南省检验学术论文交流会

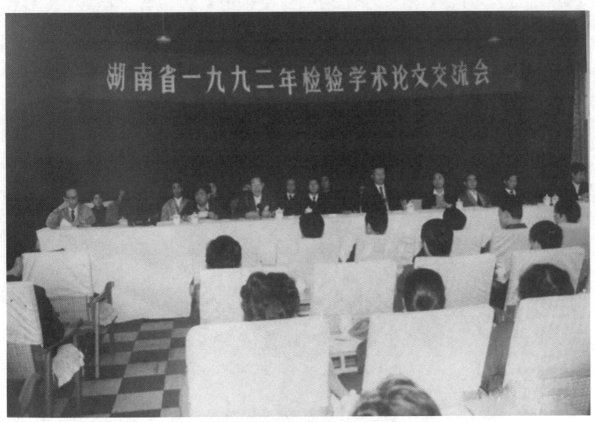

1992年，湖南省检验学术论文交流会

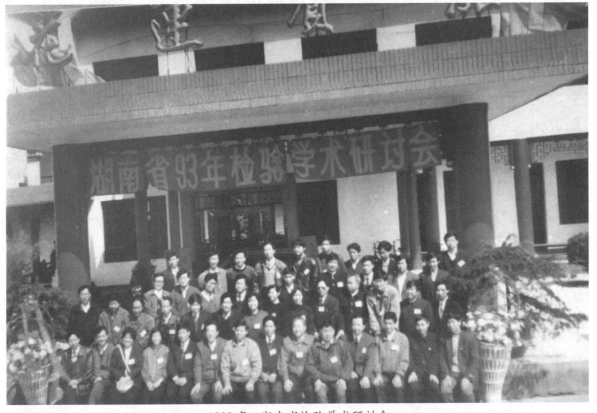

1993年，湖南省检验学术研讨会

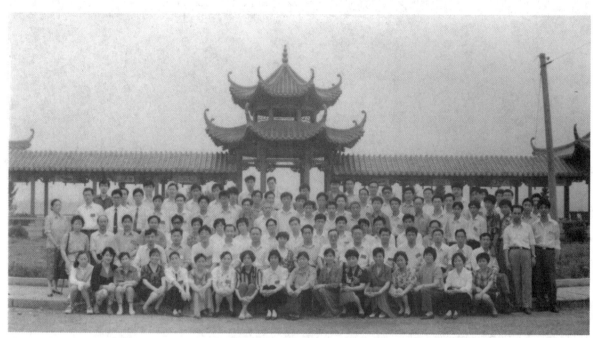

1994 年 5 月，湖南省检验学术研讨会

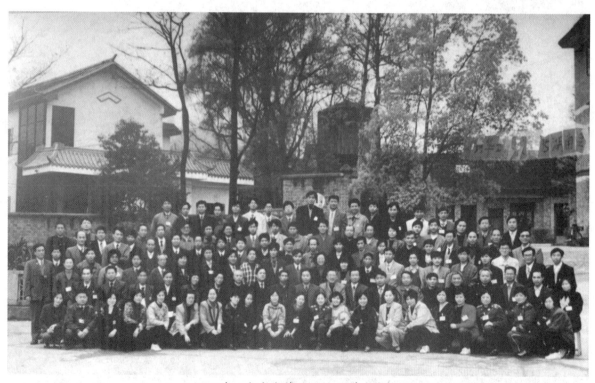

1995 年，湖南省第五届检验学术年会

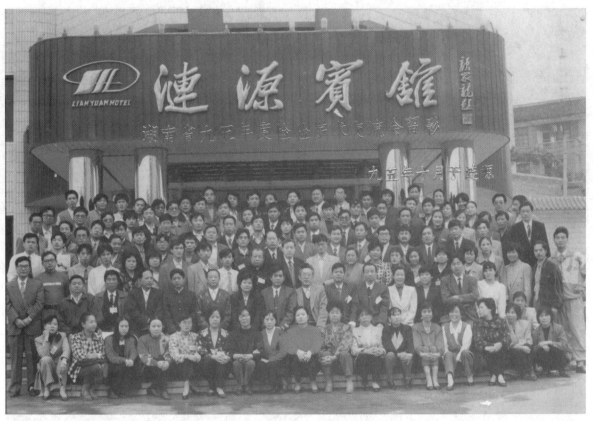

1995 年 10 月，湖南省检验学术交流会

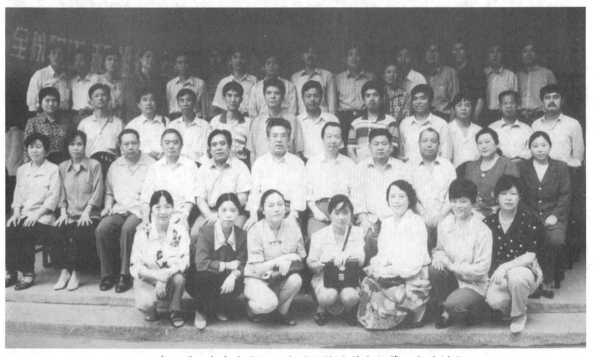

1997 年 6 月，湖南省县级以上医院检验科主任第二期培训班

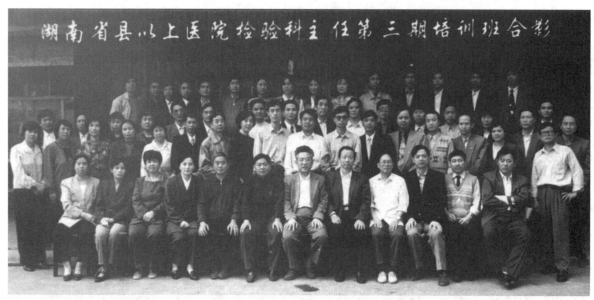

1997 年 10 月，湖南省县级以上医院检验科主任第三期培训班

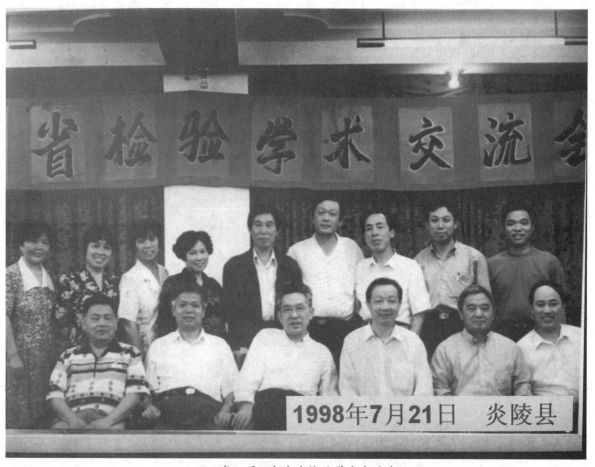

1998 年 7 月，湖南省检验学术交流会

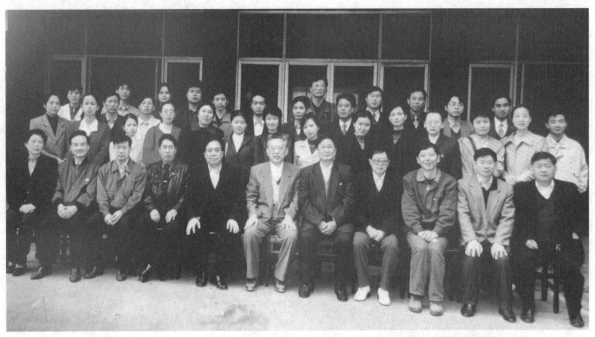

1999 年 11 月，湖南省医学会检验专业委员会举办国家级继续医学教育学习班

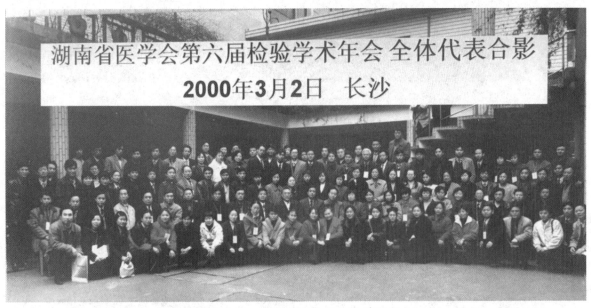

2000 年 3 月，湖南省第六届检验学术年会

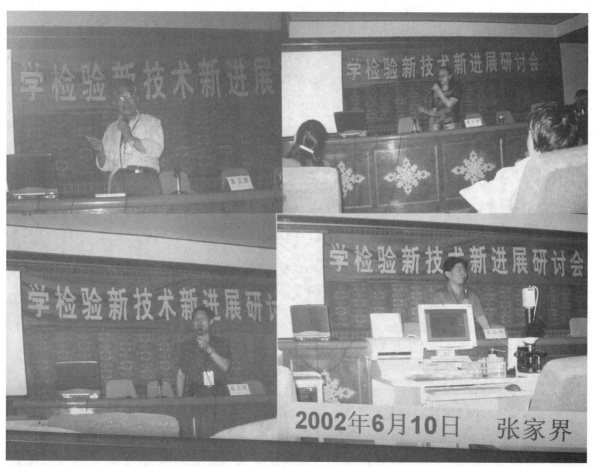

2002 年 6 月，湖南省医学会检验专业委员会举办国家级医学继续教育学习班

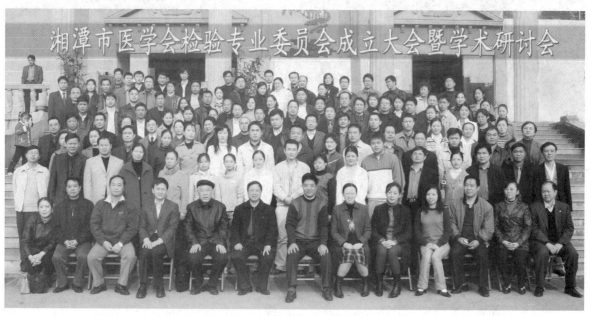

2005 年，湘潭市检验学术研讨会

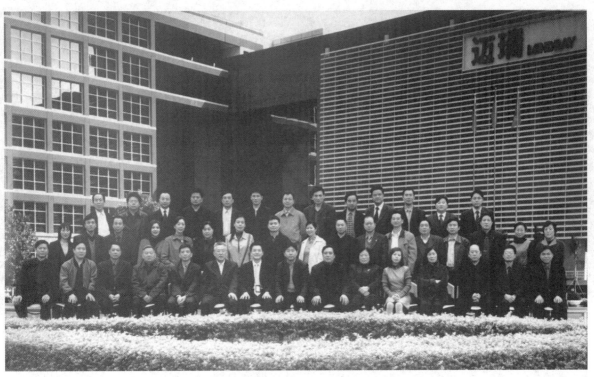

2005 年 3 月，湖南省医学检验专家参观深圳市迈瑞公司

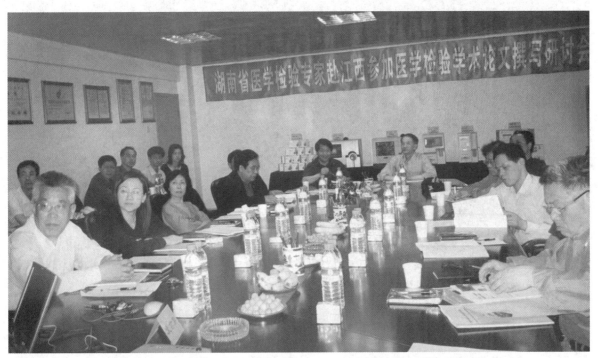

2005 年 5 月，湖南医学检验专家赴江西省南昌市参加医学检验论文撰写研讨会

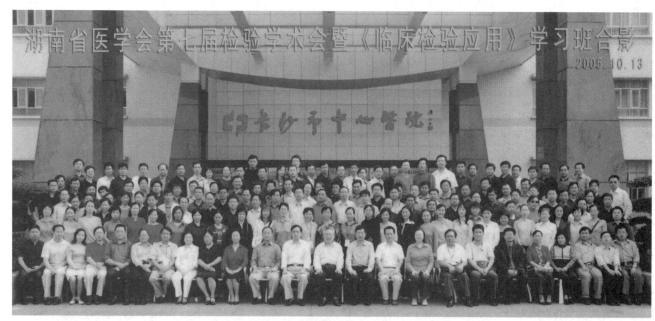

2005 年 10 月，湖南省第七届检验学术会议

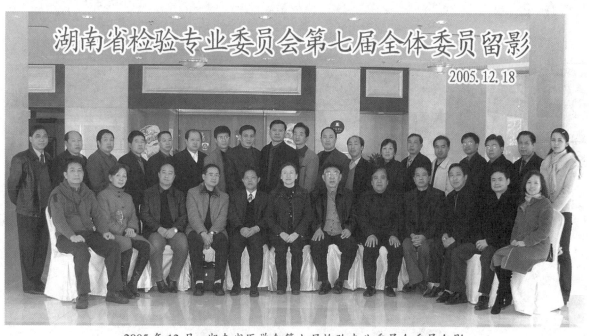

2005 年 12 月，湖南省医学会第七届检验专业委员会委员合影

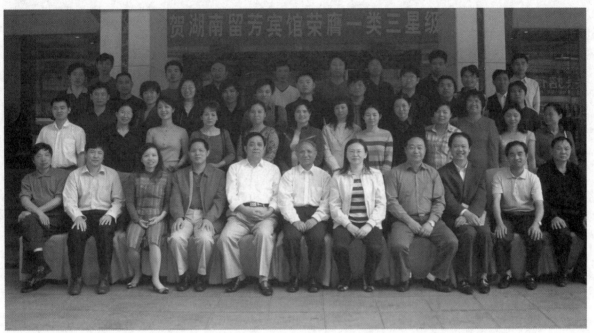

2006年5月，湖南省医学会检验专业委员会举办国家级医学继续教育学习班

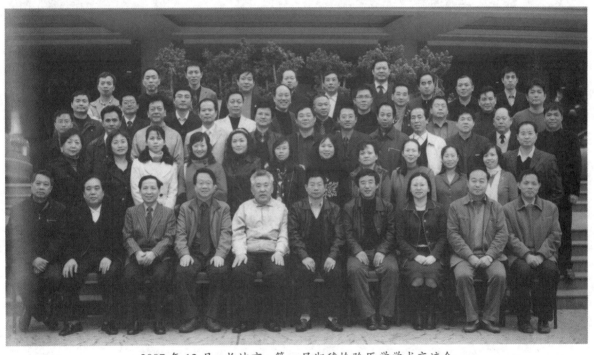

2007年12月，长沙市，第一届湘穗检验医学学术交流会

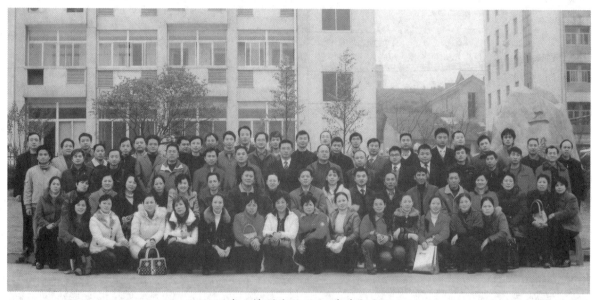

2007 年，株洲市检验医学学术会议

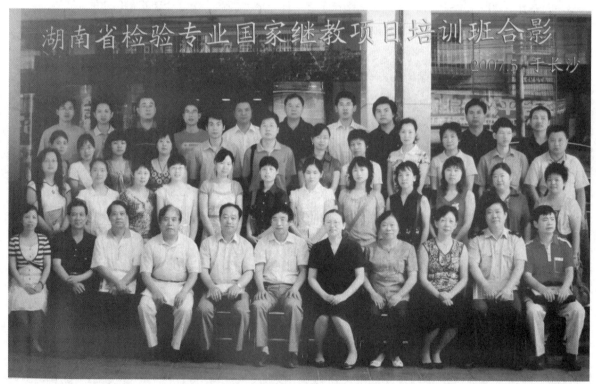

2007 年 5 月，湖南省医学会检验专业委员会举办国家级继续教育学习班

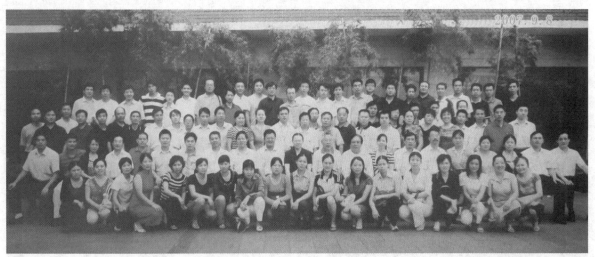

2007 年 9 月，湖南省医学会检验专业委员会举办国家级继续教育学习班

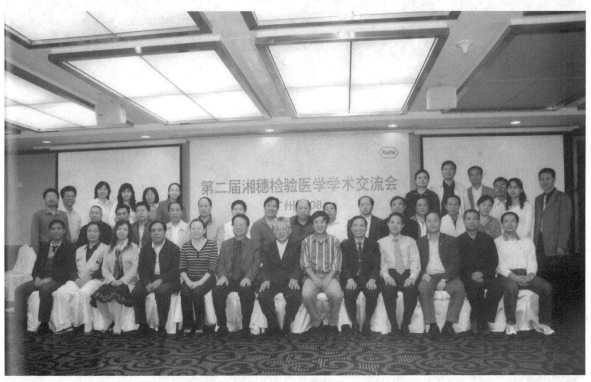

2008 年 8 月，广州市，第二届湘穗检验医学学术交流会

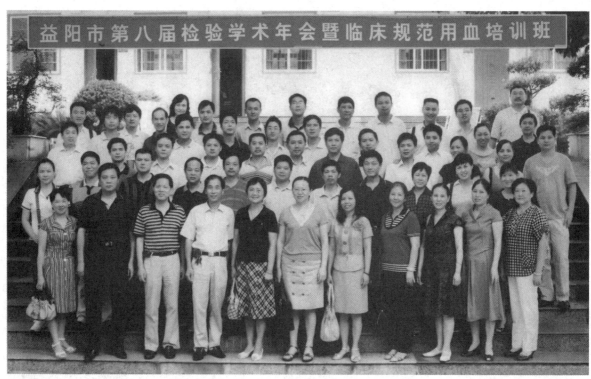

2008 年，益阳市检验学术年会

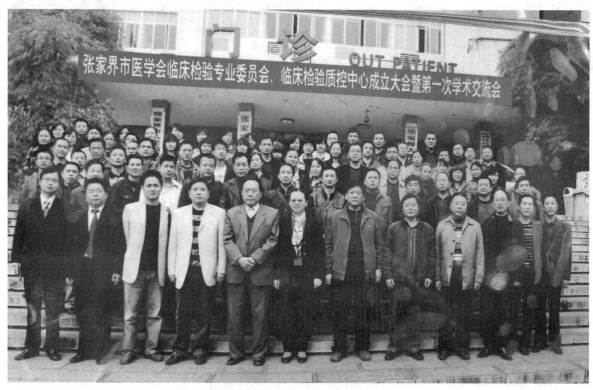

2008 年，张家界市检验学术交流会

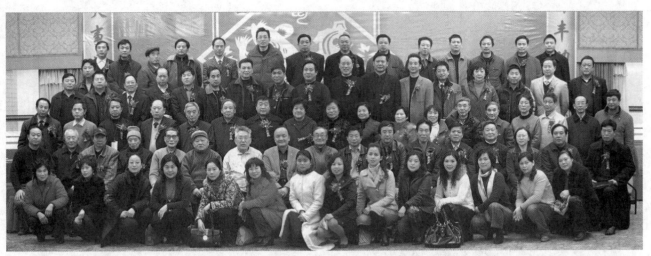

2008 年 1 月，湖南省医学会检验专业委员会成立 30 周年庆典

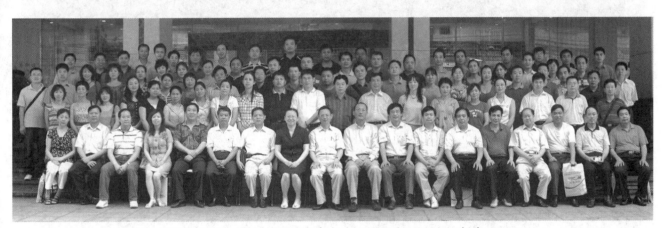

2008 年 6 月，湖南省检验中青年论坛及国家级继续教育学习班

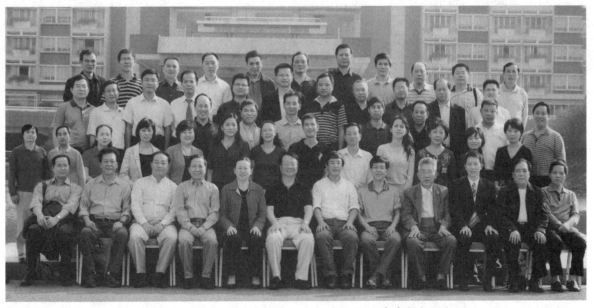

2009 年 10 月，长沙市，第三届湘穗检验医学学术交流会

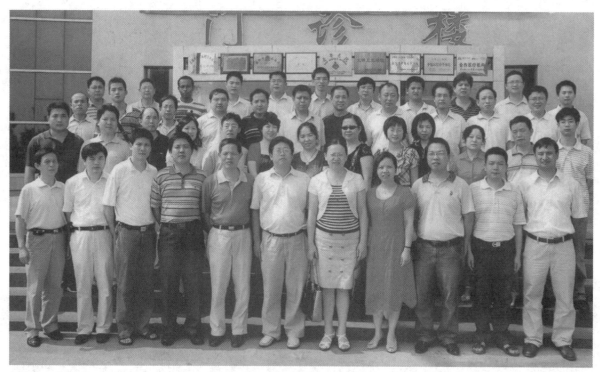

2009 年，岳阳市检验学术会议

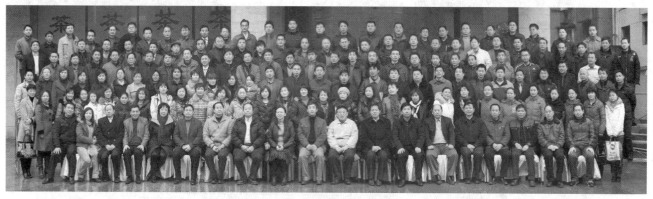

2009 年 12 月，湖南省检验学术年会及国家级继续教育学习班

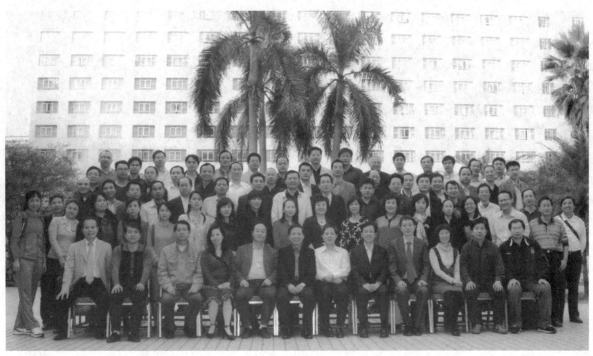

2010 年 11 月，广州市，第四届湘穗检验医学学术交流会

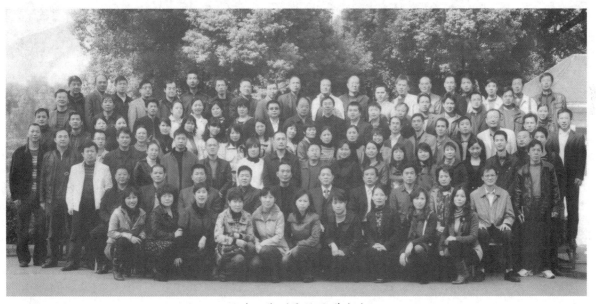

2010 年，郴州市检验学术会议

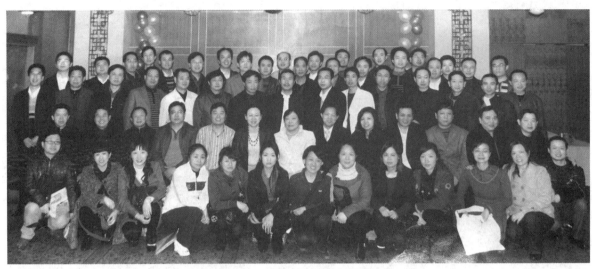

2010年，邵阳市检验学术会议

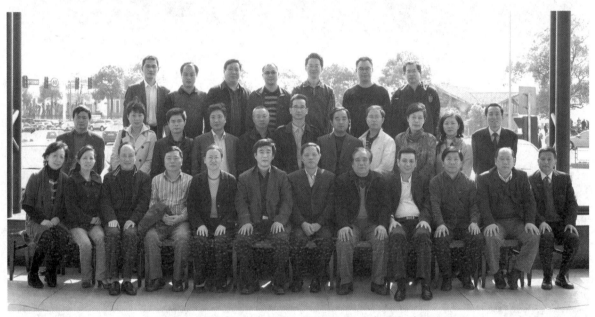

2010年3月，湖南省医学会第八届检验专业委员会第一次会议

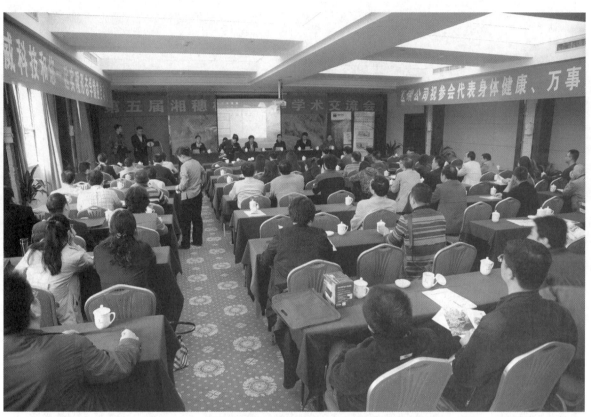

2011年,长沙市,第五届湘穗检验医学学术交流会议

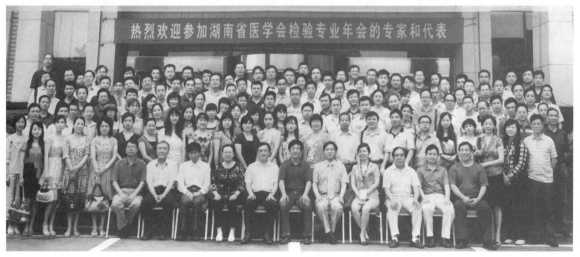

2011年6月,湖南省医学会检验医学学术年会

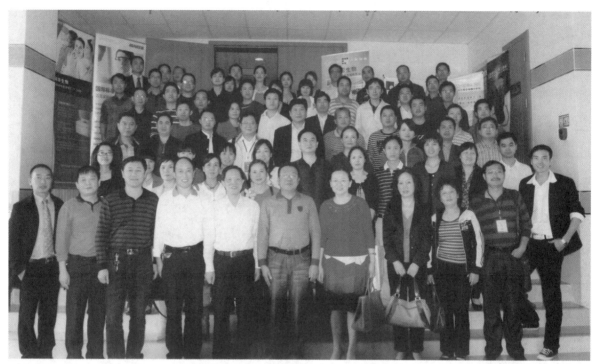

2011年9月，常德市检验医学学术会议

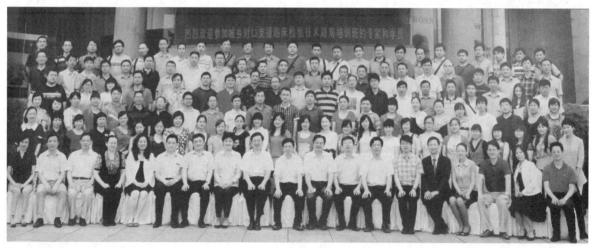

2012年6月，城乡对口支援临床检验技术标准制定及培训(湖南站)活动的领导、专家和学员

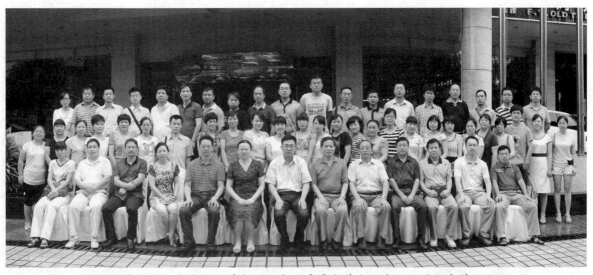

2012 年 7 月，湖南省医学会检验专业委员会举办国家级继续教育学习班

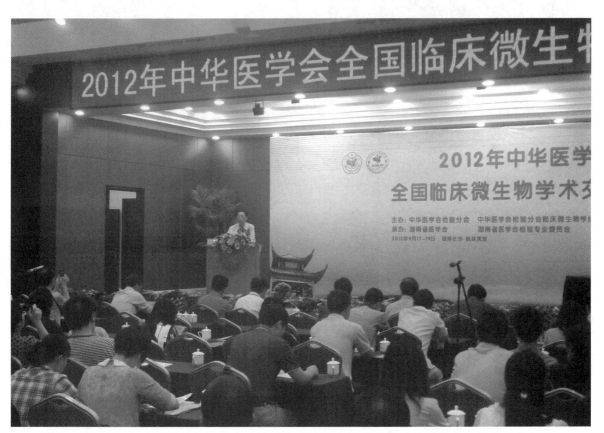

2012 年 9 月，湖南省医学会检验专业委员会承办中华医学会全国临床微生物学术交流大会

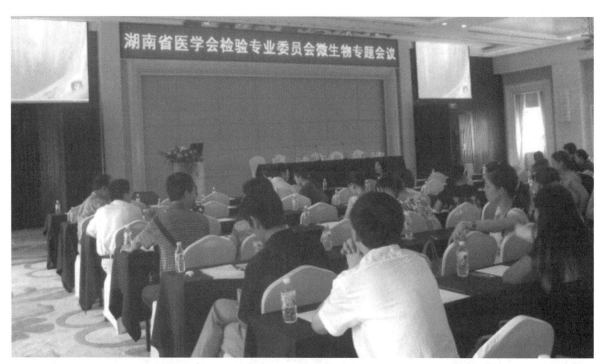

2013 年，湖南省医学会检验专业委员会微生物专题会议

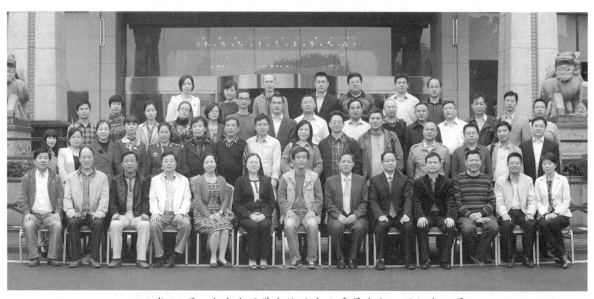

2013 年 10 月，湖南省医学会检验专业委员会新一届组成人员

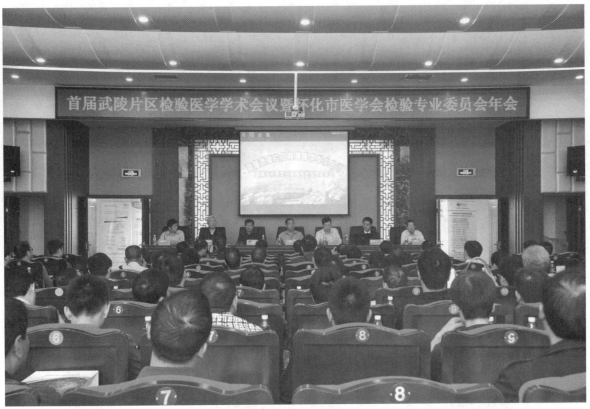

2014年，首届武陵片区检验医学学术会议暨怀化市医学会检验专业委员会年会

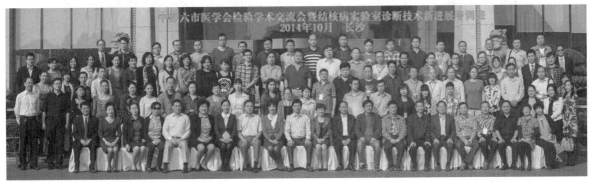

2014年，长沙市，中部六市检验学术交流会

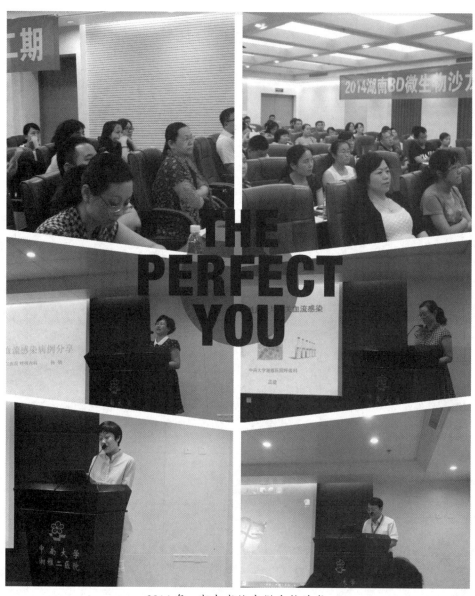

2014 年，湖南省临床微生物沙龙

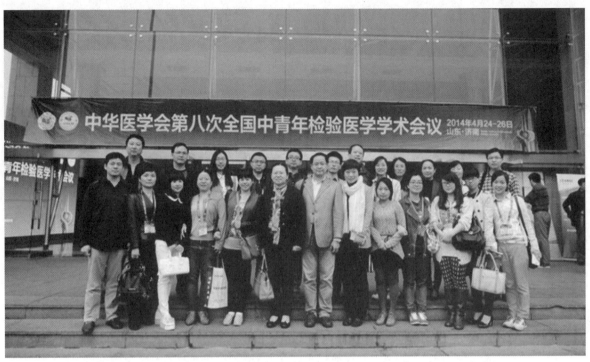

2014 年 4 月，湖南省检验人员参加中华医学会第八次全国中青年检验医学学术会议

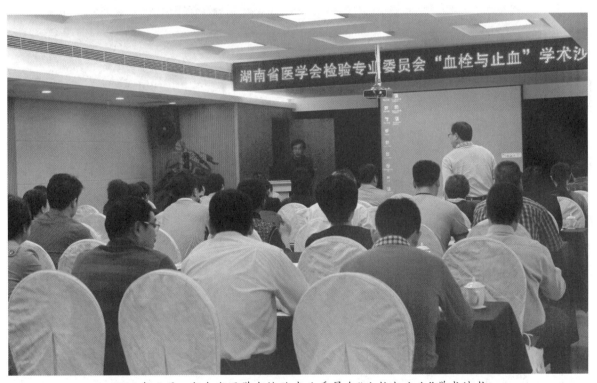

2014 年 4 月，湖南省医学会检验专业委员会"血栓与止血"学术沙龙

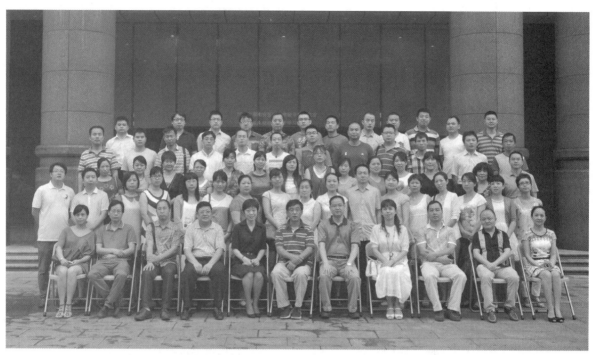

2014 年 6 月，湖南省医学会检验专业委员会举办国家级继续教育学习班

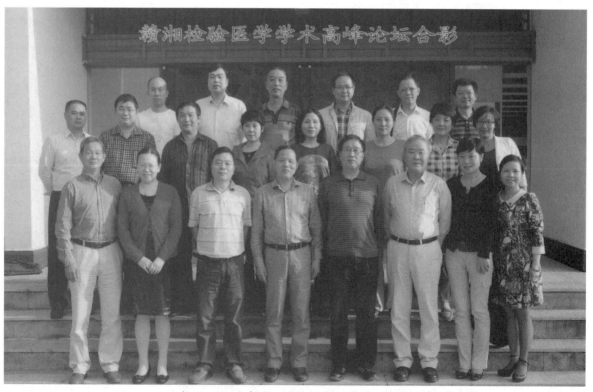

2014 年 10 月，宜春市，赣湘检验医学学术高峰论坛

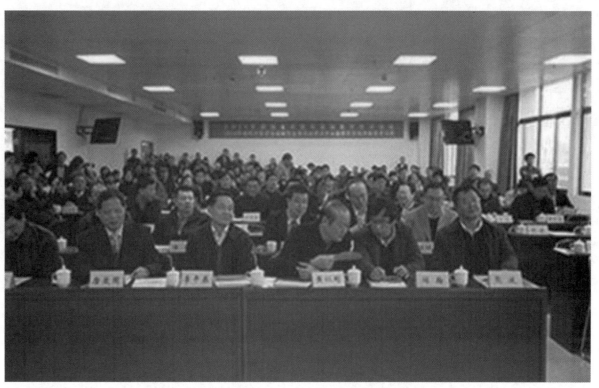

2014 年 12 月，湖南省中青年检验医学学术会议（1）

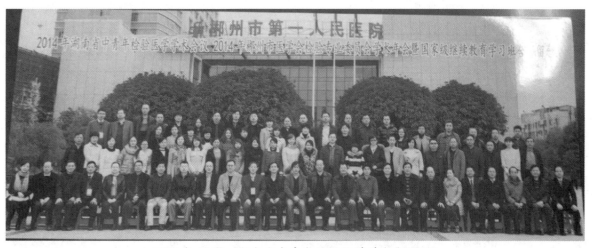

2014 年 12 月，湖南省中青年检验医学学术会议（2）

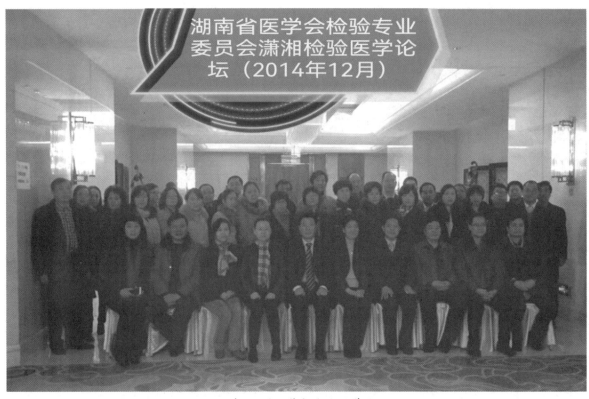

2014 年 12 月，潇湘检验医学论坛

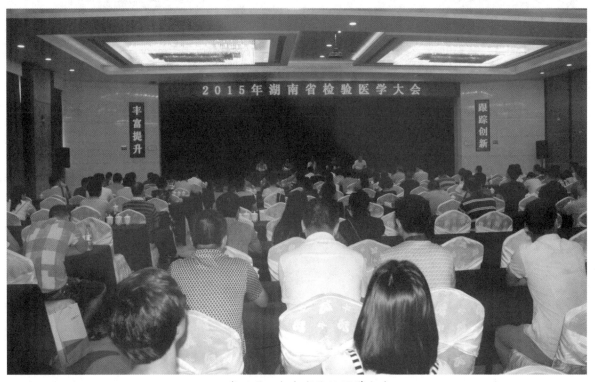

2015 年 6 月，湖南省检验医学大会

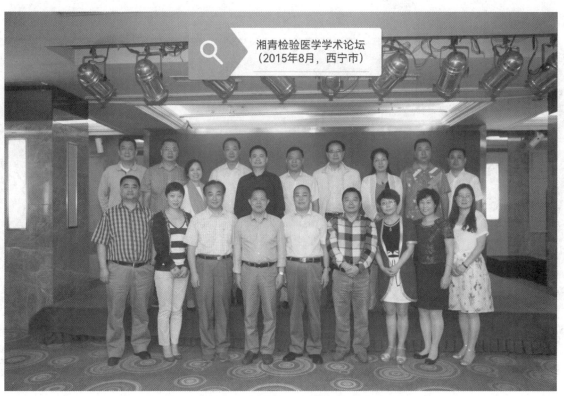

湘青检验医学学术论坛
（2015年8月，西宁市）

2015 年 8 月 14 日，西宁市，湘青检验医学学术论坛

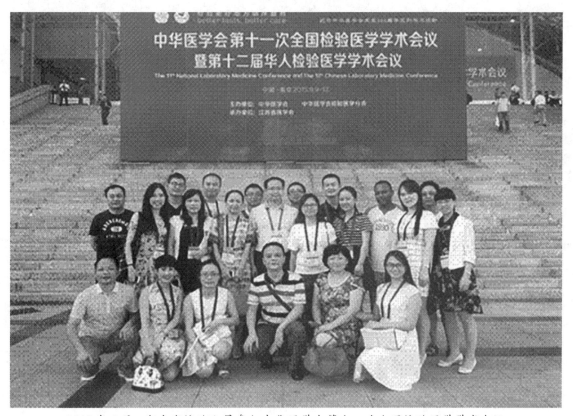

2015 年 9 月，湖南省检验人员参加中华医学会第十一次全国检验医学学术会议

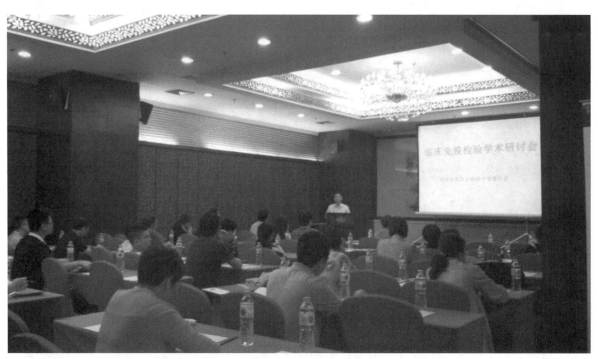

2015 年 9 月，湖南省临床免疫检验学术研讨会

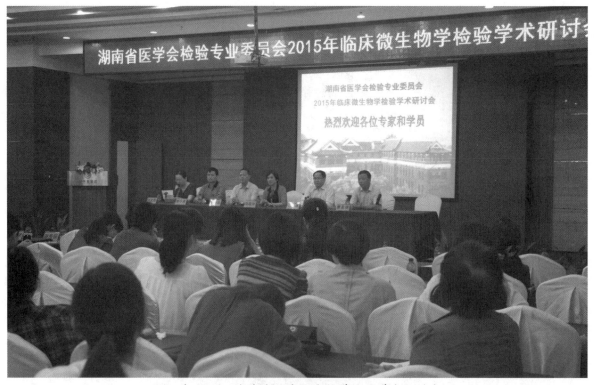

2015 年 10 月，湖南省临床微生物学检验学术研讨会

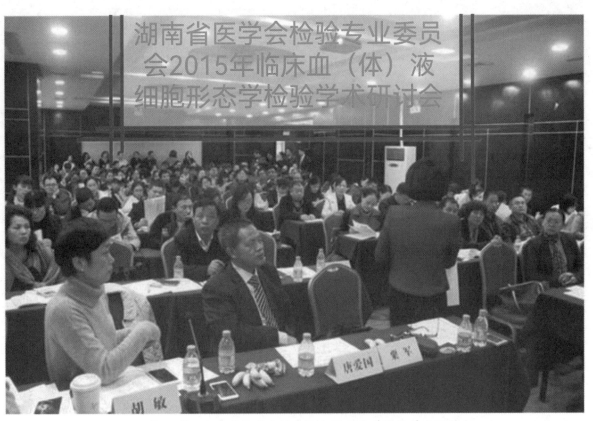

2015 年 11 月，湖南省临床血液体液细胞形态学检验学术研讨会

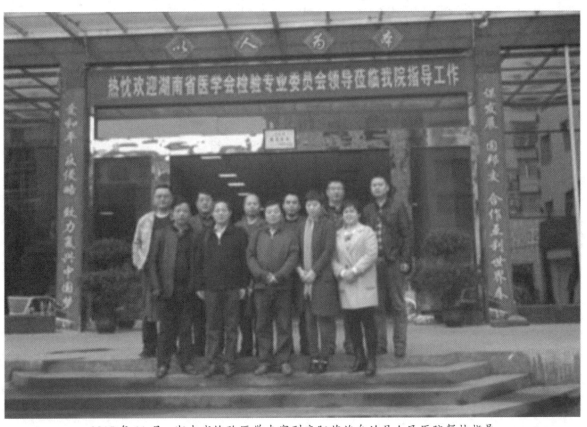

2015 年 11 月，湖南省检验医学专家到麻阳苗族自治县人民医院帮扶指导

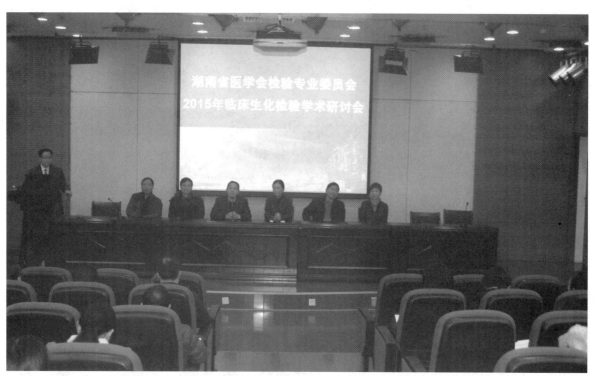

2015 年 12 月，湖南省临床生化检验学术研讨会

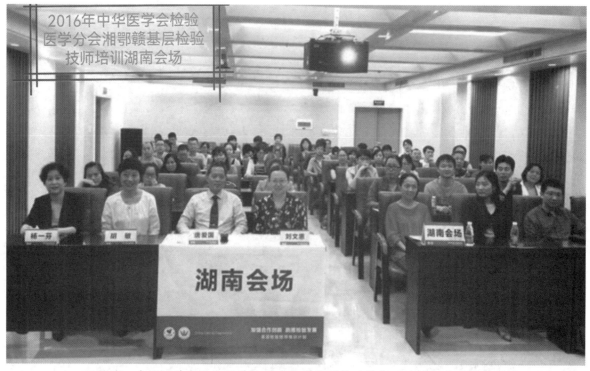

2016 年，中华医学会检验医学分会湘鄂赣基层检验技师网络培训会湖南会场

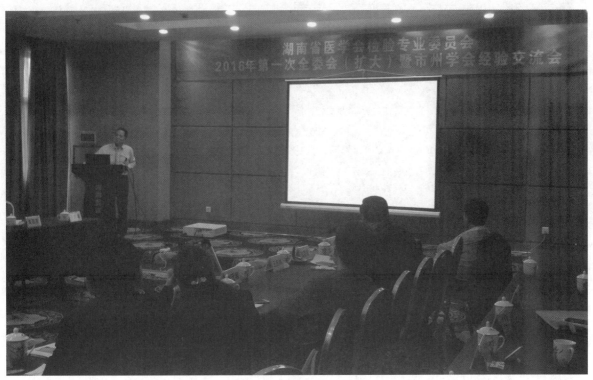

2016 年 3 月，湖南省医学会检验专业委员会全委会暨市州学会经验交流会

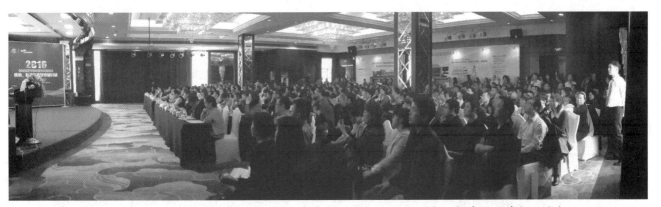

2016 年 3 月，湖南省医学会检验专业委员会临床血液体液细胞形态学检验学术研讨会

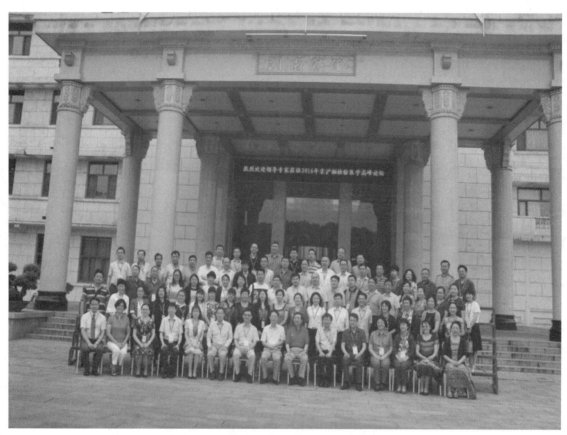

2016 年 6 月，长沙市，京沪湘检验医学高峰论坛(1)

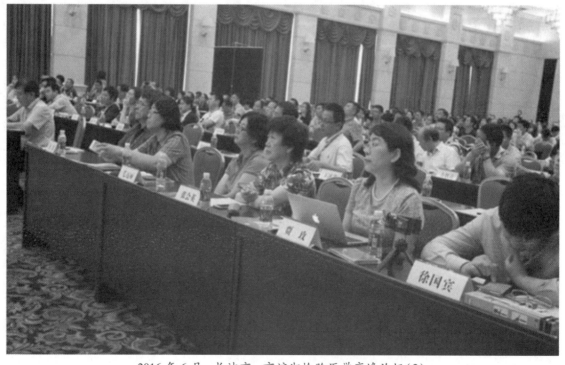

2016 年 6 月，长沙市，京沪湘检验医学高峰论坛(2)

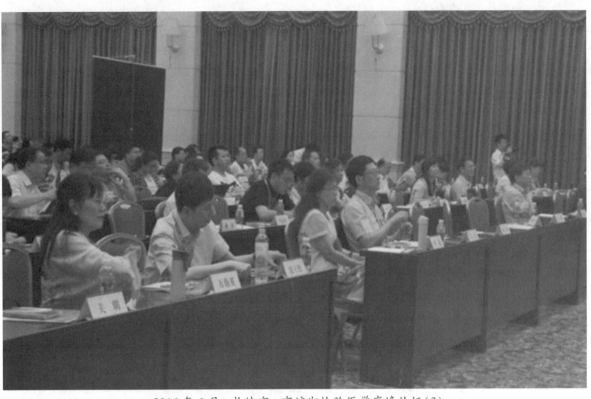

2016 年 6 月，长沙市，京沪湘检验医学高峰论坛(3)

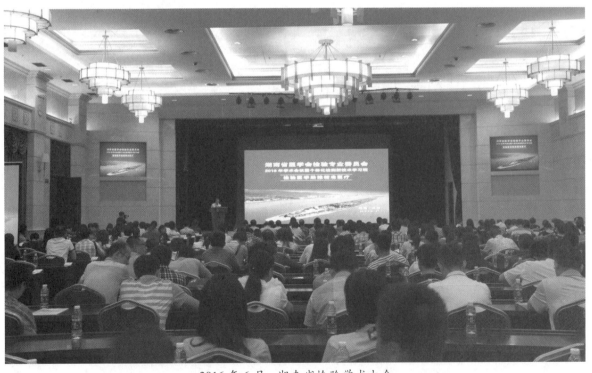

2016 年 6 月，湖南省检验学术大会

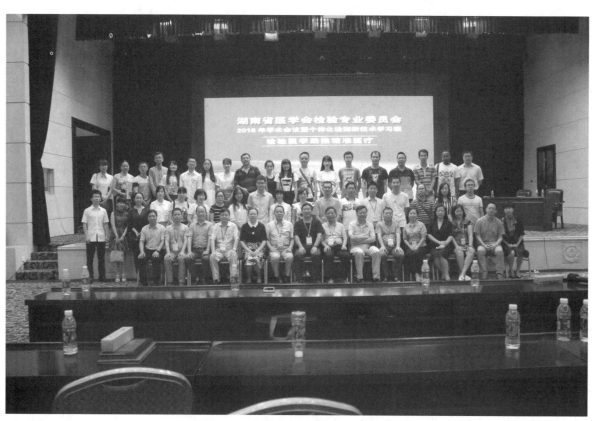

2016 年 6 月，湖南省检验学术大会颁奖合影

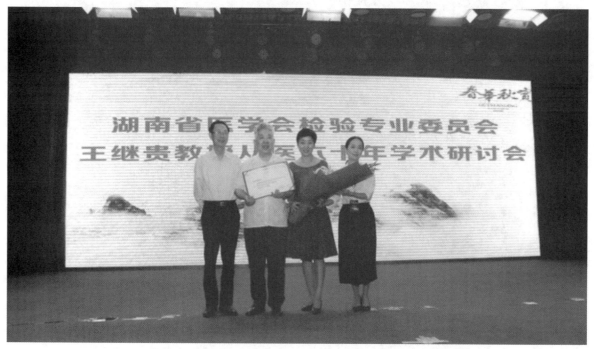

2016 年 8 月，王继贵教授荣获湖南省医学会颁发"终身成就奖"

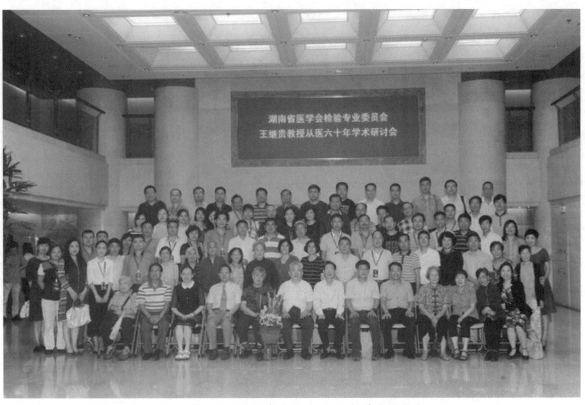

2016 年 8 月，王继贵教授从医 60 年学术研讨会

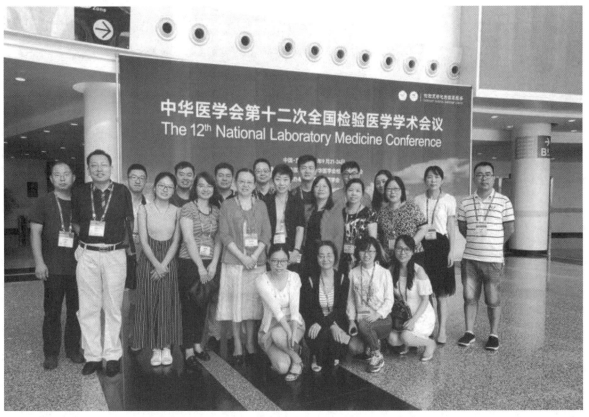

2016 年 9 月，湖南省检验人员参加全国检验医学学术会议

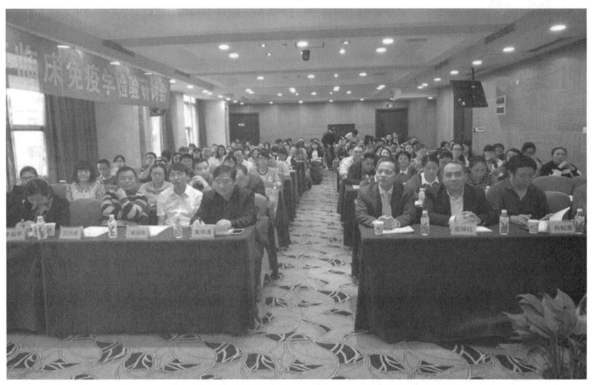

2016 年 10 月，湖南省医学会检验专业委员会临床免疫学检验学术研讨会

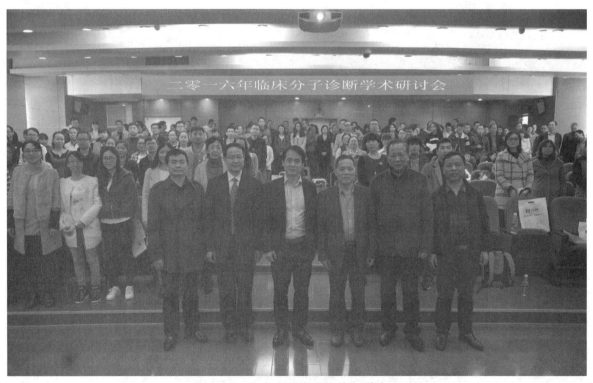

2016 年 11 月，湖南省临床分子诊断学术研讨会

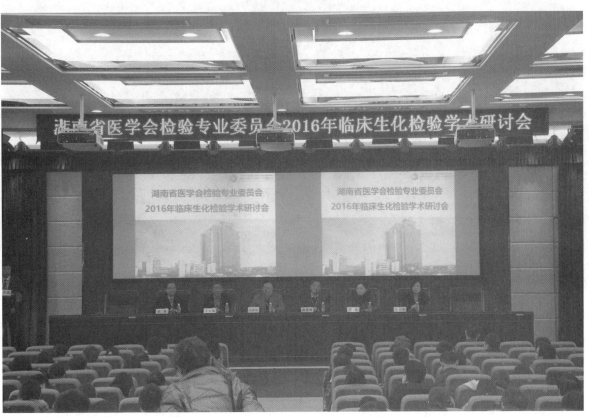

2016 年 12 月，湖南省临床生化检验学术研讨会

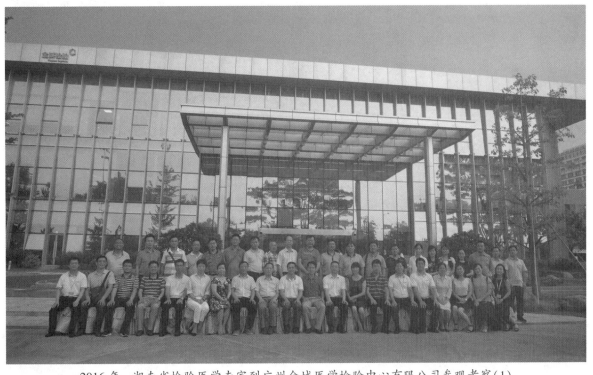

2016 年，湖南省检验医学专家到广州金域医学检验中心有限公司参观考察(1)

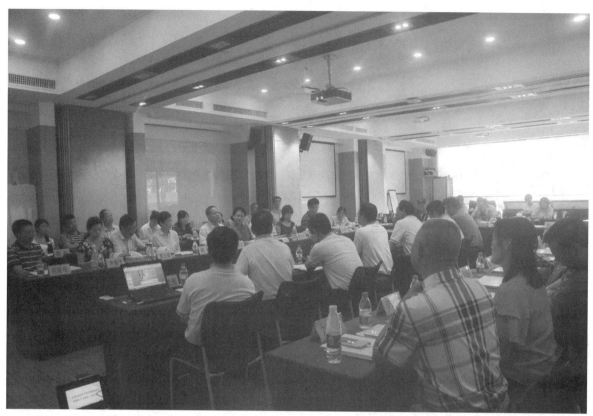

2016年，湖南省检验医学专家到广州金域医学检验中心有限公司参观考察(2)

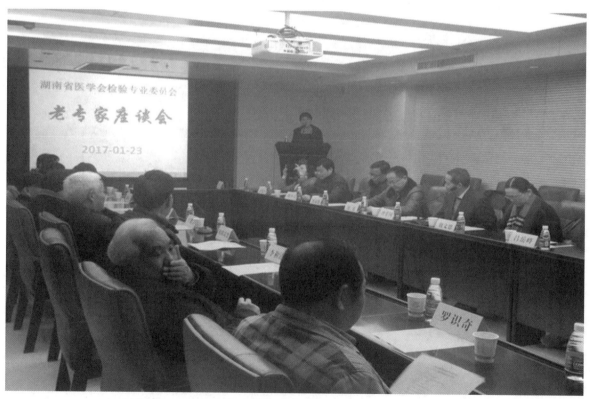

2017年1月，湖南省医学会检验专业委员会老专家座谈会(1)

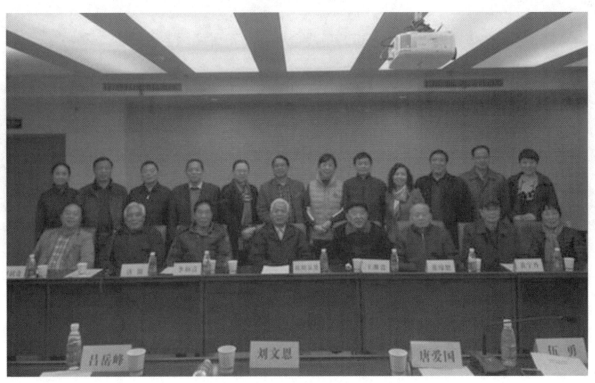

2017 年 1 月，湖南省医学会检验专业委员会老专家座谈会(2)

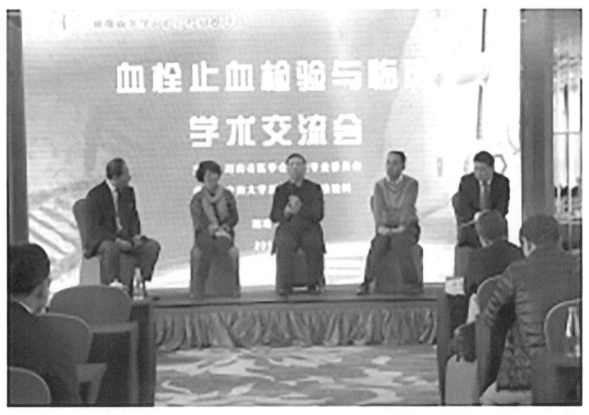

2017 年 3 月，湖南省医学会检验专业委员会血栓止血检验与临床学术交流会

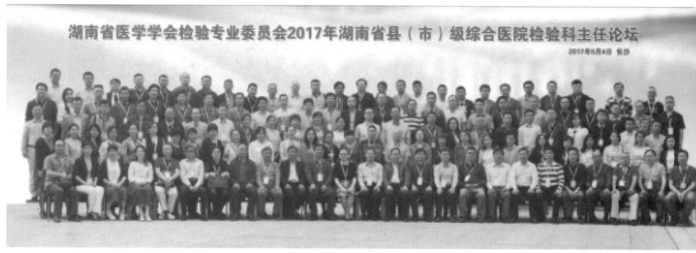

2017 年 5 月，湖南省县（市）级综合医院检验科主任论坛

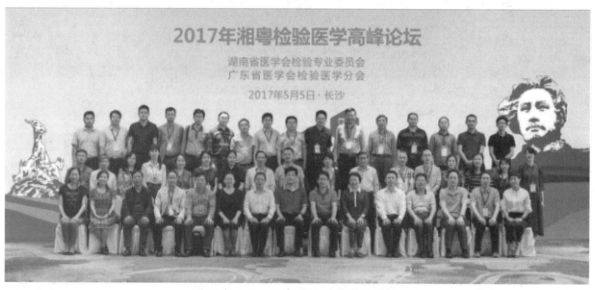

2017 年 5 月，湘粤检验医学高峰论坛

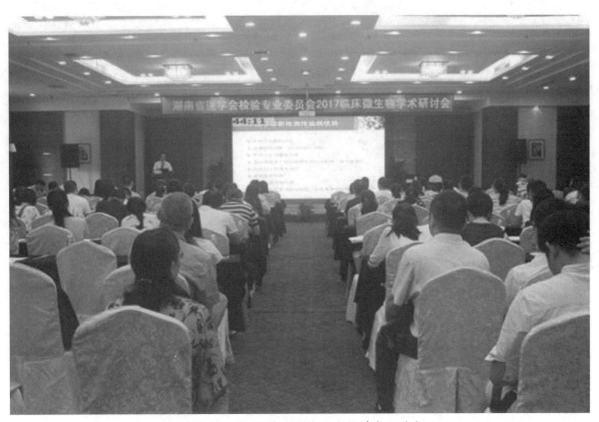

2017 年 7 月，湖南省临床微生物学术研讨会

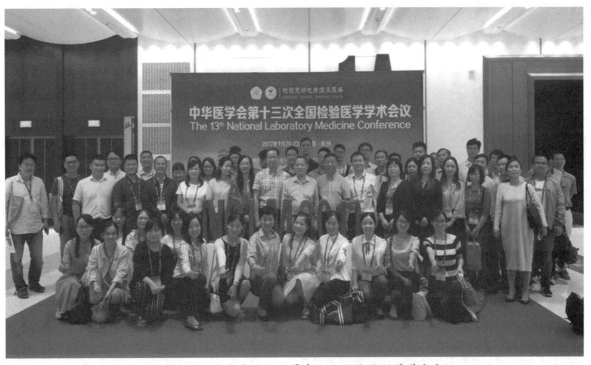

2017 年 9 月，湖南省检验人员参加全国检验医学学术会议

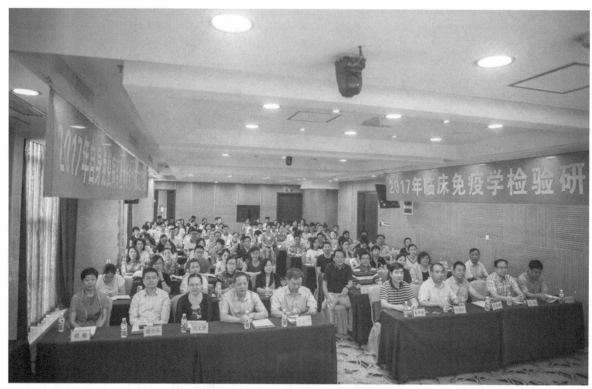

2017 年 9 月，湖南省临床免疫学检验研讨会

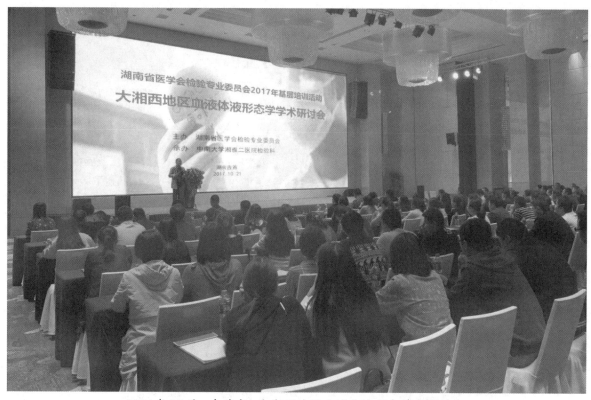

2017 年 10 月，吉首市，大湘西地区血液体液形态学学术研讨会

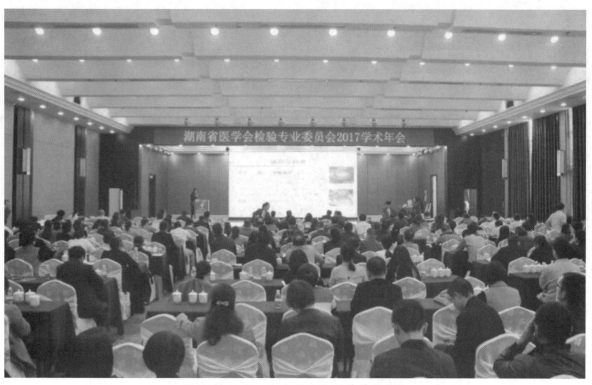

2017 年 10 月，湖南省检验医学学术年会

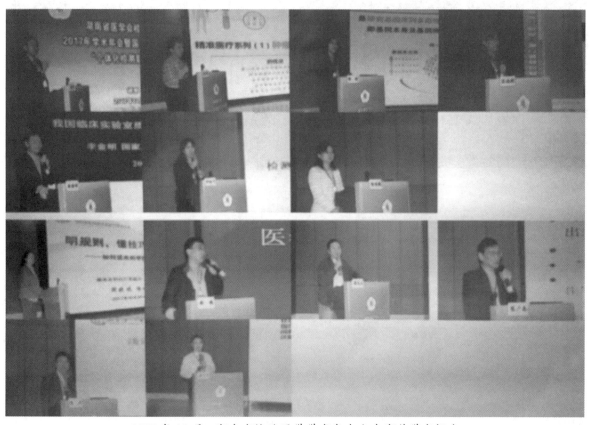

2017 年 10 月，湖南省检验医学学术年会上专家作学术报告

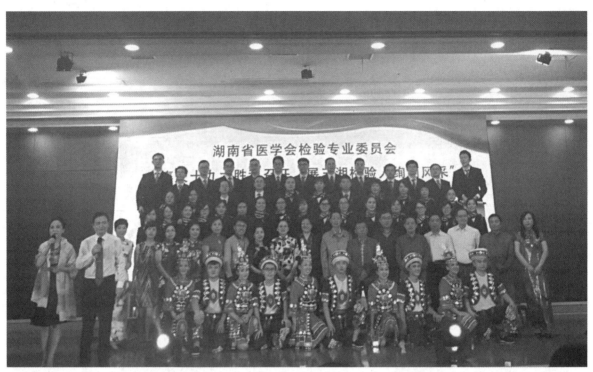

2017 年 10 月，湖南省检验医学学术年会文艺晚会

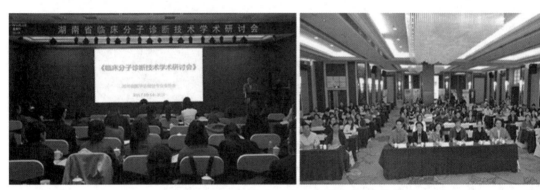

2017 年 10 月，湖南省临床分子诊断技术学术研讨会

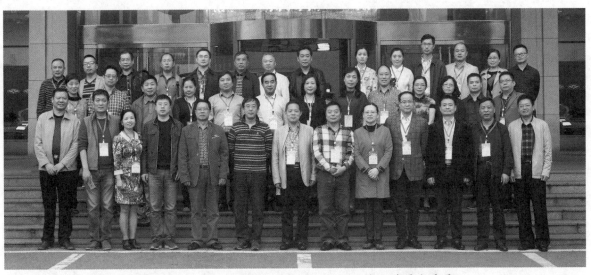

2017 年 10 月，湖南省医学会第九届检验专业委员会委员

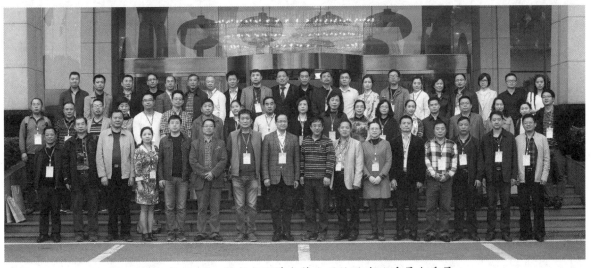

2017 年 10 月，湖南省医学会第十届检验专业委员会委员

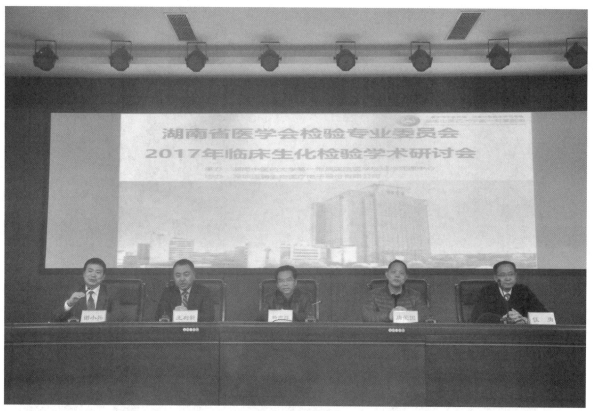

2017 年 11 月，湖南省临床生化检验学术研讨会

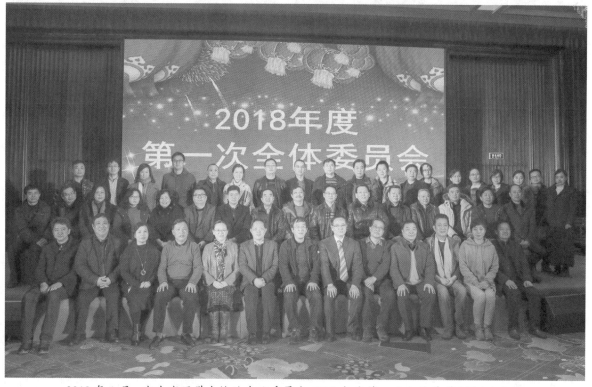

2018 年 1 月，湖南省医学会检验专业委员会 2018 年度第一次全体委员 (扩大) 会议

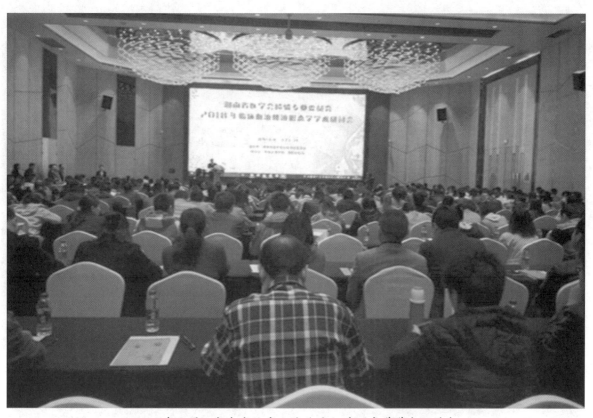

2018 年 3 月，湖南省临床血液体液细胞形态学学术研讨会

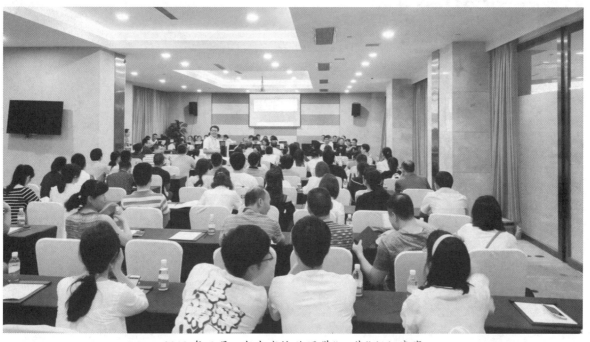

2018 年 6 月，湖南省检验医学"三基"知识竞赛

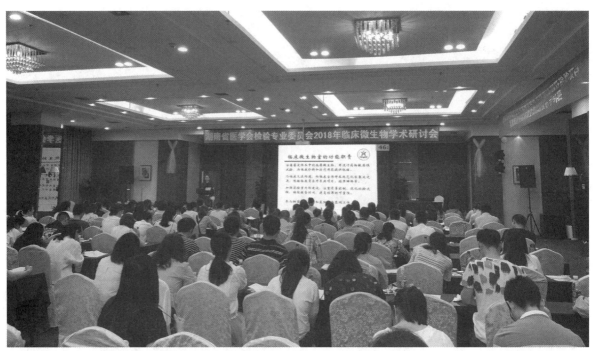

2018 年 6 月，湖南省临床微生物学术研讨会

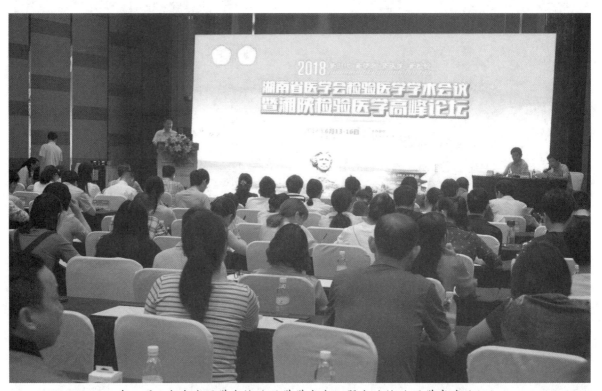

2018 年 6 月，湖南省医学会检验医学学术会议暨湘陕检验医学高峰论坛(1)

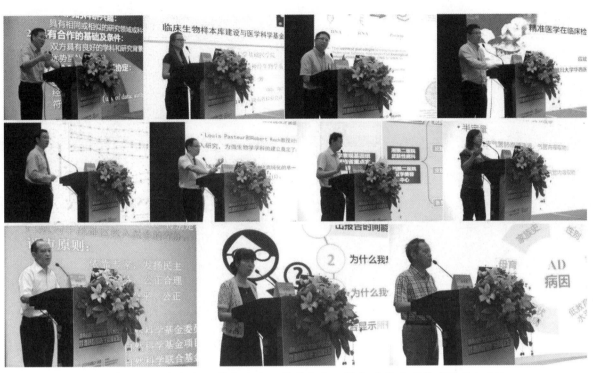

2018年6月，湖南省医学会检验医学学术会议暨湘陕检验医学高峰论坛(2)

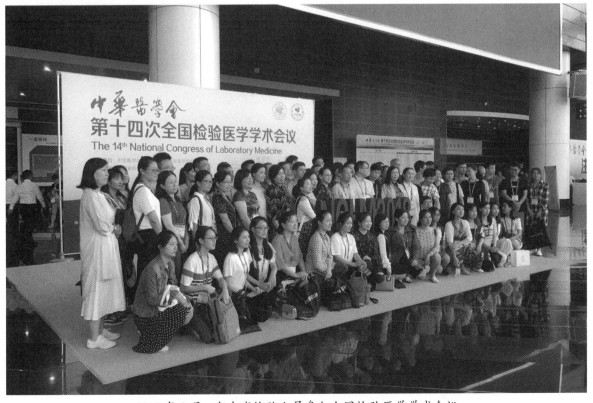

2018年9月，湖南省检验人员参加全国检验医学学术会议

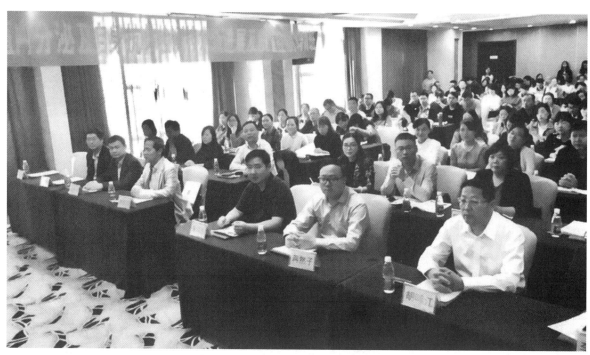

2018 年 10 月，湖南省临床免疫学检验研讨会

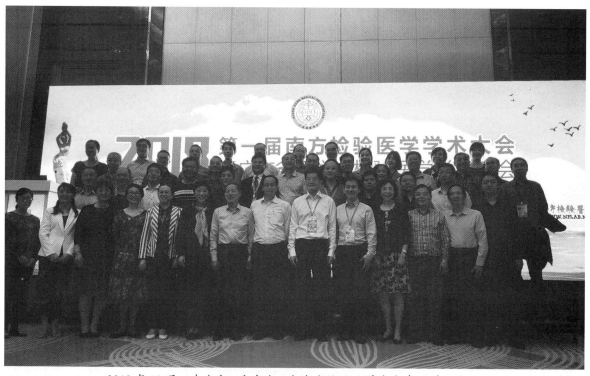

2018 年 10 月，珠海市，广东省、湖南省检验医学专家参加学术会议

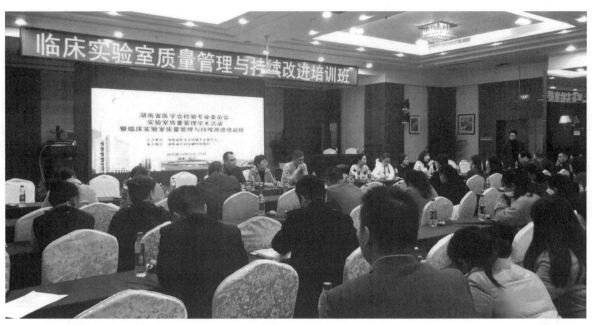

2018 年 11 月，湖南省医学会检验专业委员会实验室质量管理
研讨会暨临床实验室质量管理与持续改进培训班

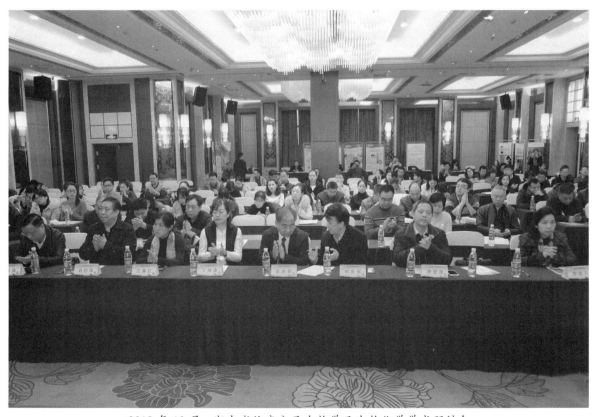

2018 年 12 月，湖南省临床分子生物学及生物化学学术研讨会

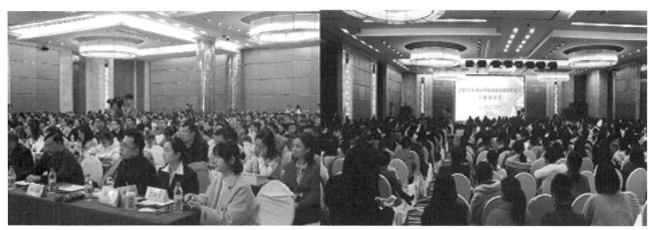

2019 年 3 月，湖南省临床血液体液细胞形态学学术研讨会

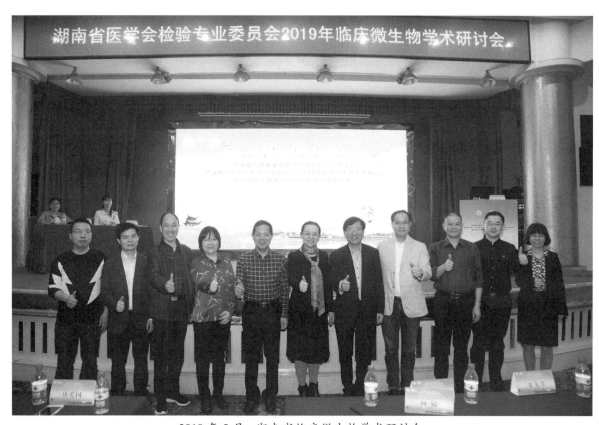

2019 年 5 月，湖南省临床微生物学术研讨会

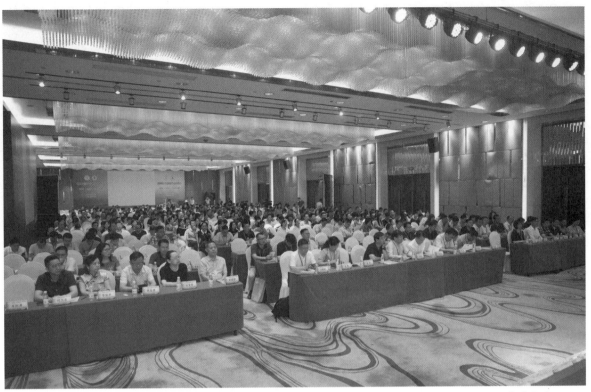

2019 年 6 月，长沙市，第二届华中地区检验医学发展高峰论坛暨 2019 年湖南省检验医学学术会议

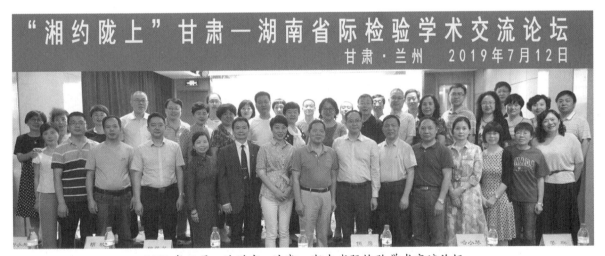

2019 年 7 月，兰州市，甘肃—湖南省际检验学术交流论坛

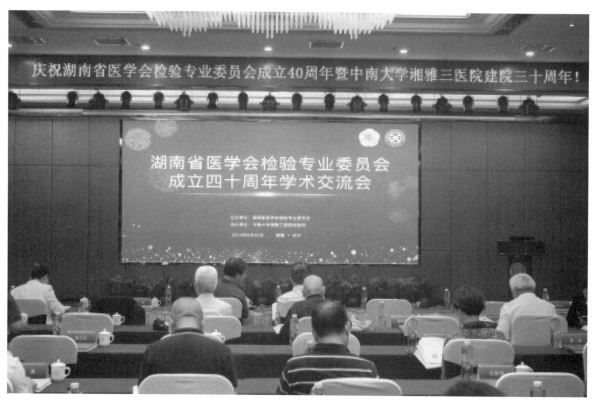

2019 年 9 月，湖南省医学会检验专业委员会成立 40 周年学术交流会(1)

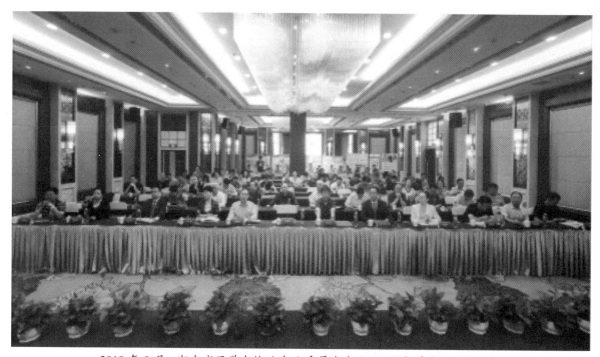

2019 年 9 月，湖南省医学会检验专业委员会成立 40 周年学术交流会(2)

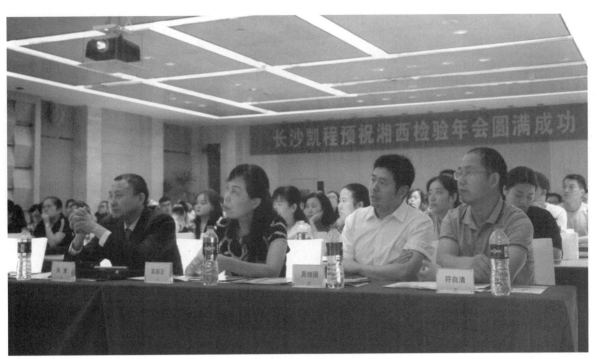

2019 年，湘西州检验医学学术年会

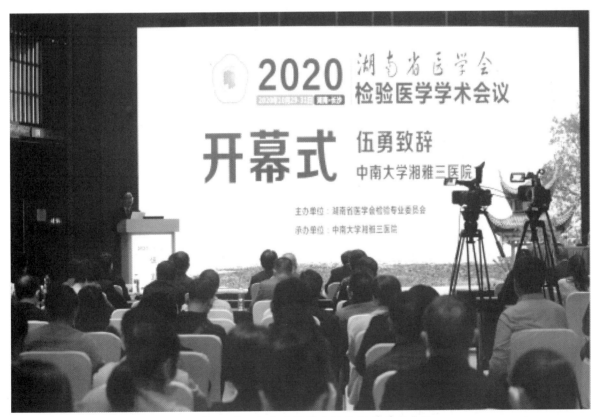

2020 年 11 月，湖南省医学会检验医学学术会议

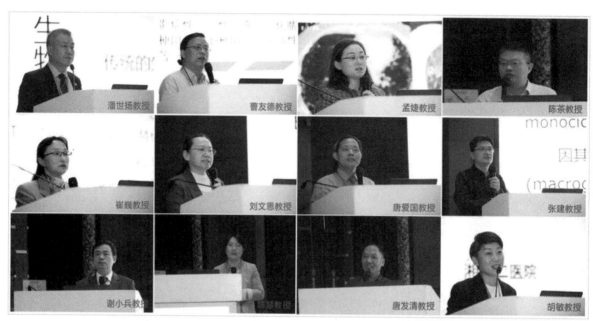

2020 年 11 月，湖南省医学会检验医学学术会议上专家作学术讲座

附 录

附录一　2021 年湖南省临床专科及建设项目(医学检验科)名单

1.2021 年度湖南省临床重点专科名单(医学检验科)

根据《湖南省卫生健康委关于启动新一轮省临床重点专科建设项目申报工作的通知》(湘卫函〔2021〕20 号),湖南省卫生健康委启动了 2021 年度省级省临床重点专科、市州级省临床重点专科和县级省临床重点专科申报工作。经省级专家组评审,确认 73 个专科为省级省临床重点专科,39 个专科为市州级省临床重点专科,31 个专科为县级省临床重点专科,其中医学检验科省级省临床重点专科 4 个、市州级省临床重点专科 3 个和县级省临床重点专科 1 个。

(1)省级省临床重点专科(4 个):

中南大学湘雅二医院、中南大学湘雅医院、中南大学湘雅三医院、湖南省人民医院

(2)市州级省临床重点专科(3 个):

郴州市第一人民医院、长沙市第一医院、常德市第一人民医院

(3)县级省临床重点专科(1 个)：

郴州市第三人民医院

2. 2021 年度湖南省临床重点专科建设项目名单(医学检验科)

同时，综合考虑专科建设基础、公立医院绩效考核成绩、群众就医需求、地方财政支持力度等因素，确认 262 个专科为省级省临床重点专科建设项目，272 个专科为市州级省临床重点专科建设项目，363 个专科为县级省临床重点专科建设项目，其中医学检验科省级省临床重点专科建设项目 9 个、市州级省临床重点专科建设项目 9 个和县级省临床重点专科建设项目 6 个。

(1)省级省临床重点专科建设项目(9 个)：

长沙市中心医院、湖南中医药大学第一附属医院、南华大学附属第一医院、湖南省脑科医院、南华大学附属第二医院、南华大学附属南华医院、湖南省胸科医院、湖南省职业病防治院、湖南中医药高等专科学校附属第一医院。

(2)市州级省临床重点专科建设项目(9 个)：

岳阳市中心医院、岳阳市人民医院、湘潭市中心医院、永州市中心医院、益阳市中心医院、邵阳市中心医院、湘西土家族苗族自治州人民医院、张家界市人民医院、邵阳学院附属第一医院

(3)县级省临床重点专科建设项目(6 个)：

武冈市人民医院、邵东市人民医院、平江县第一人民医院、隆回县人民医院、衡阳县人民医院、汝城县人民医院。

附录二　第三方医学实验室

　　第三方医学实验室，又称独立医学实验室，是指在卫生行政部门许可下，具有独立法人资格的专业从事医学检测的医疗机构。它与医院建立业务合作，集中收集并检测合作医院采集的标本；检验后将检验结果送至医院，应用于临床。湖南省的第三方医学实验室的发展，主要由连锁经营模式的金域、迪安、艾迪康等龙头企业在湖南省长沙市的分部带动。1990年至2018年，湖南省内已有40余家第三方医学实验室（表1），其中较大型的实验室在本室和转送总公司开展的常规和特殊临床检验项目近3000项。长沙金域医学检验实验室有限公司、长沙迪安医学检验所有限公司、长沙艾迪康医学检验实验室有限公司、湖南圣维尔医学检验所有限公司、长沙千麦医学检验实验室有限公司、长沙兰卫医学检验实验室有限公司和常德力源医学检验公司等已获得ISO 15189医学实验室认可证书。

表 1　湖南省内第三方医学实验室名录

序号	企业名称	成立年份
1	长沙市开福区医学检验研究所	1999
2	长沙湘临医学检验设备有限公司	1999
3	常德力源医学检验中心	2006
4	长沙金域医学检验所有限公司	2010
5	长沙艾迪康医学检验所有限公司	2010
6	长沙三济医学检验所有限公司	2013
7	湖南圣维尔医学检验所有限公司	2013
8	长沙山水医学检验所有限公司	2014
9	湖南帝优医学检验所有限公司	2014
10	长沙迪安医学检验所有限公司	2014

续表1

序号	企业名称	成立年份
11	长沙兰卫医学检验实验室有限公司	2014
12	长沙凯普医学检验所有限公司	2014
13	长沙长野医学检验所	2015，有限合伙
14	邵阳锦源医学检验所	2015，普通合伙
15	长沙山水医学检验所	2015，普通合伙
16	长沙博奥医学检验所有限公司	2015
17	长沙宏灏医学检验有限公司	2015
18	邵阳金源医学检验所有限公司	2015
19	长沙海源医学检验有限公司	2016
20	郴州市远博医学检验服务有限公司	2016
21	长沙普分医学检验技术有限公司	2016
22	湖南卓尔医学检验有限公司	2016
23	长沙千麦君盛医学检验所有限公司	2016
24	长沙健路医学检验所有限公司	2016
25	湖南海石医学检验所有限公司	2016
26	湖南为朔医学检验所有限公司	2016
27	湖南奥普兰丁医学检验所有限公司	2017
28	湖南省湘医投医学检验检测有限公司	2017
29	衡阳美康盛德医学检验实验室有限公司	2017
30	长沙华正医学检验所有限公司	2017
31	衡阳君豪医学检验有限公司	2017
32	湖南嘉和康医学检验有限公司	2017
33	长沙赢通医学检验所有限公司	2017
34	长沙济方医学检验有限公司	2017
35	湖南捷易健康医学检验所	2017
36	长沙都正医学检验有限责任公司	2017

续表1

序号	企业名称	成立年份
37	娄底市金卫医学检验有限公司	2017
38	郴州爱我医学检验有限公司	2017
39	长沙和合医学检验实验室有限公司	2017
40	长沙卫实医学检验所有限公司	2017
41	怀化兰卫医学检验实验室有限公司	2018
42	湖南德荣医学检验科技有限公司	2018
43	湖南华科医学检验有限公司	2018
44	湖南析源医学检验有限公司	2018
45	长沙华大梅溪湖医学检验所有限公司	2018

附录三 体外诊断企业

据不完全统计,截至2020年,湖南省内有体外诊断(IVD)企业50家(表1),其中落户长沙市47家,怀化市、郴州市和湘潭市各1家。有些企业,如爱威科技股份有限公司、湖南省天骐医学新技术股份有限公司等,公司的创建者来自省内医院检验科。

爱威科技股份有限公司、三诺生物传感股份有限公司、圣湘生物科技股份有限公司、湖南省天骐医学新技术股份有限公司等企业的产品在国内外均拥有一定知名度和市场。

表1 湖南省内体外诊断企业名录

序号	企业名称	成立年份
长沙市		
1	爱威科技股份有限公司	2000
2	长沙英泰仪器有限公司	2001
3	三诺生物传感股份有限公司	2002
4	长沙湘智离心机仪器有限公司	2004
5	长沙市鑫奥仪器仪表有限公司	2005
6	湖南湘仪实验室仪器开发有限公司	2005
7	湖南永和阳光生物科技股份有限公司	2006
8	湖南赫西仪器装备有限公司	2007
9	湖南海源医疗科技股份有限公司	2008
10	圣湘生物科技股份有限公司	2008
11	长沙博优生物科技有限公司	2008
12	湖南帝优生物科技有限公司	2008
13	湖南省丽拓生物科技有限公司	2008

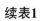

续表1

序号	企业名称	成立年份
14	长沙安莱科分析仪器有限公司	2009
15	长沙三济生物科技有限公司	2010
16	长沙协大生物科技有限公司	2011
17	湖南莱拓福生物科技有限公司	2011
18	湖南湘立科学仪器有限公司	2012
19	湖南欧杰生物科技发展有限公司	2013
20	长沙综仪生物科技有限公司	2013
21	湖南天合生物技术有限公司	2013
22	湖南品信生物工程有限公司	2013
23	长沙优昇特生物科技有限公司	2014
24	湖南省人和未来生物科技有限公司	2014
25	湖南伊鸿健康科技有限公司	2014
26	湖南乾康科技有限公司	2014
27	湖南德米特仪器有限公司	2014
28	湖南湘鑫仪器仪表有限公司	2014
29	湖南迪赛生物科技有限公司	2015
30	湖南远璟生物技术有限公司	2015
31	湖南迈克尔实验仪器有限公司	2015
32	长沙美牛生物科技有限公司	2016
33	湖南中瑞互信医疗科技有限公司	2016
34	湖南大地同年生物科技有限公司	2016
35	长沙迈迪克智能科技有限公司	2016
36	湖南海石医学检验所有限公司	2016
37	长沙千麦医学检验实验室有限公司	2016
38	湖南友哲科技有限公司	2017
39	湖南奥普兰丁医学检验所有限公司	2017
40	湖南乐准智芯生物科技有限公司	2017

续表1

序号	企业名称	成立年份
41	长沙赢通医学检验所有限公司	2017
42	湖南润美基因科技有限公司	2018
43	湖南艾科瑞生物工程有限公司	2018
44	长沙腾标智能科技有限公司	2018
45	长沙海柯生物科技有限公司	2019
46	长沙塞克陆德医疗科技有限公司	2018
47	湖南菲科生物技术有限公司	2020
怀化市		
48	湖南省天骑医学新技术股份有限公司	2000
郴州市		
49	湖南郴新生物技术有限公司	2017
湘潭市		
50	湖南迅佳科技有限公司	2019